普通高等教育“十一五”国家级规划教材
全国高等医药院校药学类规划教材
配套教材

药理学学习指导

主　编　邹莉波

编　委　（以姓氏笔画为序）

王　芳（沈阳药科大学）
吕俊华（暨南大学）
朱东亚（南京医科大学）
向　明（华中科技大学）
许启泰（河南大学药学院）
李　俊（安徽医科大学）
李卫平（大连医科大学）
李元建（中南大学）
吴基良（咸宁学院）
邹莉波（沈阳药科大学）
张轩萍（山西医科大学）
季　晖（中国药科大学）
孟宪丽（成都中医药大学）
秦正红（苏州大学）
钱之玉（中国药科大学）
高允生（泰山医学院）
郭　芳（河北医科大学）
曹永孝（西安交通大学）
谭毓治（广东药学院）
潘建春（温州医学院）

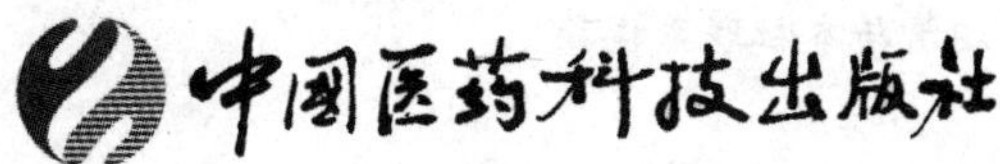

中国医药科技出版社

内 容 提 要

本书是普通高等教育“十一五”国家级规划教材、全国高等医药院校药学类规划教材《药理学》（第三版）的配套教材。本书共44章，与《药理学》（第三版）教材章节编排完全一致。本书结构包括学习要点、要点精讲、自测习题及参考答案。以便于学生在课后进行同步复习，帮助学生对课堂授课内容的消化理解，自我检测学习效果。书后附有两套模拟试卷及答案，有利于学生自我检测对药理学知识的综合掌握情况和提高应试技巧。

本书可供高等医药院校药学类专业学生使用，也可供广大药理学专业人员在教学、培训等工作中参考。

图书在版编目（CIP）数据

药理学学习指导／邹莉波主编．—北京：中国医药科技出版社，2010.6
普通高等教育“十一五”国家级规划教材．全国高等医药院校药学类规划教材配套教材
ISBN 978－7－5067－4353－2

Ⅰ．①药…　Ⅱ．①邹…　Ⅲ．①药理学－医学院校－教学参考资料
Ⅳ．①R96

中国版本图书馆 CIP 数据核字（2010）第 051255 号

美术编辑　张　璐
版式设计　郭小平

出版　中国医药科技出版社
地址　北京市海淀区文慧园北路甲 22 号
邮编　100082
电话　发行：010－62227427　邮购：010－62236938
网址　www. cmstp. com
规格　787×1092mm 1/16
印张　23¼
字数　533 千字
版次　2010 年 6 月第 1 版
印次　2010 年 6 月第 1 次印刷
印刷　廊坊市华北石油华星印务有限公司
经销　全国各地新华书店
书号　ISBN 978－7－5067－4353－2
定价　45.00 元

全国高等医药院校药学类规划教材常务编委会

出 版 说 明

全国高等医药院校药学类专业规划教材是目前国内体系最完整、专业覆盖最全面、作者队伍最权威的药学类教材。随着我国药学教育事业的快速发展，药学及相关专业办学规模和水平的不断扩大和提高，课程设置的不断更新，对药学类教材的质量提出了更高的要求。

全国高等医药院校药学类规划教材编写委员会在调查和总结上轮药学类规划教材质量和使用情况的基础上，经过审议和规划，组织中国药科大学、沈阳药科大学、广东药学院、北京大学药学院、复旦大学药学院、四川大学华西药学院、北京中医药大学、西安交通大学医学院、华中科技大学同济药学院、山东大学药学院、山西医科大学药学院、第二军医大学药学院、山东中医药大学、上海中医药大学和江西中医学院等数十所院校的教师共同进行药学类第三轮规划教材的编写修订工作。

药学类第三轮规划教材的编写修订，坚持紧扣药学类专业本科教育培养目标，参考执业药师资格准入标准，强调药学特色鲜明，体现现代医药科技水平，进一步提高教材水平和质量。同时，针对学生自学、复习、考试等需要，紧扣主干教材内容，新编了相应的学习指导与习题集等配套教材。

本套教材由中国医药科技出版社出版，供全国高等医药院校药学类及相关专业使用。其中包括理论课教材82种，实验课教材38种，配套教材10种，其中有45种入选普通高等教育“十一五”国家级规划教材。

全国高等医药院校药学类规划教材

编写委员会

2009年8月1日

前　言

《药理学学习指导》是在全国高等医药院校药学类规划教材编写委员会指导下编写的教学参考书，是普通高等教育“十一五”国家级规划教材、全国高等医药院校药学类规划教材《药理学》（第三版）的配套教材。可供高等医药院校药学类专业学生使用，也可供广大药理学专业人员在教学、培训等工作中参考。

本书共44章，与《药理学》（第三版）教材章节编排完全一致，以便于学生在课后进行同步复习，帮助学生对课堂授课内容的消化理解和自我检测学习效果。本书结构包括学习要点、要点精讲、自测习题及参考答案。在要点精讲中，浓缩了教材中的主要知识点；在自测习题中，可通过多种题型来强化知识点的掌握，特别强调了知识点的比较，并尽量以表格的形式在参考答案中列出，一目了然，便于理解记忆。在全书的最后附有两套模拟试卷及答案，有利于学生自我检测对药理学知识的综合掌握情况和提高应试技巧。

本书的参编单位共有十八所高等医药院校，与《药理学》（第三版）相同。由于参编单位多，编写时间短，编者自身业务水平有限，本书可能尚存在不足和疏漏之处，恳切希望使用本书的师生给予批评指正，不吝赐教。

邹莉波

2010 年 2 月

CONTENTS 目 录

第一篇　药理学总论

第二篇　化学治疗药物

第三篇　外周神经系统的药物

第四篇　中枢神经系统药物

第五篇　心血管系统药物

第六篇　作用于血液、呼吸、消化系统的药物

第七篇　作用于内分泌系统药物

第八篇　其他类药物

第一篇　药理学总论

CHAPTER 第一章

绪　论

【学习要点】

1. 掌握药理学研究的内容及其任务。
2. 熟悉药理学在新药发现中的作用及新药研发中承担的工作。
3. 了解药理学发展史。

【要点精讲】

药物是人类用以诊断、预防和治疗疾病的物质。

药理学一方面研究药物对机体的作用及其机制，即在药物作用下，机体的生理功能及细胞代谢活动的变化规律，另一方面研究机体对药物的作用，即药物在机体的吸收、分布、代谢、排泄及其动态变化的规律。

药理学是连接药学和医学、基础医学和临床医学的学科。药理学的任务就是阐明药物有何作用、作用如何产生及药物在体内的动态变化规律。

药理学分为临床前药理学和临床药理学。前者是以动物为研究对象，观察和探讨药物的作用和作用机制，进行药效和安全性评价；后者是以临床患者为研究对象，研究药物对机体的药效学、药动学及其不良反应，确保用药安全有效。

药理学在新药发现和新药研制中都发挥重要作用，新药是指新的化学结构、新的药物组分或新的药理作用的药物。我国《药品管理法》规定："新药是指未曾在中国境内上市销售的药品"。在新药研制过程中，药理工作者主要承担的任务有：①临床前药理毒理研究，主要包括：药效学研究、药动学研究和毒理学研究。②临床药理学研究：试验研究依次分为Ⅰ、Ⅱ、Ⅲ、Ⅳ期，即为人体安全性评价、疗效初步评价、扩大的多中心临床试验及批准上市后监测。

通过药理学的学习，应掌握药理学的基本概念、基本理论和基本内容；掌握药物的分类和各类代表药物的药理作用、作用机制、临床应用、主要不良反应及其防治；熟悉各类常用药物的药理作用特点，主要临床应用；了解各类相关药物的作用特点和各类药物的主要进展。

【自测习题】

一、名词解释

1. 药物　2. 临床前药理学　3. 新药　4. 药品

二、填空题

1. 药物效应动力学是研究________对________的作用及其机制，即在________作用下________及________的变化规律。

2. 药动学研究________对________的作用，即________在体内的________、________、________、________及其动态变化规律。

3. 药理学研究形成了许多分支学科，从机体系统分：有________、________、________、________等；从临床应用分：有________、________、________、________、________等；从研究水平分：有________、________、________、________、________。

4. 新药研究的一般过程为________，________，________，________。

5. 目前我国新药申请临床研究应包括________，________，________。

三、简答题

1. 简述药理学的研究内容和任务。

2. 新药研制过程中，药理工作者主要承担的研究工作有哪些？

3. 如何学好药理学？

【参考答案】

一、名词解释

1. 药物：指能影响和调节机体生理、生化和病理过程，用以诊断、预防和治疗疾病的物质，是人类与疾病作斗争的重要武器。

2. 临床前药理学：是以动物为研究对象，在实验条件下，从整体、器官、组织、细胞和分子水平上，观察和探讨药物作用及其机制，进行药效和安全性评价。

3. 新药：指新的化学物质、新的药物组分和新的药理作用的药物。在我国，指未曾在中国境内上市销售的药品。

4. 药品：指用于预防、治疗及诊断疾病，有目的调节人的生理功能，并有适应证或功能主治、用法和用量的物质。

二、填空题

1. 药物　机体　药物　机体生理功能　细胞代谢活动

2. 机体　药物　药物　吸收　分布　代谢　排泄

3. 心血管药理学　精神药理学　生殖药理学　内分泌药理学　医用药理学　护理药理学

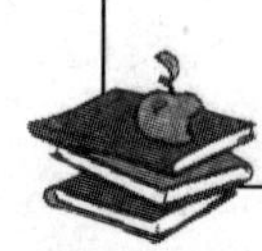

眼科药理学　老年药理学　围产期药理学　生化药理学　时间药理学　行为药理学　细胞药理学　分子药理学

4. 目标化合物的寻找和获得　药效学筛选　药学研究　药理毒理学研究及临床研究

5. 综述资料　药学研究资料　药理毒理研究资料

三、简答题

1. 研究药物与机体相互作用和机制：①研究药物对机体的作用及其机制；②研究机体对药物的作用及研究药物的体内过程。任务就是阐明药物有何作用，作用如何产生及药物在体内的动态变化规律。

2. 主要承担：①临床前药理研究，主要包括药效学研究、药动学研究、毒理学研究等；②临床研究，参与受试药物的临床评价，完成临床Ⅰ、Ⅱ、Ⅲ、Ⅳ期试验。

3. 通过学习：①掌握“三基”（即药理学的基本概念、基本理论和基本内容）；各类代表药物作用、作用机制、临床应用、主要不良反应及其防治等；②熟悉各类常用药物作用特点、临床应用；了解各类相关药物作用特点及各类药物的新进展。

（钱之玉）

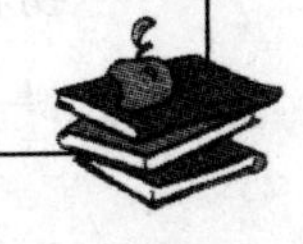

CHAPTER 第二章

药物代谢动力学

【学习要点】

1. 掌握药物吸收、分布、代谢和排泄的体内过程及其影响因素，掌握药物动力学主要参数的概念和临床意义。

2. 熟悉一级与零级动力学过程、线性与非线性消除及房室模型。

3. 了解主要公式推导和运算，了解药物动力学主要新进展。

【要点精讲】

药物代谢动力学是定量研究药物在体内吸收、分布、代谢和排泄等体内过程规律的一门学科。

一、药物体内过程

（一）药物的跨膜转运

药物从生物膜的一侧跨膜到达另一侧的过程，称为药物的跨膜转运，主要有被动转运、孔道转运及特殊转运等形式。

1. 被动转运 即药物利用生物膜的脂溶性，进行顺浓度差的跨膜转运。其转运速率与药物浓度差、油水分布系数成正比。这种转运特点有：顺浓度梯度转运，膜对药物无选择性，膜对药物通过量无饱和现象，无竞争抑制等。只有非离子化的药物才能跨膜转运。膜两侧 pH 的大小和药物的 pK_a 决定药物的离子化程度，决定药物的转运方向。弱酸性巴比妥类药物中毒时，服用 $NaHCO_3$ 碱化血液和尿液，能促进药物由脑内向血液、由血液向尿液转运，可以解毒。

2. 孔道转运 生物膜上有水通道和蛋白质分子通道，某些物质，包括水和一些电解质等通过这些通道进行转运。

3. 特殊转运过程 即非脂溶性，也非小分子的物质，仍能够透过生物膜，往往逆浓度差，即从浓度低侧向浓度高侧转运，其常借助主动转运载体转运、受体介导转运等进行药物转运。特点有：①能从低浓度侧向高浓度侧转运；②有饱和性；③转运药物有选择性；

④能竞争同一载体，可产生拮抗作用。特殊转运还包括易化扩散，需要有载体，存在饱和性和竞争性，但不消耗能量，为顺浓度差转运。

（二）药物的吸收

药物吸收是指药物从给药部位进入血液循环的过程。吸收程度表示药物进入体循环的量，一般以生物利用度表示。口服给药，药物经胃肠道和肝脏代谢分解，一些药物进入体循环的药物量减少，称为首过效应（首关效应）或第一关卡效应。一些常用的药物如硝酸甘油、普萘洛尔、利多卡因、丙米嗪、吗啡、维拉帕米和氯丙嗪都有明显的首过效应。

小肠是药物吸收的主要部位。小肠除了具有较大的吸收面积外，药物在小肠内停留时间长，血流丰富，也是吸收的有利条件。大多数药物是在十二指肠和空肠吸收，回肠主要吸收胆盐和维生素 B_{12}，大肠主要吸收水分和盐类。

影响胃肠吸收因素主要有：不流动水层、胃肠排空时间、药物剂型、首过效应、外排机制、疾病及药物的相互作用等。

药物在其他部位被吸收的有：口腔和直肠黏膜、皮肤、肺部、眼部、鼻腔黏膜、肌肉和皮下组织等。

（三）药物的分布

药物进入血液后，再随血液运转送到机体各组织中，称为药物分布。药物分布类型取决于生理因素和药物的理化性质。组织血流速率、生理性屏障、药物与组织的亲和力、药物脂溶性及其与血浆蛋白结合等均影响药物分布。

药物进入血液后，以一定比例与血浆蛋白结合，但只有游离的药物才能产生效应，进行代谢与排泄，而结合型药物起着药库作用。在一定浓度范围内，血浆中药物蛋白结合率是常数，即线性结合，但血浆中药物超过一定浓度，则出现非线性结合，游离药物浓度剧增。药物与血浆蛋白结合选择性差，当理化性质相近的药物间，可相互竞争与血浆蛋白结合，导致另一种药物游离型药物浓度升高，至疗效增强或毒性增大。因此，对治疗窗窄的药物，应注意这种相互作用。临床应用时，尤其应注意非甾体抗炎药物与香豆素类或磺酰脲类药物的联合用药。

（四）药物的代谢

1. 药物代谢过程　药物进入机体后，若发生化学结构变化称为药物代谢，又称生物转化。代谢是药物从体内清除的主要方式之一。

肝脏是药物代谢的主要器官。药物在体内代谢分为两个时相，即Ⅰ相代谢和Ⅱ相代谢。前者包括氧化、还原或水解，催化此相代谢，主要在微粒体中的细胞色素酶系；后者为结合反应，即药物与葡萄糖醛酸、硫酸、乙酰基、甘氨酸等结合。催化Ⅱ相反应的代谢酶，主要有葡萄糖醛酸转化酶，谷胱甘肽 - *S* - 转移酶、磺酰基转移酶和乙酰基转移酶等。

药物经代谢后，产生下列变化：产生活性或失去活性，产生毒性等，药物经代谢后才产生活性的药物，称其为前药。

2. 药物代谢酶　在肝脏，参与药物Ⅰ相代谢的以 P450 酶最为重要，为一种多功能酶系，可催化氧化、还原、水解等；P450 酶对底物结构的特异性不强，每种酶都有广泛底物；P450 酶存在明显的种族、性别和年龄的差异，并具有多态性。使 P450 酶的量和活性明显增加的药物称药酶诱导剂，主要有苯巴比妥、卡马西平、利福平、地塞米松、异烟肼等；反之，称药酶抑制剂，主要有大环内酯类抗生素、康唑类抗真菌药物、HIV 蛋白酶抑制剂等。

（五）药物排泄

血循环中的药物或其代谢物，从体内排出体外的过程称药物排泄。肾脏是排泄的主要脏器，其他还有胆道、肠道、唾液腺、乳腺、汗腺、肺、皮肤等。

药物排泄的速度直接影响药物的作用强度和持续时间，链霉素在尿中浓度高，可用于尿路感染，同时提示该药肾毒性的存在；红霉素在胆汁内浓度高，可用于胆道系统感染；一些药物如吗啡、丙硫氧嘧啶等可经乳汁排泄，可直接影响乳婴。一些药物可以改变尿液颜色，如利福平使尿液呈红色，应特别提醒患者，以免恐慌。

二、房室模型

（一）血药浓度 - 时间曲线

给药后，血药浓度随时间而变化，以时间为横坐标，以血药浓度为纵坐标，得到反映血药浓度动态变化曲线，称血药浓度 - 时间曲线（$c-t$ 曲线）。血管外给药，$c-t$ 曲线根据血药浓度与药效变化，一般可分为潜伏期、持续期和残留期，在此期间，血药浓度有峰值，称为峰值浓度；达到峰值需要的时间，称为峰时间。由 $c-t$ 曲线和横坐标围成的面积称为血药浓度 - 时间曲线下面积（AUC）。

（二）房室模型

房室是一个抽象概念，它将药物转运速率相近的组织器官归纳成一个房室，常见的有一室模型和二室模型，用以帮助理解药物的体内分布。

一室模型是指药物进入机体，快速均匀分布到全身，血浆药物浓度与组织的药物浓度快速达到动态平衡，并按一级动力学过程消除。静脉给药后，血浆中药物浓度 - 时间曲线应为单指数函数。

二室模型是指药物在不同组织中的分布速率存在差异，给药后，血流丰富的组织，如血液、脑、肝、肾等药物分布快，而血流贫乏的组织，如脂肪、皮肤等药物分布慢，根据药物在组织中转运速度的不同，将先进入的容积较小的组织称为中央室，后进入的容积较大的组织称为周边室，平衡后，转运速率相等。静脉给药后，血浆药物浓度 - 时间曲线为双指数函数。

三、药物消除动力学类型

消除动力学存在一级消除动力学和零级消除动力学两种类型。

一级消除动力学既线性消除动力学，为药物的主要消除类型，有如下特点：①其消除速度与药量或浓度成正比，即按恒定比例消除；②血药浓度 - 时间曲线为单指数函数；③药物半衰期恒定，与剂量无关；④血药浓度 - 时间曲线下面积与给药剂量成正比；⑤药物在体内的消除分数取决于半衰期，经过 5 个 $t_{1/2}$ 约有 97% 药物从体内消除；⑥多剂量给药约经 5 个半衰期，血药浓度达稳态。

零级动力学是单位时间内体内药物按恒定量消除，即药物消除速率与血药浓度无关。

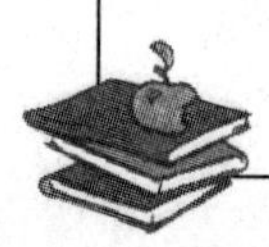

零级速率过程的半衰期为剂量依赖性，$t_{1/2}$不恒定，血药浓度高时，$t_{1/2}$长，血药浓度下降后，$t_{1/2}$随之缩短，按零级速率消除的药物少见。

非线性动力学消除，由于有些药物在体内代谢是酶介导的，排泄往往有载体参与，因此药物的消除符合米－曼特征：①高浓度为零级消除，低浓度为近似的一级过程；②药物半衰期不再是常数；③AUC 与剂量不成比例；④血药浓度－时间曲线不是指数曲线；⑤往往这类药物个体差异较大。典型的非线性消除的药物有苯妥英钠、保泰松、茶碱、水杨酸、乙醇等。

四、重要药物代谢动力学参数

（一）半衰期（$t_{1/2}$）

药物的生物半衰期是指药物效应下降一半所需要的时间，而药物的血浆半衰期（$t_{1/2}$）指血浆药物浓度下降一半所需要的时间。大多数药物按一级动力学消除，其血浆半衰期是以恒定值，与药物的消除速率常数成反比，而与药物的剂量和浓度无关。单次给药后，经过 3.3 个半衰期，约有 90% 的药物从体内消除，6.6 个半衰期后约有 99% 的药物从体内消除。半衰期是临床上确定给药间隔的重要参数。

（二）清除率（Cl）

Cl 是指单位时间内消除含有药物的血浆容积，即单位时间内有多少容积的血浆中所含有药物被清除，其单位 ml/min 或 L/h。

（三）表观分布容积（V_d）

V_d即体内药量与血浆中药物浓度的比值。其意义在于它可反应药物在体内分布范围，是药物的一个特征参数。对一个具体药物而言，分布容积是一个确定的数值。

（四）生物利用度

生物利用度是药物吸收进入体循环的速度和程度，即药物被机体实际利用的程度，是评价药物制剂质量的重要参数。

1. 绝对生物利用度　是指药物进入体循环的量占给药量的分数。常用以评价血管外给药剂型，如口服、肌注等被吸收的程度。

2. 相对生物利用度　是指相同给药途径的受试制剂和参比制剂的吸收程度的比较。

（五）稳态血药浓度

按一级动力学处置的药物，经多次给药后血药浓度出现有规律的波动。随着给药次数的增加，血药浓度递增速率逐渐减慢，直达到稳态水平，又称坪浓度。达到稳态所需要的时间与给药频率无关，仅取决于药物的半衰期。

（六）负荷量

对于半衰期长的一些药物，要达到稳态需要较长的时间，要快速达到稳态浓度，常采用负荷剂量法。

如果给药间隔等于药物半衰期，那么，首剂加倍，一次给药就可以达到稳态血药浓度。

【自测习题】

一、名词解释

1. 首过效应　2. P450 酶　3. 肝肠循环　4. 相对生物利用度

二、填空题

1. 巴比妥类药物中毒时，服用________能促使药物由________向________转运，由________向________转运。

2. 大肠主要吸收________和________，多数药物在大肠不被吸收。

3. 非甾体药物与________或________合用，因增加后者的游离浓度，导致药物效应或毒性增加。

4. 催化Ⅰ相代谢酶主要在________中，属于________酶系，催化反应代谢酶主要有________、________、________。

5. 一些药物如________、________等可以通过乳汁排泄，乳汁中的浓度高，可直接影响________。

6. 生物利用度指药物进入体循环的________和________。是评价________的主要参数。分为________和________。前者是指药物进入体循环的________占________的分数；后者是指一种________与________的________比较。

三、选择题

单项选择题

1. 下列会发生再分布的药物是
   A. 水合氯醛　B. 硫喷妥　C. 苯妥因　D. 奎尼丁　E. 苯巴比妥
2. 患者血药浓度 – 时间曲线出现双峰或者多峰现象可能发生在
   A. 首过消除　B. 再分布　C. 肝肠循环
   D. 肾小管重吸收　E. 血脑屏障
3. 一级动力学消除药物的半衰期是
   A. 常数　B. 高浓度时为变数
   C. 低浓度为常数　D. 是变数
   E. 随血药浓度变化而变化
4. 下列项目中与达到稳态血药浓度所需时间有关的是
   A. 给药频率　B. 给药剂量　C. 药物吸收
   D. 药物的半衰期　E. 药物的生物利用度
5. 为迅速达到稳态浓度，临床上常采用
   A. 维持量　B. 成人剂量
   C. 增加给药次数　D. 减少给药次数
   E. 首剂加倍

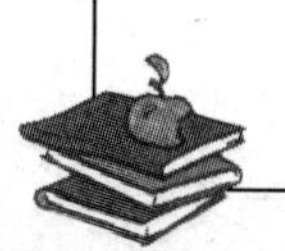

多项选择题

6. 下列因素中与药物清除率有关的是

A. 表观分布容积　　B. 药物的生物利用度

C. 药物与组织亲和力　　D. 药物半衰期

E. 通过血脑屏障能力

7. 下列药物中有肝药酶诱导作用的是

A. 氯霉素　B. 水合氯醛　C. 苯巴比妥　D. 利福平　E. 苯妥英钠

8. 可以避免首过效应的药物吸收方式是

A. 胃吸收　B. 鼻腔给药　C. 眼部给药　D. 直肠给药　E. 肺部吸入

9. 促进药物进入脑内的因素是

A. 中风　B. 关节炎　C. 铝和铅　D. 结核病　E. 脑损伤

10. 服药后，可改变尿液颜色的药物有

A. 阿司匹林　B. 利福平　C. 维生素 B_{12}　D. 华法林　E. 伯氨喹

四、配伍题

A. 利福平　B. 地高辛　C. 灰黄霉素　D. 呋喃妥因　E. 对乙酰氨基酚

1. 食物中的纤维素可使吸收减慢的药物是
2. 食物使吸收延缓的药物是
3. 脂肪能促进吸收的药物是
4. 普鲁卡因使吸收减慢的药物是

A. 甘露醇　B. 硝酸甘油　C. 丙磺舒　D. 丙硫氧嘧啶　E. 磺胺嘧啶

5. 经乳汁排泄，可直接影响乳婴的药物
6. 与青霉素合用，延长其疗效的药物是
7. 可增加血脑屏障通透性的药物是
8. 有首过效应，口服无效的药物是

A. $t_{1/2}$　B. V_d　C. Cl　D. AUC　E. F

9. 评价药物制剂优劣的是
10. 表示单位时间内多少体积血浆中药物被消除的是
11. 其大小能反映药物分布情况的是
12. 表示血浆药物浓度下降一半所需时间的是

A. 维拉帕米　B. 普鲁卡因　C. 吗啡　D. 对乙酰氨基酚　E. 环磷酰胺

13. 代谢产物的活性小于母药的药物是
14. 代谢产物活性与母药相近的药物是
15. 代谢产物活性强于母药的药物是
16. 体内代谢才产生活性的药物是

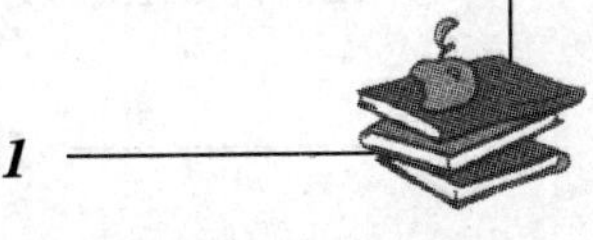

五、判断题

1. 易化扩散需要载体，也需要能量。
2. 弱酸性药物在酸性环境里容易跨膜转运。
3. P450 酶具有多态性。
4. 碱化尿液可增加弱酸性药物的排泄。
5. 在零级消除过程中，$t_{1/2}$与当时体内药物浓度无关。

六、简答题

1. 口服给药特点及其影响药物吸收的主要因素。
2. 请设计某药物相对生物利用度的实验方案。

【参考答案】

一、名词解释

1. 口服药物后，药物经胃肠道和肝脏代谢分解，使进入体循环的药量减低。

2. P450 酶是一个多功能酶系，其对底物的结构特异性不强，具有明显的种族、性别和年龄的差异，具有多型性、多态性，具有可诱导、可抑制性，为药物 I 相代谢的最重要的酶系。

3. 某些药物经胆汁排泄经过十二指肠后，又重新被吸收，血药浓度曲线呈双峰现象。

4. 相对生物利用度是指一种受试制剂与已知参比制剂吸收程度的比较。

二、填空题

1. $NaHCO_3$　脑　血液　血液　尿液
2. 水　盐类
3. 香豆素抗凝药　磺酰脲类
4. 微粒体　细胞色素　细胞色素 P450　环氧化物水合酶　水解酶等
5. 吗啡　丙硫氧嘧啶　乳婴
6. 速度　程度　药物制剂优劣　绝对生物利用度　相对生物利用度　药量　给药剂量　受试制剂　已知参比制剂　吸收程度

三、选择题

1. B　2. C　3. A　4. D　5. E　6. AD　7. BCDE　8. BCE　9. ACE　10. BCDE

四、配伍题

1. B　2. A　3. C　4. B　5. D　6. C　7. A　8. B　9. E　10. C　11. B　12. A　13. A　14. B　15. C　16. E

五、判断题

1. × 2. √ 3. √ 4. √ 5. ×

六、简答题

1. 口服给药是最常用的给药方式，也是最安全、方便和经济的方式。胃不是主要的吸收部位，而小肠是主要的药物吸收部位。多数药物主要以简单扩散方式吸收，有的通过相应载体主动、吸收。大肠主要吸收水分和一些盐类。

影响药物吸收的因素很多，概括如下：不流动水层（限制了某些脂溶性药物的吸收，如长链脂肪酸和胆固醇吸收）、胃肠排空能力、药物剂型、首过效应、外排机制、疾病和药物的相互作用等。

2. （1）选择参比制剂，为临床已用的同一药物；

（2）选择符合规定受试志愿者，分为 2 组；

（3）测定不同志愿者不同时间的血药浓度；

（4）2 周后，轮换受试和参比制剂的志愿者，同上测定血药浓度；

（5）计算参比和受试制剂的 AUC；

（6）计算 F。

（钱之玉）

CHAPTER 第三章

药物效应动力学

【学习要点】

1．掌握药物作用的性质和方式、治疗作用和不良反应，药物的基本作用，药物的量效关系，激动药和拮抗药。

2．熟悉药物作用机制的主要类型，受体的特征、类型。

3．了解受体的调节、信号转导。

【要点精讲】

药物效应动力学是研究药物与机体大分子的作用和作用机制、药物剂量和效应之间关系的科学。

一、药物的基本作用

药物作用是指药物与机体生物大分子相互作用所引起的初始作用，是动因；药理效应是机体反应的具体表现，是药物作用的结果。功能的增强称为兴奋，功能的减弱称为抑制。多数药物应具有选择性，选择性有高低之分。药物选择性是药物分类的基础。

药物治疗作用可分为对因治疗及对症治疗。提倡“急则治其标，缓则致其本”，有时应标本兼治。

药物的不良反应是指凡是不符合用药目的并给患者带来不适和痛苦的反应。可分为：①副作用；②毒性反应；③变态反应；④后遗效应；⑤继发反应；⑥停药反应；⑦特异质反应等。

二、药物剂量和效应关系

药物剂量和效应关系简称量效关系，是指在一定剂量范围内，同一药物的剂量（或浓度）增加或减少时，其效应随之增强或减弱，两者间有相关性。

药理效应按性质可分为量反应和质反应。前者药理效应强弱呈连续性量的变化，可用

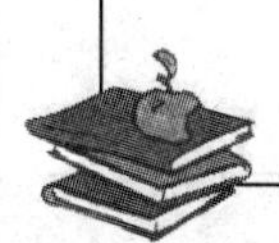

数量和百分数表示，研究对象为单一个体；后者为反应的性质变化，需以阳性或阴性、全或无的方式表示，研究对象为一个群体。

最小有效量是指引起药物效应的最小剂量，也称阈剂量；最小有效浓度是指引起药物效应的最低药物浓度，也称阈浓度。在一定范围内，增加药物剂量或浓度，其效应强度随之增加，但效应增至最大时，继续增加剂量或浓度，效应不能再上升，此效应称为最大效应，即效能。效能反应药物的内在活性。效价强度是指能引起等效反应（一般采用50%效应量）的相对剂量或浓度，用于作用性质相同的药物之间的等效剂量的比较，一般反映药物与受体的亲和力，用药量越大者，效价强度越小。

半数有效量是指引起50%阳性反应或50%最大效应的浓度或剂量。药物的安全性一般与其LD_{50}的大小呈正比，与ED_{50}呈反比。药物LD_{50}和ED_{50}的比值，表示药物的安全性，称为化疗指数。

三、药物作用的靶点

药物与机体结合的部位称之为药物作用的靶点，药物靶点涉及受体、酶、离子通道、核酸转运体及基因等。

四、药物与受体

受体是一类介导细胞信号转导的功能蛋白质，能识别周围环境中的某种微量化学物质，首先与之结合，并通过中介的信息放大系统，如细胞内第二信使，放大、分化、整合，触发后续的药理效应或生理反应。

能与受体特异性结合的物质称为配体，其具有极高的识别能力。体内存在的，如神经递质、激素、自身活性物质等生理功能调节物质，称为内源性配体，而外来的物质（药物）则称为外源性配体。配体充当第一信使，少数亲脂性配体可进入细胞，与胞内或核内的受体结合，发挥信号转导作用。

一个真正的受体具有以下特征：①饱和性；②特异性；③可逆性；④高灵敏性；⑤多样性。受体学说主要有占领学说、速率学说及二态模型学说。

受体分为G蛋白偶联受体、配体门控的离子通道受体、酶活性受体及细胞核激素受体。第一信使是指多肽类激素、神经递质及细胞因子等细胞外信使物质，大多不能进入细胞内，而与细胞膜表面的特意受体结合，激活受体而引起细胞某些生物特性的改变（离子的通透性及膜上酶活性），从而调节细胞功能；第二信使为第一信使作用于靶细胞后，在胞浆内产生的信息分子，将获得的信息增强、分化、整合并传递给效应器，发挥特定的生理功能或药理效应。第二信使主要有环磷酸腺苷（cAMP）、环磷酸鸟苷（cGMP）、二酰甘油（DAG）和三磷酸肌醇（IP_3）、钙离子（Ca^{2+}）、一氧化氮（NO）等；第三信使是指负责细胞核内外信息传递的物质，包括生长因子、转化因子等，他们传导蛋白及某些癌基因产物，参与基因调控、细胞增殖和分化及肿瘤的形成等。

根据占领学说，受体只有与药物结合才能激活，产生效应，而效应的强弱与受体和药物结合量成比例，全部受体占领时，药物出现最大效应。药物和受体结合产生效应不仅要有亲和力，还要有内在活性，内在活性用α表示，$0 \leqslant \alpha \leqslant 100\%$。完全激动药$\alpha = 100\%$；

部分激动药 $\alpha<100\%$。两药亲和力相等时，其效应取决于内在活性强弱；当内在活性相等时，则取决于亲和力大小。

根据药物和受体作用情况，可将药物分为激动药和拮抗药。激动药又可分为完全激动药和部分激动药，前者对受体有很高的亲和力和内在活性（$\alpha=100\%$）；后者虽对受体有很高的亲和力，但内在活性不强（$\alpha<100\%$），量效曲线高度较低。即使增加剂量，也不能达到完全激动药的最大效应，相反却因为占领受体，而拮抗激动药的部分生理效应。引起与原来激动药相反的生理效应称之为负性激动药。拮抗药虽具有较强的亲和力，但缺乏内在活性（$\alpha=0$），故不能产生效应，但由于其占据了一定数量的受体，可拮抗激动药的作用。有些药物以拮抗作用为主，但还有部分激活受体的效应，为部分拮抗药。

拮抗药可分为竞争性和非竞争性拮抗药。竞争性拮抗药可与激动剂相互竞争与相同受体结合，产生竞争抑制作用，可通过增加激动药的浓度使其效应恢复到原先单用激动药的水平，使激动药的量效曲线平行右移，但最大效应不变，这是竞争性抑制的重要特征。在拮抗药存在时，若两倍浓度的激动药所产生的效应恰好等于未加入拮抗药时激动药的效应，则所加入的拮抗药的摩尔浓度的负对数，称为 pA_2 值。药物的 pA_2 值越大，其拮抗作用越强。非竞争性拮抗药与受体形成比较牢固的结合，因而解离速度慢，或与受体形成不可逆的结合，引起受体构型的改变，阻止激动药与受体的正常结合，因此，增加激动药的剂量也不能使量效曲线的最大强度达到原来的水平，使 E_{max} 下降。

受体的调节方式有脱敏和增敏两种类型。受体脱敏是指在长期使用一种激动药后，组织或细胞对激动药的敏感性和反应性下降的现象。只对一种类型受体的激动药的反应下降，而对其他类型受体激动药的反应性不变，叫同源脱敏；若受体对一种类型激动药脱敏而对其他类型受体的激动药也不敏感，叫异源脱敏。受体增敏是与受体脱敏相反的的一种现象，可因受体激动药水平降低或长期应用拮抗药所致。如果长期应用普萘洛尔时，突然停药，可因 β 受体的敏感性增高而引起反跳。若受体脱敏或增敏仅涉及受体数量或密度的变化，则分别称为受体下调或上调。

【自测习题】

一、名词解释

1. 效能　2. 效价　3. 占领学说　4. 负性激动药　5. 受体脱敏

二、填空题

1. 长期服用某些药物，突然停药后，原有疾病________称________，又叫________。如长期服用普萘洛尔治疗高血压，突然停药会出现________，这是因为________。

2. 临床治疗，对于________或________，用药前，应进行过敏试验，阳性反应者应________。

3. 一个真正的受体应具有以下特征：________、________、________、________、________。

4. 第一信使指________、________及________等细胞外信使物质，不能进入________，而是与细胞膜表面的________引起某些离子通透性及________改变，调节细胞功能。

5. 在拮抗药存在时，若________浓度的激动药恰好等于未加入________时激动药的效应，所加入的________摩尔浓度的________称为________。

三、选择题

单项选择题

1. 药物的安全界限是

A. LD_{50}/ED_{50}　　B. ED_{50}/LD_{50}　　C. LD_5/LD_{95}

D. ED_{95}/LD_5　　E. $\frac{(LD_1 - ED_{99})}{ED_{99}} \times 100\%$

2. 部分激动药的特点是

A. 有很高的亲和力，但 $\alpha = 0$

B. 有很高的亲和力，但 $\alpha = 1$

C. 有很高亲和力，但 $\alpha < 1$；增加剂量，能达到完全激动药的最大效应

D. 与完全激动药合用时，其低剂量激动，高剂量拮抗

E. 与完全激动药合用时，呈协同作用

3. 药物的两重性是指

A. 既有副作用，又有毒性反应

B. 既对因治疗，又对症治疗

C. 既有局部作用，又有全身作用

D. 既有治疗作用，又有不良反应

E. 既有兴奋作用，又有抑制作用

4. 下列情况属于停药反应的是

A. 阿托品用于解除胃肠痉挛时，引起口干、心悸

B. 服用巴比妥类药物，次晨有乏力、困倦等

C. 长期服用可乐定，突然停药，次日血压剧升

D. 红细胞葡萄糖－6－磷酸脱氢酶缺乏者服用磺胺类药物，引起溶血

E. 治疗量甚至极微量时，引起过敏性休克

5. 受体的可逆性是指

A. 药物达一定浓度后，效应不随浓度增加而增大

B. 同一药物不同光学异构体与受体亲和力相差很大

C. 药物与受体形成的复合物可以解离

D. 5×10^{-12} mol/L ACH 对蛙心产生抑制作用

E. 同一组织不同区域，受体密度不同

多项选择题

6. 下列属于第二信使的是

A. NA　　B. cAMP　　C. IP_3　　D. ACh　　E. NO

7. 无特异性作用机制，主要改变理化性质而起作用的药物是

A. 消毒防腐剂　　B. 重金属盐类　　C. 碳酸氢钠

D. 喹诺酮类　　E. 免疫增强药

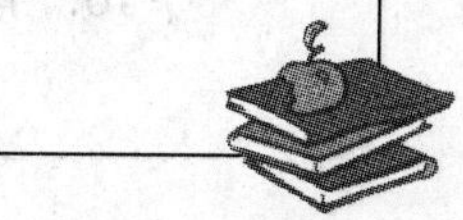

8. 一个真正的受体应有的特征有
   A. 同一受体分布于同一组织
   B. 同一组织不同区域，受体密度相同
   C. 受体数量是有限的，能结合的药物也是有限的
   D. 一种特定的受体只能与特定的药物结合
   E. 受体与药物结合，可被另一种特异性药物所置换
9. 第一信使主要特征为
   A. 是指多肽类激素、神经递质、细胞因子等细胞外信使物质
   B. 大多数第一信使不能进入细胞内
   C. 第一信使与靶细胞膜表面的特异受体结合，激活细胞内的信号转导
   D. 负责细胞核内外信息传递
   E. 参与基因调控、细胞增殖、细胞分化、肿瘤形成等过程
10. 通过影响免疫功能而发挥治疗作用的药物是
   A. 胰岛素　B. 环孢素　C. 左旋咪唑
   D. 疫苗　E. 丙种球蛋白

四、配伍题

A. 纳洛酮　B. 喷他佐辛　C. 吗啡　D. 美沙酮　E. 罗通定
1. 阿片受体激动药
2. 阿片受体的拮抗药
3. 阿片受体的部分激动药
4. 虽为阿片受体激动药，但耐受性与依赖性发生较慢的药物是

A. 依那普利　B. 阿司匹林　C. 地高辛　D. 解磷定　E. 胰蛋白酶
5. 抑制血管紧张素转化酶的药物是
6. 复活胆碱酯酶的药物是
7. 抑制 Na^+，K^+ - ATP 酶的药物是
8. 抑制环氧酶的药物是

A. 氢氧化铝　B. 二巯基丁二酸钠　C. 硫酸镁　D. 右旋糖酐　E. 甘露醇
9. 口服为泻药
10. 血容量扩张剂是
11. 可与汞砷等重金属离子络合，用于解毒的药物是
12. 中和胃酸，治疗胃溃疡的药物是

A. 氟尿嘧啶　B. 噻嗪类药　C. 局麻药　D. 环孢素　E. 胰岛素
13. 补充机体缺乏的药物是
14. 抑制 Na^+，阻断神经冲动传导的药物是
15. 抑制 Na^+ 重吸收及 K^+ - H^+ 交换，发挥排钠利尿的药是
16. 常用免疫抑制药物是

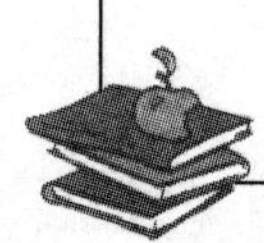

五、判断题

1. A 药效价强于 B 药，那么效能也一定大于 B 药。
2. 有竞争性拮抗剂存在时，激动药的量－效关系曲线平行右移。
3. 所有受体都存在于细胞膜上。
4. 有时副作用与治疗作用之间可以互相转变。
5. 变态反应与药物剂量无关或关系很小。

六、简答题

1. 何谓药物两重性，药物不良反应包括哪些？
2. 简述竞争性拮抗剂与非竞争性拮抗剂的区别。

【参考答案】

一、名词解释

1. 效能是指在一定范围内，增加药物剂量或浓度，其效应随之增加，但效应增到最大时，继续增加剂量或浓度，效应不能再上升，此为最大效应，也称效能。就镇痛药而言，吗啡效能高于阿司匹林。

2. 效价是指能引起等效反应的相对剂量。常用于作用相同药物的等效剂量的比较，以每日排钠量为指标，氢氯噻嗪有效剂量为25mg，而环戊噻嗪为0.25mg，后者的效价强度为前者的100倍。

3. 占领学说是指药物必须占领受体才能产生效应，药物效应取决于药物与受体之间的亲和力和内在活性，药物效应与其效能有关。

4. 能引起与原来激动药相反的生理效应的药物称为负性激动药，如 ethyl－β－carboline－3carboxylate 可产生与地西泮相反的作用，出现焦虑和惊厥反应。

5. 受体脱敏是指长期使用一种激动药后，组织或细胞对激动药的敏感性和反应性下降的现象，如临床应用异丙肾上腺素治疗哮喘，疗效逐渐减弱，受体脱敏分为同源和异源脱敏。

二、填空题

1. 加剧　停药反应　反跳反应　血压升高　β受体敏感性升高及受体上调
2. 易过敏的药物　过敏体质　禁用或脱敏后使用
3. 饱和性　特异性　可逆性　高灵敏性　多样性
4. 多肽类激素　神经递质　细胞因子　细胞内　特异受体结合　膜上酶活性
5. 2倍　拮抗药　拮抗药　负对数　pA_2

三、选择题

1. E　2. D　3. D　4. C　5. C　6. BCE　7. ABC　8. CDE　9. ABC　10. BCDE

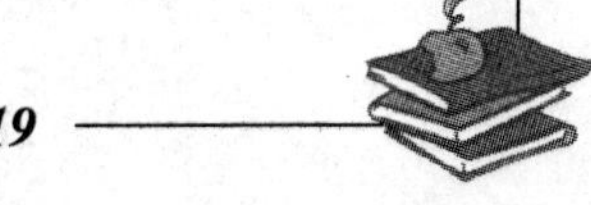

四、配伍题

1. C 2. A 3. B 4. D 5. A 6. D 7. C 8. B 9. C 10. D 11. B 12. A 13. E 14. C 15. B 16. D

五、判断题

1. × 2. √ 3. × 4. √ 5. √

六、简答题

1. 药物既有治疗作用，又有不良反应，换言之，药物既能治病，又能致病，这就是药物的两重性。临床应权衡利弊，决定取舍，做到安全有效。

药物不良反应有：

（1）副作用 药物选择性低，作用广泛引起的。应掌握常用药物的主要副作用，可以设法减轻或避免之。

（2）毒性反应 可因剂量过大立即发生，也可体内蓄积后逐渐产生。注意掌握用药剂量、服用间隔、甚至对一些药物临床应做到个体化用药。

（3）过敏反应 此反应与药物剂量无关或关系很少，治疗量或微量时也可发生。临床上对易过敏的药物或过敏体质的人，用药前应做过敏试验，阳性反应者应禁用。

（4）后遗效应 可为短暂性的，如服用巴比妥类催眠药，次晨宿醉；或是持久的，如应用肾上腺皮质激素药物，可致肾上腺皮质功能低下。

（5）继发反应 长时间或某些年老体弱者服用广谱抗生素继发感染（二重感染），临床抗感染治疗时应加以小心。

（6）停药反应 又称反跳反应。临床上对有这类反应的药物，在停药时，应逐步减量。

（7）特异质反应 属遗传性生化缺陷，机体生化机能异常。临床用药时，应注意病人的遗传疾病史。

2. 竞争性拮抗剂与非竞争性拮抗剂的区别

竞争性拮抗剂	非竞争性拮抗剂
与激动剂相互竞争与相同受体结合，产生竞争抑制作用	与受体形成比较牢固的结合，因而解离速度慢，或与受体形成不可逆的结合
可通过增加激动药的浓度使其效应恢复到原先单用激动药的水平	增加激动药的剂量也不能使量效曲线的最大强度达到原来的水平
使激动药的量效曲线平行右移，但最大效应不变	使激动药的量效曲线右移，使最大效应下降

（钱之玉）

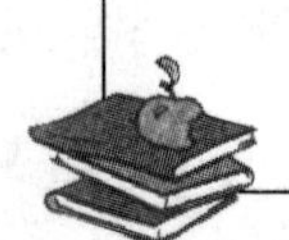

CHAPTER 第四章 影响药物作用的因素

【学习要点】

1. 掌握药物剂量、疗程及给药途径对药物作用的影响及药物相互作用；掌握患者年龄、性别、种族、精神状况及遗传因素对药物作用的影响。

2. 熟悉各因素影响药物作用的主要机制。

3. 了解个体差异发生的原因及其机制。

【要点精讲】

一、药物因素

药物剂量不同，机体的反应程度不同。在一定范围内，随着剂量的增加，药物作用逐渐增强。临床服用常用剂量，超量服用会产生更多更严重的不良反应，甚至中毒。

同一药物在不同剂量，作用强度不同，用途也不同。例如镇静催眠药，在小剂量时，为镇静作用，用于抗焦虑；随着剂量的增加，出现催眠作用，治疗失眠症；剂量再增加，则出现抗惊厥和抗癫痫作用。但应注意不同个体对同一剂量的药物存在差异，临床用药应做到个体化。

不同药物选择合理的用药时间，对增强药效，减少不良反应非常重要。一般情况下，饭前服药，吸收好，作用快，如促消化药、胃黏膜保护药、降血糖药等；饭后用药，吸收差，作用慢，但有利于维生素 B_2、螺内酯、苯妥英钠等吸收，减少药物对胃肠道黏膜刺激损伤，如阿司匹林、硫酸亚铁、抗酸药等。

给药次数应根据药物的半衰期、消除速率、病情需要而定。$t_{1/2}$ 短的药物，给药次数相应增加，对于消除慢的或毒性大的药物应规定每日量和疗程。肝肾功能降低时，应适当减少给药次数或剂量。

机体连续多次用药后，其反应性逐渐降低，需加大药物剂量才能维持原有疗效，称为耐受性。少数药物在短时间内，应用几次后很快产生耐受，则称为快速耐受性，如麻黄碱。机体对某药产生耐受性后，又对另一种药物的敏感性也降低，称交叉耐受性。耐受性机制可能包括药物诱导肝药酶，加速了自身灭活；连续用药，药物受体下调，药物反应性降低；

机体产生适应性变化。

病原微生物对抗菌药物的敏感性降低，甚至消失，称为耐药性或抗药性。由一种药物诱发，同时对其他多种结构或作用机制完全不同的药物，产生交叉耐药，致使化学治疗失败，称为多药耐药性。

某些药物，连续用药后，机体对药物产生生理或心理或兼而有之的一种依赖和需求，称为药物依赖性。依赖性可分为身体依赖性（生理依赖性）和精神依赖性（心理依赖性）。前者是药物的生理反应，终止用药后产生一种强烈的躯体反应，亦称戒断综合征；后者使人产生一种周期性连续用药的欲望，强迫用药行为，以满足欣快或避免不适感，称为成瘾，是一种精神依赖性。具有典型依赖性的药物有阿片类、可卡因、大麻及其他精神药物。药物依赖性是药物滥用的重要原因。

不同给药途径，影响药物吸收速率和程度。血药浓度不同，药物的分布、消除也可能不同，甚至改变作用的性质。一般而言，注射制剂比口服制剂起效快，疗效更显著，但口服制剂更安全、方便、经济，临床应优先选择。各种给药途径产生效应由快到慢的顺序一般为静脉注射 > 吸入给药 > 肌内注射 > 皮下注射 > 口服给药 > 直肠给药 > 经皮给药。给药途径不同，药物的作用可能也不同，硫酸镁肌内或静脉注射，产生镇痛、解痉、降低颅内压的作用；口服则导泻。

药物相互作用是指同时使用两种或两种以上药物时，其中一个药物作用受到另一个药物的影响，而发生明显的改变，主要为药效学和药动学相互作用。

药动学相互作用是指一种药物的体内过程被另一种药物改变，后者使前者在体内的吸收、分布、代谢和排泄环节中的任一环节受到影响。①影响吸收：服用抗酸药可减少弱酸性药物如阿司匹林、氨苄西林、磺胺类等药物吸收；H_2受体阻断剂、奥美拉唑等可减少胃酸分泌，影响弱酸性药物的吸收。②影响分布与转运：药物与血浆蛋白结合影响药物分布和转运。③影响生物转化：临床不少常用的药物是肝药酶的诱导剂或抑制剂。利福平与口服避孕药合用，使避孕药代谢加快而导致意外怀孕；酮康唑可抑制特非拉定的代谢，使其血药浓度升高而引起致命的室性心律失常。④影响排泄：许多药物在体内经肾脏排泄。肾小管分泌是一主动转运，需要特定的载体，具有饱和性。丙磺舒与青霉素或头孢菌素类药物合用时，就减少后者的分泌，排泄减少，起到药效增强作用。碱化尿液加速弱酸性药物排泄，反之亦然。碱化尿液的常用药物有碳酸氢钠、乙酰唑胺、枸橼酸钠；酸化尿液的药物有氯化铵、水杨酸。

药效学相互作用是指联合用药后，发生药物效应变化：一是出现药效增强，或是毒副作用减轻，此为联合用药的目的；二是出现药效减弱，或是毒副作用增强，应避免之。药效学相互作用主要是协同或拮抗作用。

两药同时或先后使用，可使原有的药效增强，称为协同作用，包括相加作用、增强作用和增敏作用。若两药合用的效应是两药分别作用的代数和，称为相加作用，如β受体阻断剂阿替洛尔与利尿药氢氯噻嗪合用，降压作用相加。

若两药合用的效应大于其个别效应的代数和，称为增强作用，如磺胺甲噁唑与甲氧嘧啶合用，抑菌变成杀菌作用。

若某药可使组织或受体敏感性增强，如钙增敏剂增加肌钙蛋白C对钙离子的亲和力，在不增加细胞内钙离子浓度下，增加心肌收缩力，例如左西孟旦、噻唑泰铜等。

联合用药后，使原有的药物效应减弱，小于其分别作用的总和，称为药物拮抗作用，

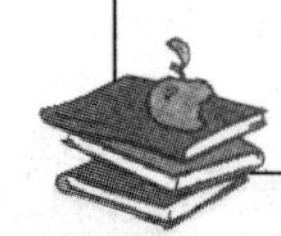

主要包括生理性拮抗作用、药理性拮抗作用和脱敏作用。

生理性拮抗作用是两个激动药分别作用于生理作用相反的两个特异性受体，如组胺作用于 H_1 受体，肾上腺素作用于β受体，后者可对抗前者，因而迅速缓解休克。

药理性拮抗是指一药物与受体结合后，阻止其激动剂与其结合，如苯海拉明拮抗组胺与受体的结合，β受体阻断剂拮抗异丙肾上腺素对β受体的作用。上述两药合用，作用完全消失称为抵消作用，而两药合用时其作用小于单用时的作用则称为相减作用。

脱敏作用指某药物可使组织或受体对另一药物的敏感性降低，如长期应用受体激动剂使受体数目下调，敏感性降低，只有增加剂量才能维持原有的疗效。

二、机体因素

（一）年龄

1. 儿童

（1）水盐调节能力差，解热镇痛抗炎药使用不当，易引起脱水虚脱；利尿药易致电解质代谢紊乱，磺胺类药物易引起黄疸。

（2）血脑屏障尚未发育完全，对阿片类药物特别敏感，易致呼吸抑制，尼可刹米、氨茶碱易引起中枢兴奋而惊厥。

（3）肝功能不全，新生儿肝脏缺乏葡萄糖醛酸转移酶，氯霉素可致灰婴综合征。

（4）肾功能发育不全，氨基糖苷类药物可致药源性耳聋。

（5）氟喹诺酮类药物、四环素影响骨骼和牙齿发育。

2. 老年人 其生理功能和代谢能力逐渐减弱，对药物耐受能力差，故药量一般低于成年人。对某些中枢神经抑制药反应增强，服用安眠药次日出现昏睡后遗效应；应用三环类抗抑郁药出现精神紊乱；应用阿托品出现兴奋，甚至精神失常；服用β受体阻断剂或钙离子阻断剂可加重心力衰竭。舌下含化硝酸甘油有时因血流灌注不足而晕倒；因老人自稳机制差，用利尿药应防止用药后血容量减少和电解质紊乱。此外，老年人消化功能减弱，平滑肌张力下降，服用非甾体抗炎药易致胃肠出血，抗胆碱药易致尿潴留、大便秘结和青光眼等。

（二）性别

女性在月经和妊娠期，泻药或强烈刺激子宫的药物，会引起月经过多、流产、早产的危险。妊娠期妇女，尤其3～8周受孕者禁止使用具有致畸作用的药物，包括四环素、抗代谢药、烷化剂、抗癫痫药、抗甲状腺药和一些激素抗凝药等。哺乳期妇女，不宜使用的药物有：红霉素、四环素、庆大霉素、氯霉素、磺胺类、硝唑类、氟喹诺酮类等，需慎用的有克林霉素、青霉素、链霉素等，禁用的有卡那霉素和异烟肼。

（三）病理因素

疾病本身能导致药物代谢动力学和药物效应动力学改变，从而影响药物疗效。解热镇痛药对正常人的体温无影响，但对发热病人有退热作用；抑郁症、溃疡、偏头痛、帕金森病、创伤或手术等，延缓口服药物吸收；胃酸分泌过多有利于弱酸性药物吸收；心力衰竭时普鲁卡因胺的生物利用度减少50%；某些慢性疾病（如慢性肝功能不全、慢性肾功能衰竭、肾病综合征、心力衰竭、营养不良）可使双香豆素、苯妥英钠、地高辛等作用增强；

溃疡病患者，口服刺激性药物或应用非甾体抗炎药等，可加重溃疡病变，有些药物已列入慎用或禁用范围。

肝硬化患者应用经肝灭活的药物必须减量或慎用、甚至禁用。肾功能不全时，对主要经肾脏清除的药物如氨基糖苷类、头孢唑啉等，应用时需减量，有严重肾病的患者应禁用。

肝肾功能障碍时，服用他汀类药物，发生横纹肌溶解的危险增加。

（四）精神因素

患者服用不具有药理活性的安慰剂，对头痛、失眠、心绞痛、术后疼痛、感冒咳嗽、神经官能症，可获得30% ~50%的改善。安慰剂对心理因素控制的自主神经系统影响尤为明显，如血压、心率、内分泌、性功能等。

（五）时辰因素

根据人体生理昼夜节律波动现象，选择最佳用药时间，使给药时间与人体生理节律同步化，可达到最佳疗效，避免药物因持续性高浓度而产生不良反应。

（六）遗传因素

在临床，个体间存在明显的药理效应和不良反应的差异。遗传因素是引起个体差异主要原因。

1. **种族差异** 许多药物代谢酶的遗传多态性存在于种族之间。中国人和日本人乙酰化转移酶多为快乙酰化型，而白种人则多为慢乙酰化型，因而对同一药物（磺胺类、异烟肼、对氨基水杨酸、普鲁卡因胺等）半衰期可相差很大。药物产生的不良反应也有所不同。服用异烟肼，白种人易致多发性神经炎，而黄种人则易致肝损害。

2. **特异体质** 某些个体对药物产生不同于常人的反应，这些与遗传缺陷有关。有些人服用伯氨喹、磺胺类药物、阿司匹林等，发生贫血，与其缺乏葡萄糖-6-磷酸脱氢酶有关。同样，某些血浆胆碱酯酶活性低下者，服用琥珀胆碱可致呼吸麻痹，甚至呼吸停止。

3. **个体差异** 人群对药物的代谢表现为弱代谢和强代谢型。可待因可在体内经CYP2D6脱甲基后成吗啡，产生镇痛作用；而在弱代谢型人难以代谢成吗啡，故镇痛作用极低。

4. **种属差异** 不同种属动物间对同一药物作用有很大差异。例如人、犬、鼠给予吗啡，表现为抑制作用，而猪、虎、马则表现为兴奋作用。

【自测习题】

一、名词解释

1. 药物依赖性　2. 脱敏反应　3. 安慰剂　4. 个体差异　5. 种属差异　6. 耐受性　7. 耐药性　8. 成瘾性

二、填空题

1. 镇静催眠药，小剂量时，产生________作用，用于________；常用剂量下，出现________作用，剂量再增加，则有________和________作用。

2. 耐甲氧西林的金黄色葡萄球菌出现，不仅对________耐药，而且对________、

________、________、________等耐药。对其引起的感染，可选用________治疗。

3. 硫酸镁肌内注射，产生________、________和________作用；而口服，则产生________作用。

4. H_2受体阻断药及奥美拉唑等可减少胃酸的分泌，会影响________、________、________等药物的吸收。

5. 如给早产儿或新生儿服用磺胺类药物，可将________从________中置换出来，引起________。

6. 利福平与口服避孕药合用，使________的代谢加速而导致________。

7. 碱化尿液，加速________排泄，用于________的中毒治疗。常用的药物有________、________、________等。

8. 克林霉素与红霉素联用，后者阻碍前者与________结合，从而产生________。

三、选择题

单项选择题

1. 出生一周内的新生儿用药易引起黄疸的药物是

A. 阿司匹林　　B. 庆大霉素　　C. 四环素
D. 氨茶碱　　E. 氧氟沙星

2. 对儿童易造成听觉损害，引起药物性耳聋的药物是

A. 青霉素类　　B. 大环内酯类　　C. 氨基糖苷类
D. 头孢菌素类　　E. 碳青霉烯类

3. 对婴幼儿影响骨骼肌和牙齿生长的药物是

A. 解热镇痛药　　B. 氟喹诺酮类
C. 呼吸中枢兴奋药　　D. 镇咳药
E. 利尿药

4. 老年心衰患者治疗青光眼时，引发心力衰竭的药物是

A. 毛果云香碱　　B. 毒扁豆碱　　C. 地美溴铵
D. 溴莫尼定　　E. 噻吗洛尔

5. 对某些老年人，服药后会出现兴奋、甚至精神失常的药物是

A. 苯二氮䓬　　B. 阿司匹林　　C. 依那普利
D. 阿托品　　E. 阿莫西林

多项选择题

6. 需餐前用药的药物是

A. 胰岛素　　B. 多酶片　　C. 格列齐特
D. 吲哚美辛　　E. 碳酸氢钠

7. 下列配伍能有协同作用的是

A. 红霉素 + 克林霉素　　B. 利福平 + 口服避孕药
C. 阿替洛尔 + 氢氯噻嗪　　D. 阿司匹林 + 可待因
E. 磺胺甲噁唑 + 甲氧苄啶

8. 宜清晨服用的药物是

A. 洛伐他汀　　B. 吲哒帕胺　　C. 泼尼松

D. 地高辛　　E. 氨茶碱缓释片

9. 妊娠期妇女，尤其受孕后3~8周，应禁用的药物是

A. 四环素类　　B. 抗代谢药物　　C. 烷化剂

D. 氨基糖苷类　　E. 抗凝药物

10. 精神状态不佳、情绪低落时应慎用的药物是

A. 利血平　　B. 肾上腺糖皮质激素　　C. 中枢抑制药

D. 他汀类药　　E. 异烟肼

四、配伍题

A. 多酶片　B. 胰岛素　C 地西泮　D. 吲哚美辛　E. 毛果云香碱

1. 宜饭前服用的药物是
2. 宜饭后服用的药物是
3. 宜睡前服用的药物是
4. 宜饭前注射的药物是

A. 青霉素　B. 麻黄碱　C. 头孢氨苄　D. 吗啡　E. 铝碳酸镁

5. 可与青霉素产生交叉耐药性的药物是
6. 易产生耐药性的药物是
7. 易产生快速耐受性的药物是
8. 易产生依赖性的药物是

A. 阿司匹林　B. 巴比妥　C. 四环素　D. 氢氯噻嗪　E. 鱼精蛋白

9. 碳酸氢钠可减少吸收的是
10. 钙镁离子可减少吸收的是
11. 可导致口服避孕药避孕失败的药物是
12. 可使肝素抗凝失效的药物是

A. 哌替啶　B. 可待因　C. 庆大霉素　D. 磺胺甲噁唑　E. 阿替洛尔

13. 与氢氯噻嗪合用，可使降压作用相加的药物是
14. 与阿司匹林合用，镇痛作用增强的药物是
15. 与甲氧苄啶合用，抗炎作用增强的药物是

A. 克林霉素　B. 苯海索　C. 链霉素　D. 普萘洛尔　E. 奥美拉唑

16. 与肌松药合用，可能使呼吸抑制的药物是
17. 与三环类抗抑郁药合用，可导致严重不良反应的是
18. 与红霉素联用，可产生拮抗作用的是

A. 镇静催眠药　B. 利尿药　C. 磺胺类　D. 青霉素类　E. 解热镇痛药

19. 可致新生儿脱水而虚脱的药物是
20. 可致新生儿水电解质代谢紊乱的药物是

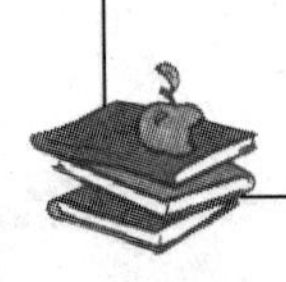

21. 可致新生儿黄疸的药物是

A. 维生素D　B. 氧氟沙星　C. 庆大霉素　D. 氨茶碱　E. 阿莫西林

22. 易致儿童中枢兴奋，导致惊厥的药物是

23. 可引起婴幼儿生长障碍的药物是

24. 可致儿童药源性耳聋的是

A. 头孢菌素类　B. 抗胆碱药　C. β受体阻断药　D. 青霉素类

E. 非甾体抗炎药

25. 易致青年人胃肠出血的药物是

26. 易致老年人尿潴留、青光眼的药物是

A. 利尿药　B. 镇咳药　C. 助消化药　D. 糖皮质激素

E. 非甾体抗炎药

27. 易致结核病扩散的药物是

28. 溃疡病患者慎用或禁用的药物是

五、判断题

1. 老年人用药量一般高于成年人。
2. 肝功能低下时不宜用前药。
3. 改变给药途径可能会改变药物的作用。
4. 2岁以下婴幼儿不宜服用感冒、咳嗽类非处方药。
5. 药物在动物实验时有效，用于人体也一定有效。

六、简答题

1. 为什么药物治疗效果往往因人而异?
2. 影响药物作用的药物方面因素有哪些?

【参考答案】

一、名词解释

1. 某些药物连续用药后，可使机体对药物产生生理的或心理或兼而有之的一种依赖，称之为药物依赖性，包括阿片类、可卡因、大麻、某些精神药物。

2. 某药可使组织或受体对其敏感性降低，如长期使用激动药，使受体敏感性下降，只有增加剂量后，才能维持原有疗效。

3. 不具有药理活性的制剂。

4. 用药条件完全相同，多数人药效学和药动学相似，但一些人对同一药物反应却不相同，将此差异称为个体差异。一般一卵双生相差无几，而双卵双生相差显著。

5. 不同种属动物之间，对同一药物的药理作用有很大差异，称种属差异。

6. 机体连续多次用药后，其反应性逐渐减低，需增加剂量才能达到原有疗效，称之为耐受性。

7. 病原微生物对药物敏感性降低，甚至消失，称为耐药性或抗药性。

8. 阿片类、可卡因、大麻等服用后，产生一种欣快感，使人产生周期性用药欲望，出现觅药行为，强迫性用药的渴求感，追求欣快精神效应，称成瘾。

二、填空题

1. 镇静　抗焦虑　催眠　抗惊厥　抗癫痫
2. 甲氧西林　青霉素　头孢菌素　氨基糖苷类　四环素类　万古霉素
3. 镇静　解痉　降低颅内压　导泻
4. 阿司匹林　氨苄西林　磺胺类
5. 胆红素　血浆蛋白　黄疸
6. 避孕药　意外怀孕
7. 弱酸性药物　弱酸性药物　碳酸氢钠　乙酰唑胺　枸橼酸钠
8. 细菌核糖体 50S　拮抗作用

三、选择题

1. A　2. C　3. B　4. E　5. D　6. ABC　7. CDE　8. BCD　9. ABCDE　10. ABC

四、配伍题

1. A　2. D　3. C　4. B　5. C　6. A　7. B　8. D　9. A　10. C　11. B　12. E　13. E　14. B　15. D　16. C　17. B　18. A　19. E　20. B　21. C　22. D　23. B　24. C　25. E　26. B　27. D　28. E

五、判断题

1. ×　2. √　3. √　4. √　5. ×

六、简答题

1. 药物作用因人而异一般是与遗产因素有关。多数药物作用靶点为蛋白质，包括受体、酶、离子通道等，这些均为基因表达的产物，其结构基因或调节基因在序列上呈遗传多态性，表现为蛋白的数量、结构、功能等方面存在变异。因此，药物受体基因变异与药物代谢酶基因变异，改变了药物在个体的敏感性和代谢。故遗传因素是影响个体差异的主要因素之一。

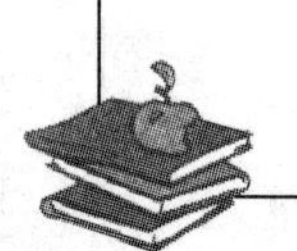

2. 影响药物作用的药物方面因素如下：

- 药物剂量和疗程
  - 给药剂量
    - 一定范围内，剂量增加，作用增强
    - 同一药物，不同剂量时，用途也可不同
    - 同一药物剂量大小与药物不良反应相关
  - 给药时间
    - 需餐前用药：消化系统药、降血糖药、抗生素类药
    - 需餐后用药：刺激性药、抗酸药、维生素 B_2 等利于吸收的药
  - 疗程
- 给药途径：不同的给药途径可影响药物吸收速率和程度；有时给药途径不同，会改变药物作用与用途，如硫酸镁注射给药可抗惊厥，而口服则导泻。
- 药物相互作用
  - 药动学相互作用：药物联合应用有时可影响药物吸收、分布与转运、生物转化、排泄，进而影响药物的作用。
  - 药效学相互作用
    - 协同作用
    - 拮抗作用
      - 生理性拮抗
      - 药理性拮抗
      - 生化性拮抗
      - 化学性拮抗

（钱之玉）

第二篇　化学治疗药物

CHAPTER 第五章

抗微生物药物概论

【学习要点】

1. 掌握各类抗微生物药物的主要作用机制及临床合理用药的主要原则。
2. 熟悉抗微生物药物常用术语和临床意义；机体、药物和病原微生物三者的关系。
3. 了解各类抗微生物药物产生耐药性的主要机制。

【要点精讲】

一、抗微生物药常用术语

病原微生物、寄生虫及肿瘤细胞所致疾病的药物治疗统称为化学治疗，简称化疗。临床用药应注意机体、药物、微生物三者之间的关系。

抗菌谱是指每种药物抑制或杀灭病原菌的范围，有窄谱和广谱之分。抗菌活性是指药物抑制或杀灭病原菌的能力。每种药物都有最低抑菌浓度（MIC）或最低杀菌浓度（MBC）。有些药是杀菌药，有些药是抑菌药，杀菌药不一定优于抑菌药，但当宿主全身或局部防御机能丧失，则须用杀菌药。一些药物具有抗菌后效应（PAE）。一般而言，PAE 时间越长，其抗菌活性越强，故 PAE 也是评价抗菌药物活性的指标之一。

二、抗微生物药物的主要作用机制

1. 抑制细菌细胞壁合成 与哺乳动物不同，细菌的外层有细胞壁，维持其正常形态和功能。一旦细胞壁缺损，引起菌体膨胀破裂死亡。β-内酰胺类抗生素可与细菌青霉素结合蛋白（PBPs）共价键结合，使其失去转肽酶活性，抑制黏肽合成，而抑制细菌细胞壁合成。因革兰阳性菌的细胞壁厚而坚韧，而革兰阴性菌含黏肽少，仅 1~3 层。故 β-内酰胺类抗生素对革兰阳性细菌作用强。

2. 影响细胞膜功能 多黏菌素与细菌细胞膜上的磷脂结合，制霉菌素和两性霉素与真菌胞浆膜上的麦角固醇类物质结合，咪唑类抗真菌药使真菌麦角固醇合成受阻。上述药物通过影响细菌胞浆膜功能发挥抗菌作用。

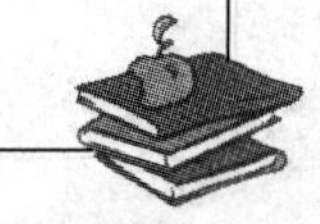

3. 抑制蛋白质代谢 抑制蛋白质合成的抗生素主要有氨基糖苷类、四环素类、氯霉素类及大环内酯类等。因核糖体亚单位化学组成、功能及特性的不同，因而，各种抗生素选择性作用于各种微生物。

4. 干扰核酸代谢 抑制核酸合成的抗微生物药物主要有喹诺酮类、乙胺嘧啶、利福平、磺胺类及其增效剂等。抑制核酸复制有齐多夫定、阿昔洛韦、阿糖胞苷等抗病毒药物。

三、细菌的耐药性

由于抗菌药物的广泛使用，各种微生物对抗微生物药的敏感性降低，甚至消失，称为耐药性或抗药性。耐药性可分为固有耐药性和获得性耐药性。前者是染色体介导，代代相传；后者多由质粒介导。

耐药性产生的机制主要有：①产生灭活酶；②改变靶部位；③产生代谢拮抗物；④加强主动外排系统等。为了延缓或避免耐药性的产生，临床使用抗生素要有原则，首先限制或禁止在缺乏用药指征者的应用；能用窄谱，不用广谱；能用一种，不用多种；能用低档，不用高档；能用口服，不用肌注；能用肌注，不用静注。合理用药、足量用药，控制局部用药等，防止和杜绝耐药性的传播和发展。

四、抗微生物药物的合理应用

1. 明确病因，针对性选药 确定感染部位、致病菌种类及药物的敏感度（应做涂片检查，药敏试验）。

2. 运用 PK/PD 原理指导临床用药

（1）时间依赖性抗菌药 药物的杀菌活性与药物浓度维持在 MIC 以上时间的长短有关。多数 β－内酰胺类、林可霉素类和部分大环内酯类抗生素属于时间依赖性，对这类抗生素，临床宜小剂量多次给药，甚至持续给药，是上佳给药方案。

（2）浓度依赖性抗菌药 药物抑菌杀菌作用取决于峰浓度，而与作用时间关系不密切。在安全范围内，浓度越高，杀菌作用越强。氨基糖苷类、喹诺酮类、部分大环内酯类等药物属浓度依赖性，在日剂量不变的情况下，单次给药可获得更好的效果。

3. 根据患者的生理病理情况合理用药 新生儿因肝功能发育不全，肾脏排泄能力差，如经肝代谢的氯霉素、磺胺类、主要经肾排泄氨基糖苷类、万古霉素、多黏菌素、四环素等均应避免使用。妊娠是特殊生理时期，应考虑药物对胎儿的影响，应避免使用氨基糖苷类、万古霉素、喹诺酮类、异烟肼、甲硝唑和利福平等。老年人因肝、肾功能减退，组织器官退化，免疫功能降低，应尽量使用不良反应小的杀菌药物，如减量使用 β－内酰胺类抗生素。

肾功能减退患者必须酌情减量使用的药物有氨基糖苷类、多黏菌素类、万古霉素；肝功能减退时，应尽量避免使用红霉素酯化物、利福平、四环素、氯霉素、异烟肼、两性霉素、磺胺类、酮康唑和咪康唑等。

4. 严格控制抗微生物药物的预防用药 预防性应用抗微生物药物应有一定的适应证。否则，有时反而促进耐药菌株生长，导致二重感染的危险。

5. 防止和杜绝抗菌药物滥用 病毒感染、发热原因不明者、非细菌感染所致的腹泻均

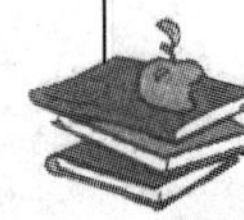

不宜用抗菌药。应尽量避免皮肤、黏膜局部应用抗菌药。

6. 防止联合用药的滥用 一要掌握联合用药的指征，二要严格控制和注意联合用药的药物间相互作用。对病因未明而又危机生命的严重感染、混合感染、延缓耐药产生、降低毒副作用、患者免疫功能低下者，可考虑联合用药。联合用药应注意药物间的相互作用。

【自测习题】

一、名词解释

1. 抗菌谱 2. 抗菌活性 3. 化疗指数 4. 抗菌后效应

二、填空题

1. 老年人因肝、肾功能减退，________、________要根据情况调整。老年人组织器官退化和免疫功能低下，应尽量使用不良反应小的________，应避免使用毒性大的________，常减量使用________抗菌药物。

2. β－内酰胺类抗生素可以和________通过________键结合，使其失________作用。各种细菌细胞膜上________数目和分子量________，因而对β－内酰胺的________不同。

3. 氨基糖苷类抗生素既抑制细菌蛋白质合成过程中________形成，又阻止终止因子________，使核糖体循环受阻，抑制________。

4. 金黄色葡萄球菌对青霉素、头孢菌素耐药主要由于产生________，革兰阴性菌对氨基糖苷类耐药主要由于产生________；金黄色葡萄球菌与磺胺类药物接触后，前者可使________产量增加20～100倍。

三、选择题

单项选择题

1. β－内酰胺类抗生素主要作用的靶位是
   A. 青霉素结合蛋白　　B. 胞浆膜　　C. 蛋白质
   D. 核酸　　E. 叶酸
2. 肠球菌、肠杆菌对利福霉素类药物耐药是由于
   A. 降低了与 RNA 聚合酶的亲和力
   B. 降低了与 PBPs 亲和力
   C. 降低了与钝化酶的亲和力
   D. 降低了 PABA 的量
   E. 降低了细胞膜的通透性
3. 日剂量不变的情况下，单次给药更适用于
   A. 青霉素类　　B. 头孢菌素类　　C. 碳青霉烯类
   D. 单环β－内酰胺类　　E. 氨基糖苷类
4. 小剂量多次给药，甚至持续给药，适用于
   A. 氨基糖苷类　　B. 喹诺酮类　　C. 两性霉素
   D. β－内酰胺类　　E. 四环素类

5. 肾功能不全患者感染治疗宜选用的药物是
A. 磺胺类　B. 四环素类
C. 大环内酯类（除酯化物）　D. 氨基糖苷类
E. 多黏菌素类

多项选择题

6. 下列属于杀菌的药物是
A. 头孢菌素类　B. 四环素类　C. 氯霉素类
D. 青霉素类　E. 碳青霉烯类

7. 下列属于时间依赖性抗菌药物是
A. 氨基糖苷类　B. 头孢菌素类　C. 青霉素类
D. 林可霉素类　E. 喹诺酮类

8. 妊娠期应禁用的抗菌药物是
A. 大环内酯类（除酯化物）　B. 四环素类　C. 磺胺类
D. 甲硝唑　E. 青霉素类

9. 肝功能减退时，宜选用的药物是
A. 庆大霉素　B. 青霉素　C. 哌拉西林
D. 头孢他啶　E. 多黏菌素

10. 肾功能不全时宜选用的抗菌药物是
A. 大环内酯类　B. 利福平　C. 四环素
D. 磺胺嘧啶　E. 青霉素

四、配伍题

A. 氨基糖苷类　B. 他汀类　C. 四环素类
D. 利福平　E. 一代头孢菌素类

1. 妊娠期妇女感染时，宜选用的药物是
2. 肾功能不全时，宜选用的抗感染药物是

A. 林可霉素　B. 四环素　C. 哌拉西林　D. 利福平　E. 头孢曲松

3. 肝功能减退时，可选用的药物是
4. 严重肝功能减退时，可减量选用的药物是
5. 肝肾功能均减退时，可减量使用的药物是

A. 庆大霉素 + 克林霉素　B. 异烟肼 + 利福平　C. 氟胞嘧啶 + 两性霉素
D. 磺胺嘧啶 + 甲氧苄啶　E. 替卡西林 + 克拉维酸钾

6. 腹腔脓肿宜选用
7. 结核病治疗宜选用
8. 治疗 HIV 阳性者的隐球菌性脑膜炎可选用

A. 磺胺嘧啶　B. 甲氧苄啶　C. 利福平　D. 齐多夫定　E. 左氧氟沙星

9. 抑制二氢蝶酸合成酶的药物是

10. 抑制二氢叶酸还原酶的药物是
11. 抑制细菌 DNA 依赖的 RNA 聚合酶的药物是
12. 抑制病毒 DNA 合成的必需酶的药物是

A. 头孢拉定　B. 庆大霉素　C. 磺胺嘧啶　D. 四环素　E. 红霉素
13. 细菌产生大量 β－内酰胺酶而耐药的药物是
14. 细菌产生多种钝化酶而耐药的药物是
15. 细菌产生大量对氨基苯甲酸而耐药的药物是

五、判断题

1. 严重创伤、开放性骨折、大面积烧伤时应使用抗生素预防感染。
2. 青霉素皮肤黏膜局部应用效果好。
3. 混合感染时可联合用抗生素。
4. 杀菌药一定优于抑菌药。
5. 氨基糖苷类、万古霉素、多黏菌素类有明显肾毒性。

六、简答题

1. 简述耐药性种类、产生机制及延缓耐药性产生的主要措施。
2. 抗微生物药物合理应用主要考虑哪些问题。

【参考答案】

一、名词解释

1. 抗菌药物抑制或杀灭病原菌的范围称为抗菌谱。

2. 指药物抑制或杀灭病原菌的能力，常用最低抑菌浓度（MIC）和最低杀菌浓度（MBC）表示。

3. 通常用某药物的动物半数致死量（LD_{50}）与该药的半数有效量（ED_{50}）的比值来表示。化疗指数越大，表示该药的疗效好，毒性小。

4. 当药物与细菌接触一定时间后，药物浓度低于最小抑菌或杀菌浓度，甚至药物基本消除，仍然对细菌生长繁殖继续维持抑杀作用，此种称为抗菌后效应（PAE）。一般而言，PAE 时间越长，其抗菌活性越强。PAE 是评价抗菌药物的重要指标之一。

二、填空题

1. 用药剂量　间隔时间　杀菌药物　氨基糖苷类　β－内酰胺类
2. PBPs　共价　转肽　PBPs　不同　敏感性
3. 始动复合物　A 位结合　蛋白质合成
4. β－内酰胺酶　钝化酶　PABA

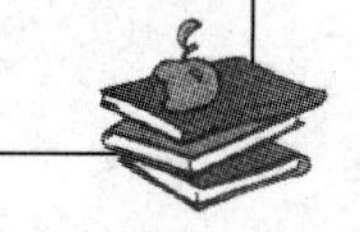

三、选择题

1. A 2. A 3. E 4. D 5. C 6. ADE 7. BCD 8. BCD 9. ABDE 10. ABE

四、配伍题

1. E 2. D 3. A 4. C 5. E 6. A 7. B 8. C 9. A 10. B 11. C 12. D 13. A 14. B 15. C

五、判断题

1. √ 2. × 3. √ 4. × 5. √

六、简答题

1. 耐药性种类、产生机制及延缓耐药性的主要措施如下表：

耐药性种类	固有耐药性：染色体介导，代代相传	获得性耐药性：质粒介导，改变自身代谢
耐药性产生机制	1. 产生灭活酶 3. 增加代谢拮抗物 5. 加强主动外排	2. 改变靶部位 4. 改变通透性
延缓耐药性产生的主要措施	1. 防止抗生素滥用 3. 严格控制局部用药	2. 足量足疗程用药

2. 明确病因，对症用药；运用 PK/PD 原理指导临床用药；根据患者的生理病理情况合理用药；严格控制预防用药和联合用药；防止和杜绝抗菌药物的滥用等。

（钱之玉）

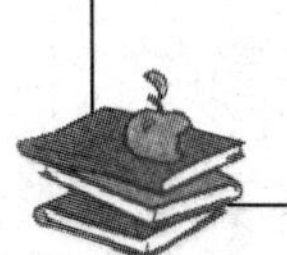

CHAPTER 第六章

β-内酰胺类抗生素

【学习要点】

1. 掌握青霉素体内过程、抗菌作用、作用机制、临床应用及不良反应；掌握各半合成青霉素作用特点；掌握各代头孢菌素作用特点、主要药物、临床应用；掌握氨曲南、β-内酰胺酶抑制剂及碳青霉烯类作用特点和临床应用。

2. 熟悉青霉素类、头孢菌素类及碳青霉烯类之间的异同。

3. 了解β-内酰胺类抗生素发展简史及其目前临床治疗地位。

【要点精讲】

一、青霉素类

天然青霉素（青霉素G，Penicillin G）肌注吸收完全、迅速，15~30min达峰。进入胞内少，房水和脑脊液含量低，但脑膜炎症时，血脑屏障的通透性增加，可达有效浓度。临床可用于治疗脑膜炎。半衰期0.5~1.0h。以原形经尿排泄。

青霉素抑制转肽酶，进而抑制细菌细胞壁合成。对敏感的革兰阳性球菌、革兰阳性杆菌、革兰阴性球菌、螺旋体有强大的杀灭作用，对繁殖期细菌作用强，对静止期细菌作用弱。对病毒、支原体、立克次体、真菌等无效，对大多数革兰阴性杆菌不敏感。目前，细菌对青霉素耐药严重。临床主要用于溶血性链球菌引起的咽炎、扁桃体炎、猩红热、化脓性关节炎、心内膜炎、败血症等；此外，治疗钩端螺旋体病、梅毒、回归热、放线菌病等，需用大剂量。治疗破伤风、白喉时，应加用抗毒素。

青霉素毒性小，除局部刺激性外，主要而严重的是过敏反应，过敏休克可致死，应做皮试，阳性反应者禁用。治疗梅毒和钩端螺旋体病时，可能发生赫氏反应。

青霉素V（Penicillin V）耐酸，可口服，抗菌谱与青霉素相同，但抗菌作用较弱，临床用其治疗革兰阳性球菌引起的轻度感染。

甲氧西林（Methicillin）、**苯唑西林**（Oxacilllin）、**氯唑西林**（Cloxacillin）、**氟氯西林**（Flucloxiacillin）、**双氯西林**（Dicloxacillin）属于耐酶青霉素，且耐酸，可口服。但抗菌活性较青霉素低。临床主要用于产酶的金黄色葡萄球菌感染。本类药物强弱依次为双氯西林、氟氯西林、氯唑西林、苯唑西林。耐甲氧西林金黄色葡萄球菌不仅对耐酶青霉素耐药，而且对头孢菌素类、氨基糖苷类、四环素、红霉素及克林霉素也耐药，临床对此类感染可选用万古霉素或其与利福平联合用药治疗。

氨苄西林（Ampicillin）、**阿莫西林**（Amoxicillin）为广谱青霉素，对革兰阳性菌和革兰阴性菌均有杀菌作用，耐酸，可口服。临床主要用于敏感菌所致呼吸道、尿路、胆道等感染及伤寒治疗。

替卡西林（Ticarcillin）、**呋苄西林**（Furbenicillin）、**美洛西林**（Azlocillin）和**哌拉西林**（Piperacillin）属抗铜绿假单胞菌青霉素。对铜绿假单胞菌、变形杆菌抗菌活性强，对厌氧菌有一定作用，一般口服不吸收，需肌注给药。替卡西林与克拉维酸钾组成复方称特美汀，哌拉西林与他唑巴坦（8:1）组成复方，叫他唑西林，两者有良好药动学同步性，抗菌谱更广，抗菌作用更强，临床主要用于铜绿假单胞菌感染致菌血症、肺炎、烧伤后感染。

美西林（Mecillinam）、**匹美西林**（Pivmecillinam）及**替莫西林**（Temocillin）为抗革兰阴性菌青霉素类。本类药物为窄谱抗生素，临床主要用于敏感革兰阴性菌所致尿路、软组织和呼吸道感染。

二、头孢菌素类

头孢菌素虽与青霉素一样具有β-内酰胺环，但头孢菌素抗菌谱广，杀菌力强，过敏反应少，对β-内酰胺酶稳定等优点，但是与青霉素有部分交叉过敏性和交叉耐药性。根据头孢菌素上市先后、抗菌谱、抗菌活性及对β-内酰胺酶稳定性甚至不良反应，综合考虑，将头孢菌素分为一、二、三、四代，但各代间尚难截然划分。

第一代头孢菌素主要药物有头孢唑林、头孢羟氨苄、头孢氨苄、头孢噻吩、头孢拉定、头孢硫脒等。其对革兰阳性菌作用比第二、三代强，但对革兰阴性杆菌作用弱；第一代对青霉素酶稳定，但对革兰阴性菌产生的β-内酰胺酶的稳定性较第二、三代差；本类药物对肾脏有一定毒性。第一代对铜绿假单胞菌、厌氧菌、耐药的杆菌等基本无效。

第二代头孢菌素主要药物有头孢呋辛、头孢克洛、头孢丙烯、头孢孟多、头孢尼西等，对革兰阳性菌的抗菌活性较第一代略差或相仿，对革兰阴性菌较第一代强，较第三代弱，对某些肠杆菌科细菌和铜绿假单胞菌作用较弱。对多种β-内酰胺酶较稳定。对肾脏毒性比第一代小。临床主要用于革兰阳性菌、流感嗜血杆菌、大肠埃希菌、奇异变形杆菌等所致的呼吸道、尿路、皮肤软组织、骨关节感染和腹腔、盆腔轻、中度感染。

第三代头孢菌素主要药物有头孢噻肟、头孢他啶、头孢哌酮、头孢曲松、头孢克肟等，对革兰阳性菌抗菌活性较第一、二代弱；对革兰阴性菌包括肠杆菌、铜绿假单胞菌及厌氧菌均有较强的抗菌作用；另外对流感杆菌、淋球菌亦具有良好的抗菌活性。对β-内酰胺酶稳定；对肾脏基本无毒性；这类药物一般半衰期长，分布广，组织穿透力强，有一定量能渗入炎症脑脊液。临床用于治疗重症耐药菌引起的感染，或敏感肠杆菌等革兰阴性杆菌、兼有厌氧菌引起的重症感染。

第四代头孢菌素主要药物有头孢匹罗、头孢吡肟。对革兰阳性菌、革兰阴性菌显示广谱抗菌活性。与第三代相比，增强了抗革兰阳性菌活性，特别对链球菌、肺炎球菌，对多数厌氧菌有抗菌作用，对耐第三代头孢菌素的革兰阴性杆菌仍有效，但对 MRSA 无效。本类药物对肠杆菌属的作用优于第三代。临床用于对第三代耐药的革兰阴性杆菌引起的重症感染，可作为第三代的替代药。

三、其他β－内酰胺类

1．**单环β－内酰胺类　氨曲南**（Aztreonam）只对需氧革兰阴性菌有效，而对革兰阳性菌和厌氧菌无作用。氨曲南抗菌谱类似氨基糖苷类，对肠杆菌科细菌、铜绿假单胞菌、流感嗜血杆菌及淋球菌作用好，副作用少，与青霉素无交叉过敏等优点。可作为氨基糖苷类的替代品。对头孢菌素、青霉素过敏者可选用。

2．**头霉素类　头孢西丁**（Cefoxitin）的抗菌谱、抗菌活性与第二代头孢菌素相同，抗厌氧菌包括脆弱杆菌有良好的作用。体内分布广，可透过血脑屏障，以原形从尿排泄。临床可用于盆腔、腹腔和妇科的需氧和厌氧菌的混合感染。

3．**氧头孢烯类　拉氧头孢**（Latamoxef）抗菌谱和抗菌作用类似于第三代头孢菌素的头孢噻肟，对革兰阳性球菌和革兰阴性杆菌作用与头孢他丁相同，而对厌氧菌尤其脆弱杆菌作用强于第一、二、三代头孢菌素。临床主要用于呼吸道、肝胆系统、妇科感染和脑膜炎等。用药后可致明显出血，有时是致命的，因此临床常选用第三代头孢菌素。

4．**β－内酰胺酶抑制剂　克拉维酸**（Clavulanic Acid）是β－内酰胺酶不可逆的抑制剂。其与β－内酰胺类抗生素合用，可明显增强抗菌作用。奥格门汀为克拉维酸钾与阿莫西林配伍制剂；替门汀为替卡西林钠与克拉维酸钾配伍制剂，临床用于产β－内酰胺酶的金黄色葡萄球菌、肠球菌所致的感染，对产酶的流感杆菌、卡他莫拉菌、脆弱杆菌有较强的抗菌活性，但不适用于耐甲氧西林金黄色葡萄球菌和铜绿假单胞菌。

舒巴坦（Sulbactam）的作用强于克拉维酸。舒他西林为舒巴坦和氨苄西林（1∶2）配伍，舒普深为头孢哌酮和舒巴坦（1∶1）配伍制剂。

他唑巴坦（Tazobactam）比舒巴坦抑酶作用更强，其与哌拉西林配伍的他唑西林对耐哌拉西林的大肠埃希菌、肺炎杆菌、不动杆菌、奇异变形杆菌具有较强的抗菌效果。

5．**碳青霉烯类抗生素**　有**亚胺培南**（Imipenem）、**美罗培南**（Meropenem），近年上市的还有比阿培南、厄他培南、多利培南等。这类药物是迄今已知的抗微生物药物中抗菌谱最广，作用最强，对β－内酰胺酶高度稳定的一类抗生素。不仅对常见的需氧菌，而且对厌氧菌均有抗菌作用，一些还有良好的抗生素后效应，对头孢菌素耐药菌也有良好的杀菌作用，现已成为治疗重症感染或多重感染的首选。

【自测习题】

一、名词解释

1．MRSA　　2．PBPs

二、填空题

1．青霉素临床主要用于敏感的＿＿＿＿＿＿＿＿所致的感染。青霉素治疗破伤风、白喉及炭疽感染时，应同时加用________。

2. 青霉素一旦发生过敏性休克，应立即肌注________，严重者应缓慢静注或滴注，必要时可加用________和________。

3. 临床用的单环β-内酰胺类抗生素为________，抗菌谱类似________类，常作为其替代品，若与其合用可加强对________和________的作用。

4. 他唑西林由________与________组成；舒普深由________和________（1∶1）组成。

5. 碳青霉烯类药物有________、________、________等。此类药物对________和________均有强的抗菌作用，还有良好的________，对头孢菌素耐药菌________抑杀作用，已成为治疗重症感染的主要选用药物。

三、选择题

单项选择题

1. 青霉素治疗脑膜炎是由于

A. 脂溶性高，易进入脑脊液

B. 脑膜炎时，血脑屏障通透性增加

C. 肌注吸收完全

D. 体内分布广

E. 与丙磺舒合用，提高了血药浓度

2. 耐酸、耐酶、可口服，临床主要用于耐青霉素的金黄色葡萄球菌感染的药物是

A. 青霉素　B. 替卡西林　C. 红霉素

D. 双氯西林　E. 美西林

3. 用于敏感革兰阴性菌所致的尿路、软组织和呼吸道感染的药物是

A. 替莫西林　B. 红霉素　C 氯唑西林

D. 青霉素　E. 替卡西林

4. 第三代头孢菌素耐药的革兰阴性杆菌引起的重症感染，尤其是严重多重耐药菌感染和院内感染可选用的药物是

A. 头孢拉定　B. 头孢唑林　C. 头孢克洛

D. 头孢他啶　E. 头孢匹罗

5. 可抑制肾脱氢肽酶，防止亚胺培南在肾中破坏的药物是

A. 舒巴坦　B. 他唑巴坦　C. 克拉维酸

D. 西司他丁　E. 卡比多巴

多项选择题

6. 青霉素的抗菌谱包括

A. 革兰阳性球菌　B. 革兰阴性杆菌　C. 革兰阳性杆菌

D. 螺旋体　E. 真菌

7. 阿莫西林药理作用特点是

A. 可口服　B. 可杀灭革兰阳性细菌

C. 可杀灭革兰阴性细菌　D. 对幽门螺杆菌作用较强

E. 对 MRSA 有效

8. 头孢他啶药理作用特点有

A. 易致过敏休克　B. 基本无肾毒性
C. 对 MRSA 有效　D. 对革兰阴性杆菌作用强
E. 对 β－内酰胺酶稳定

9. 亚胺培南可杀灭

A. 革兰阳性菌　B 革兰阴性菌　C. 厌氧菌
D. 病毒　E. 真菌

10. 属于 β－内酰胺酶抑制剂的是

A. 克拉维酸　B. 西司他丁　C. 舒巴坦
D. 他唑巴坦　E. 卡比多巴

四、配伍题

A. 呋苄西林　B. 青霉素　C. 氨曲南　D. 头孢西丁　E. 拉氧头孢

1. 抗菌谱类似氨基糖苷类，对革兰阴性菌作用好的药物是
2. 主要用于敏感的各种球菌、革兰阳性杆菌和螺旋体治疗的药物是
3. 主要用于治疗铜绿假单胞菌感染的药物是

A. 头孢克洛　B. 头孢呋辛　C. 头孢吡肟　D. 头孢他啶　E. 头孢硫脒

4. 用于第三代头孢菌素耐药的革兰阴性杆菌引起感染的药物是
5. 属于第三代头孢菌素的药物是
6. 对耐甲氧西林金黄色葡萄球菌有效的药物是

A. 青霉素 V　B 双氯西林　C. 替卡西林　D. 替莫西林　E. 阿莫西林

7. 可口服，其血药浓度高，但抗菌活性不及青霉素的药物是
8. 耐酶、可口服，对耐药金黄色葡萄球菌有效的药物是
9. 主要用于铜绿假单胞菌感染的药物是
10. 主要用于革兰阴性菌所致感染的药物是

A. 亚胺培南　B. 氨曲南　C. 头孢吡肟　D. 头孢克洛　E. 头孢唑林

11. 与青霉素类、头孢菌素类间无交叉耐药，可作两者耐药的替代药是
12. 可作为氨基糖苷类的替代药是
13. 可作为第三代头孢菌素的替代药是
14. 可用于与第一代头孢菌素相同的轻、中度感染的药物是

A. 青霉素 V　B. 双氯西林　C. 阿莫西林　D. 替卡西林　E. 替莫西林

15. 耐酸，可口服，用于革兰阳性球菌引起的轻度感染治疗药物是
16. 耐酸，可口服，用于耐青霉素的金黄色葡萄球菌感染的药物是
17. 耐酸，可口服，用于革兰阳性、阴性菌感染的药物是
18. 主要用于铜绿假单胞菌感染的药物是

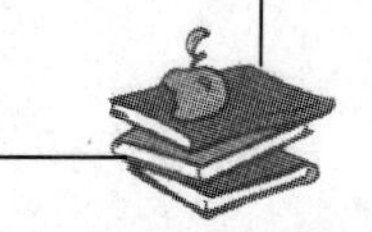

五、判断题

1. 头孢西丁属头霉素类，对厌氧菌有良好的作用。
2. 拉氧头孢可致严重出血。
3. 亚胺培南常单独使用。
4. 丙磺舒可增加青霉素的排泄。
5. 青霉素 V 可用于敏感菌所致的严重感染。

六、简答题

1. 简述青霉素类抗生素的异同。
2. 比较头孢菌素类抗生素各代间的药理作用特点。

【参考答案】

一、名词解释

1. 金黄色葡萄球菌对甲氧西林、苯唑西林可以表现出特殊耐药，主要是产生了新的 PBPs（如 $PBP_{2\alpha}$），而与 β－内酰胺酶无关，该菌株对所有 β－内酰胺类抗生素耐药，称之为耐甲氧西林的金黄色葡萄球菌（MRSA）。

2. 青霉素作用靶点称为青霉素结合蛋白（PBPs），是广泛存在于细菌表面的一种膜蛋白，都有转肽酶活性，参与细胞壁合成，青霉素与 PBPs 结合，抑制了转肽酶，从而抑制细胞壁合成，导致细菌破裂死亡。

二、填空题

1. 各种球菌、革兰阳性杆菌及螺旋体　相应的抗毒素
2. 肾上腺素　糖皮质激素　抗组胺药
3. 氨曲南　氨基糖苷类　铜绿假单胞菌和肠杆菌属
4. 哌拉西林　他唑巴坦　头孢哌酮　舒巴坦
5. 亚胺培南　美罗培南　比阿培南　需氧菌　厌氧菌　PAE　有

三、选择题

1. B　2. D　3. A　4. E　5. D　6. ACD　7. ABCD　8. BDE　9. ABC　10. ACD

四、配伍题

1. C　2. B　3. A　4. C　5. D　6. E　7. A　8. B　9. C　10. D　11. A　12. B　13. C　14. D　15. A　16. B　17. C　18. D

五、判断题

1. √　2. √　3. ×　4. ×　5. ×

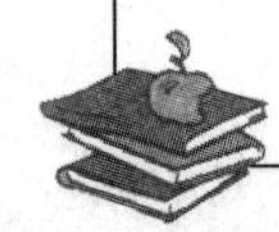

六、简答题

1. 青霉素类抗生素的异同如下表：

类别	代表药	口服	耐酶	药理作用特点
天然	青霉素	–	–	对革兰阳性菌杀菌力强，毒副作用小 抗菌谱窄
耐酸	青霉素V	+	–	作用弱，只用轻度感染
耐酶	双氯西林	+	+	耐青霉素酶，用于耐药金黄色葡萄球菌感染治疗
广谱	阿莫西林	+	–	耐酸可口服，不耐酶，抗菌谱广
抗铜绿假单胞菌	替卡西林	–	–	口服吸收差，对铜绿假单胞菌，其他革兰阳性杆菌作用强，临床用于铜绿假单胞菌感染治疗
	哌拉西林	–	–	
抗革兰阴性细菌	美西林	–		口服吸收差，注射给药，对革兰阴性菌抗菌谱广，作用强
	替莫西林	–	+	

注：+，肯定；–，否定。

2. 头孢菌素类抗生素各代间的药理作用比较如下表：

分类	给药途径	代表药物	对β–内酰胺酶的稳定性 G⁺菌	对β–内酰胺酶的稳定性 G⁻菌	肾毒性	抗菌作用特点
第一代	注射	头孢唑林	* * *	–	* * *	对 G^+ 菌作用强，对青霉素酶稳定，肾毒性大，用于轻中度感染治疗
	口服	头孢羟氨苄	* * *	–	* * *	
第二代	注射	头孢克洛	* * *	* * *	*	抗菌活性：对 G^+ 菌一代>二代>三代 对 G^- 菌一代<二代<三代 临床用于与一代相同的轻、中度感染治疗
	口服	头孢呋辛	* * *	* * *	*	
第三代	注射	头孢他啶	* * *	* * *	–	抗菌活性：对 G^+ 菌三代<一代、二代 对 G^- 菌 三代>一代、二代 对厌氧菌有效，临床用治疗重症耐药菌所致的 G^- 菌感染、混合感染的治疗
	口服	头孢克肟	* * *	* * *	–	
第四代	注射	头孢匹罗	* * *	* * *	–	对 G^+、G^- 菌有广谱抗菌作用，对第三代耐药的 G^- 杆菌仍有效，对厌氧菌有抗菌活性，但对MRSA无效。用于第三代耐药 G^- 杆菌的重症治疗，可为三代替代药

注：*，作用较弱；* * *，作用很强；–，无作用。

（钱之五）

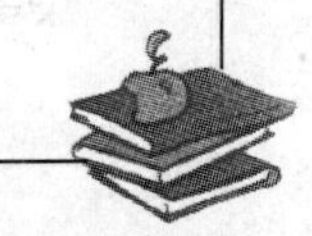

CHAPTER 第七章

大环内酯类、林可霉素类及多肽类抗生素

【学习要点】

1. 掌握大环内酯类抗生素的抗菌谱、抗菌机制、耐药机制、临床应用及药动学特点；掌握林可霉素类、万古霉素和替考拉宁的抗菌谱、抗菌机制、临床应用及不良反应。

2. 熟悉各大环内酯类抗生素的作用特点。

【要点精讲】

一、大环内酯类抗生素

1. 大环内酯类抗生素的共性

（1）通常为抑菌剂，高浓度时对敏感菌为杀菌剂，抗菌谱广，对大多数革兰阳性菌、部分革兰阴性菌和厌氧菌有强大的抗菌活性。对梅毒螺旋体、钩端螺旋体、肺炎支原体、衣原体、立克次体、弓形虫、非典型分枝杆菌等非典型病原体也有良好作用。

（2）抗菌机制是可逆性作用于细菌核糖体50S亚基，阻止70S亚基始动复合物形成；可结合到细菌核糖体50S亚基23S rRNA的特殊靶位上，阻止肽酰基tRNA和mRNA自“A”位移向“P”位，进而阻止新的氨酰基tRNA结合至“A”位，选择性抑制细菌蛋白质合成；也可与细菌核糖体50S亚基的L_{22}蛋白质直接结合，导致核糖体结构破坏，从而使肽酰tRNA在肽链延长阶段较早地从核糖体上解离。

（3）耐药机制主要有：①靶位的改变；②灭活酶的产生；③膜通透性降低或主动外排机制增加。

（4）大环内酯类体内过程特点是广泛分布到除脑组织和脑脊液以外的各种组织和体液，且在肝、肾、肺、脾、胆汁及支气管分泌物中的浓度均可高出同期血药浓度。

（5）临床主要应用于链球菌感染、军团菌病、衣原体和支原体感染、棒状杆菌属感染。

（6）主要不良反应是胃肠道反应，此外还偶见肝损害、耳毒性、过敏反应、二重感染等。

2. 常用的大环内酯类抗生素

药物名称	分类	体内过程特点	作用特点
红霉素（Erythromycin）	第一代	口服吸收少，易被胃酸破坏，常用肠衣片或酯化物	治疗军团菌病、百日咳、空肠弯曲菌肠炎和支原体肺炎的首选药
琥乙红霉素（Erythromycin Ethylsuccinate）	第一代	在胃酸中稳定	抗菌谱及作用与红霉素相仿，肝毒性发生较其他红霉素制剂多见
罗红霉素（Roxithromycin）	第二代	口服吸收好，血药浓度高，分布广	抗菌谱及作用与红霉素相仿，对革兰阳性菌的作用较红霉素差，对嗜肺军团菌的作用较红霉素强。对肺炎衣原体、肺炎支原体、溶脲脲原体的作用与红霉素相仿或略强
克拉霉素（Clarithromycin）	第二代	首过消除大，生物利用度仅有55%。主要代谢物是具有大环内酯类活性作用的14-羟基克拉霉素，与克拉霉素具有协同抗菌活性	克拉霉素抗菌活性为大环内酯类抗生素中最强者，对金黄色葡萄球菌和化脓性链球菌的PAE比红霉素长3倍
阿奇霉素（Azithromycin）	第二代	对酸稳定、胃肠道刺激少；体内分布广泛，血浆蛋白结合率低，组织内浓度可达同期血浓度的10~100倍，$t_{1/2}$长（68h）	阿奇霉素对肺炎支原体的作用为大环内酯类中最强者，不良反应轻，发生率明显低于红霉素
泰利霉素（Telithromycin）	第三代	口服吸收良好，不受食物干扰，组织和细胞穿透力强，主要在肝脏代谢，系CYP3A4可逆性抑制剂	抗菌谱与红霉素相似，但抗菌作用强于阿奇霉素。抗肺炎链球菌的活性为红霉素、阿奇霉素、罗红霉素和克拉霉素的100倍

二、林可霉素类抗生素

林可霉素类包括**林可霉素**（Lincomycin）和**克林霉素**（Clindamycin，氯林可霉素，氯洁霉素）。抗菌谱与大环内酯类相似，但克林霉素抗菌作用更强，口服吸收好且毒性小。

一般为抑菌剂，高浓度对高敏感细菌也有杀菌作用。克林霉素的抗菌活性比林可霉素强4~8倍。其主要特点是对革兰阳性菌或革兰阴性厌氧菌均有强大杀菌作用，但对肺炎支原体、真菌和病毒无效。抗菌作用机制与大环内酯类相同。由于它们在细菌核糖体50S亚基上的结合点与红霉素和氯霉素相同或相近，不宜同时使用。

两药在体内分布广泛，在骨组织可达更高浓度，是治疗金黄色葡萄球菌骨髓炎的首选药物。不良反应以胃肠道反应为主，长期应用可发生伪膜性肠炎，口服甲硝唑或万古霉素可有效地控制。

三、多肽类抗生素

1. 万古霉素类　主要有**万古霉素**（Vancomycin）、**去甲万古霉素**（Norvancomycin）和

替考拉宁（Teicoplanin）。

万古霉素类仅对革兰阳性菌，特别是革兰阳性球菌产生强大杀菌作用，尤其是对其他抗生素耐药和疗效差的金黄色葡萄球菌。其作用机制是可牢固地结合到敏感菌细胞壁前体——肽聚糖五肽末端的D－丙氨酰－D－丙氨酸，抑制葡萄糖基转移酶，防止肽聚糖的进一步延长和交叉连接，阻断构成细菌细胞壁坚硬结构的高分子肽聚糖合成，造成细菌因细胞壁缺陷而破裂死亡。

不良反应多，毒性大，耳毒性是最严重的不良反应，也可见肾毒性，偶见过敏反应。

2. 多黏菌素类 常用的有**多黏菌素B**（Polymyxin B）和**多黏菌素E**（Polymyxin E），多黏菌素类对繁殖期和静止期细菌均有杀灭作用。其机制为该类抗生素含有带阳电荷的游离氨基，能与革兰阴性菌细胞膜的磷脂中带阴电荷的磷酸根结合，使细菌细胞膜面积扩大，通透性增加，细胞内的磷酸盐、核苷酸等成分外漏，导致细菌死亡。仅局部用于敏感菌的眼、耳、皮肤、黏膜感染及烧伤铜绿假单胞菌感染。常用量下即可出现明显不良反应，主要表现在肾脏及神经系统两方面。

【自测习题】

一、填空题

1. 大环内酯类抗生素主要是通过与细菌核蛋白体的________亚基结合，抑制________蛋白质的合成，产生________作用。

2. 红霉素不耐________，在________环境中抗菌作用最强，是治疗________、________、________和________的首选药。

3. 林可霉素临床上主要用于治疗________，其原因是________。

4. 林可霉素类药物对________大都无效，与红霉素合用，抗菌作用减弱的原因是与其相互竞争________，故不宜合用。

5. 万古霉素只宜静注，原因是________和________。

6. 大环内酯类抗生素中抗菌活性最强的是________，对肺炎支原体的作用最强的是________。

7. 大环内酯类主要不良反应是________、________、________、________、和________。

二、选择题

单项选择题

1. 下列有关大环内酯类抗生素的描述正确的是

   A. 抗菌谱窄

   B. 在酸性环境中抗菌作用减弱

   C. 与细菌核蛋白体30S亚基结合，抑制蛋白质的合成

   D. 广泛分布到各种组织和体液中

   E. 主要不良反应是耳毒性

2. 下列不属于大环内酯类的药物是

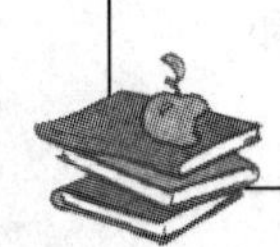

A. 阿奇霉素　　B. 螺旋霉素　　C. 克拉霉素
D. 林可霉素　　E. 罗红霉素

3. 下列细菌感染中首选红霉素的是
A. 军团菌　　B. 溶血链球菌
C. 金黄色葡萄球菌　　D. 钩端螺旋体
E. 铜绿假单胞菌

4. 大环内酯类抗生素抗菌作用机制是
A. 抑制细菌细胞壁的合成
B. 干扰叶酸代谢
C. 与细菌核蛋白体50S亚基结合，抑制其蛋白质的合成
D. 影响细胞膜的通透性
E. 抑制DNA回旋酶

5. 关于红霉素的不良反应下列叙述正确的是
A. 可出现血栓性静脉炎　　B. 肝损害多见　　C. 有肾毒性
D. 胃肠道反应为主　　E. 过敏反应常见

6. 对青霉素过敏的患者，革兰阳性菌感染时可选用的药物是
A. 氨苄西林　　B. 头孢菌素　　C. 红霉素
D. 多黏菌素　　E. 庆大霉素

7. 在大环内酯类抗生素中对革兰阳性菌、嗜肺军团菌、肺炎衣原体作用最强的是
A. 阿奇霉素　　B. 克拉霉素　　C. 罗红霉素
D. 泰利霉素　　E. 红霉素

8. 对肺炎支原体作用最强的大环内酯类抗生素是
A. 阿奇霉素　　B. 克拉霉素　　C. 罗红霉素
D. 泰利霉素　　E. 红霉素

9. 关于林可霉素的描述正确的是
A. 林可霉素的吸收不受食物的影响
B. 口服吸收较克林霉素少
C. 不能透过正常的血脑屏障
D. 药物在骨和胆汁中分布较低
E. 作用强于克林霉素

10. 金黄色葡萄球菌引起的急性骨髓炎最宜选用的抗生素是
A. 阿奇霉素　　B. 克拉霉素　　C. 克林霉素
D. 万古霉素　　E. 红霉素

11. 关于克林霉素不良反应的描述正确的是
A. 肝功能损伤多见　　B. 胃肠道反应常见
C. 可引起肾功能损伤　　D. 不引起伪膜性肠炎
E. 无变态反应

12. 可用于治疗林可霉素引起的伪膜性肠炎的药物是
A. 青霉素　　B. 红霉素　　C. 氯霉素
D. 万古霉素和甲硝唑　　E. 庆大霉素

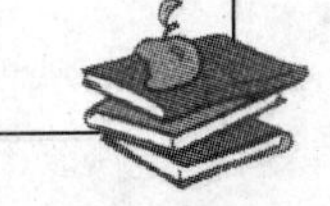

13. 关于万古霉素的描述正确的是
　A. 属于速效抑菌药
　B. 与其他抗生素间有交叉耐药性
　C. 抑制细菌蛋白质的合成
　D. 不引起伪膜性肠炎
　E. 肾功能不全患者或服药剂量过大可见耳毒性

14. 关于多黏菌素描述正确的是
　A. 速效杀菌药
　B. 口服易吸收，可分布全身组织
　C. 口服用于烧伤后的铜绿假单胞菌感染
　D. 不易进入脑脊液中
　E. 抑制细菌蛋白质的合成

多项选择题

15. 大环内酯类抗生素的特点有
　A. 抗菌谱窄，但比青霉素略广
　B. 细菌对本类各药间不产生交叉耐药性
　C. 在碱性环境中抗菌活性增强
　D. 不易透过血脑屏障
　E. 主要经胆汁排泄，并进行肝肠循环

16. 大环内酯类抗生素有抗菌作用的细菌是
　A. 甲氧西林耐药金黄色葡萄球菌　B. 链球菌
　C. 大多数革兰阴性菌　D. 淋病奈瑟菌
　E. 衣原体和支原体

17. 克林霉素与林可霉素相比，前者的优点是
　A. 口服吸收完全迅速　B. 吸收不受食物的影响
　C. 脑膜炎时可透过血脑屏障　D. 抗菌作用强
　E. 毒性小

18. 不易透过血脑屏障的药物是
　A. 红霉素　B. 庆大霉素　C. 林可霉素
　D. 克林霉素　E. 多黏菌素

三、配对题

1. 红霉素　A. 半衰期长，每日给 1 次药
2. 林可霉素　B. 对各类厌氧菌有良好抗菌作用
3. 万古霉素　C. 对铜绿假单胞菌产生强大抗菌作用
4. 多黏菌素　D. 剂量过大或肾功能不全者可引起耳毒性
5. 阿奇霉素　E. 对军团菌病治疗首选

四、判断题

1. 大环内酯类抗生素能与细菌核糖体的 30S 亚基结合，抑制细菌蛋白质的合成。

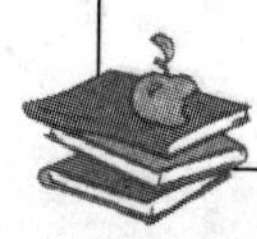

2. 万古霉素能作用于青霉素结合蛋白，抑制细菌细胞壁肽聚糖合成。
3. 克拉霉素是抗菌活性为大环内酯类抗生素中最强者。
4. 细菌对大环内酯类抗生素产生耐药性后，停药数周后敏感性可恢复。
5. 大环内酯类抗菌谱广，对大多数革兰阴性菌有强大的抗菌活性。
6. 林可霉素在骨组织中浓度高，可用于骨和关节的感染。
7. 林可霉素的作用机制与大环内酯类相似，但与不同核糖体亚基结合。
8. 红霉素口服易被胃酸破坏。
9. 泰利霉素抗肺炎链球菌的活性为大环内酯类中最强者。
10. 阿奇霉素对酸稳定，胃肠道刺激少，每日可仅给药一次。

五、简答题

1. 简述大环内酯类药物的共同特点？
2. 林可霉素抗菌作用有什么特点？其机制是什么？
3. 简述万古霉素、多黏菌素的抗菌作用与大环内酯类的不同之处。

【参考答案】

一、填空题

1. 50S　细菌　抑菌
2. 酸　碱性　军团菌病　百日咳　空肠弯曲菌肠炎　支原体肺炎
3. 急、慢性骨髓炎　骨组织中的浓度高
4. 革兰阴性菌　同一结合部位
5. 口服不吸收　肌内注射可引起剧烈疼痛和组织坏死
6. 克拉霉素　阿奇霉素
7. 胃肠道反应　肝损害　耳毒性　过敏反应　二重感染

二、选择题

1. B　2. D　3. A　4. C　5. D　6. C　7. B　8. A　9. C　10. C　11. B　12. D　13. D　14. D　15. ACDE　16. BDE　17. ABCDE　18. ABCDE

三、配对题

1. E　2. B　3. D　4. C　5. A

四、判断题

1. ×　2. ×　3. √　4. √　5. ×　6. √　7. ×　8. √　9. √　10. √

五、简答题

1. 大环内酯类药物的共同特点如下表：

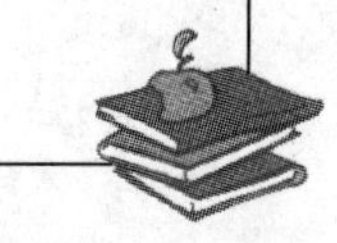

	共同特点
抗菌谱	抗菌谱广，对大多数革兰阳性菌、部分革兰阴性菌和厌氧菌有强大的抗菌活性。对梅毒螺旋体、钩端螺旋体、肺炎支原体、衣原体、立克次体、弓形虫、非典型分枝杆菌等非典型病原体也有良好作用
抗菌机制	①大环内酯类抗生素可逆性作用于细菌核糖50S亚基，阻止70S亚基始动复合物形成；可结合到细菌核糖体50S亚基23S rRNA的特殊靶位上，阻止肽酰基tRNA和mRNA自"A"位移向"P"位，进而阻止新的氨酰基tRNA结合至"A"位，选择性抑制细菌蛋白质合成；②可与细菌核糖体50S亚基的L_{22}蛋白质直接结合，导致核糖体结构破坏，从而使肽酰tRNA在肽链延长阶段较早地从核糖体上解离
体内过程	广泛分布到除脑组织和脑脊液以外的各种组织和体液，且在肝、肾、肺、脾、胆汁及支气管分泌物中的浓度均可高出同期血药浓度
不良反应	主要是胃肠道反应，此外还可见肝损害、耳毒性、过敏反应、二重感染等

2. 林可霉素主要作用特点：对革兰阳性菌或革兰阴性厌氧菌均有强大杀菌作用，但对肺炎支原体、真菌和病毒无效。

林可霉素抗菌作用机制：

①与细菌核糖体50S亚基上的L_{16}蛋白质结合，通过阻断肽酰基tRNA和mRNA从"A"位移至"P"位，使新的氨酰基tRNA不能进入被占据的"A"位而抑制细菌蛋白质合成；

②可作用于细菌核糖体50S亚基，阻止70S亚基始动复合体形成；

③清除细菌表面的A蛋白和绒毛状外衣，使细菌易被吞噬和杀灭。

3. 万古霉素、多黏菌素与大环内酯类的抗菌作用如下表：

药物名称	作用机制	主要抗菌谱
大环内酯类	大环内酯类抗生素可逆性作用于细菌核糖50S亚基，通过不同环节抑制细菌蛋白质合成	对大多数革兰阳性菌、部分革兰阴性菌和厌氧菌有强大的抗菌活性。对葡萄球菌属、肺炎链球菌、破伤风杆菌、炭疽杆菌、白喉杆菌、淋病奈瑟菌、百日咳杆菌、空肠弯曲菌、流感杆菌、军团菌属等有强大抗菌活性；对肺炎支原体、衣原体等病原体也有良好作用
万古霉素	万古霉素与细胞壁前体——肽聚糖五肽末端的D-丙氨酰-D-丙氨酸结合，抑制葡萄糖基转移酶，防止肽聚糖的进一步延长和交叉连接，阻断构成细菌细胞壁坚硬结构的高分子肽聚糖合成，抑制细胞壁合成	仅对革兰阳性菌，特别是革兰阳性球菌，产生强大杀菌作用，尤其是对其他抗生素耐药和疗效差的金黄色葡萄球菌。是抗脆弱拟杆菌作用最强的抗生素。对肺炎链球菌、草绿色链球菌和化脓性链球菌高度敏感，对棒状杆菌和梭形杆菌也有一定抗菌活性
多黏菌素	多肽类抗生素与革兰阴性菌细胞膜的磷脂中带阴电荷的磷酸根结合，扩大细胞膜面积，通透性增加，细胞内的磷酸盐、核苷酸等成分外漏，导致细菌死亡。也可影响核质和核糖体的功能	主要为革兰阴性杆菌。特别对大肠埃希菌、肠杆菌属、克雷伯菌属及铜绿假单胞菌等高度敏感；对志贺菌属、沙门菌属、真杆菌属、流感杆菌、百日咳杆菌及除脆弱类杆菌外的其他类杆菌也有一定的抗菌活性

（郭　芳　王永利）

CHAPTER 第八章

氨基糖苷类抗生素

【学习要点】

1. 掌握氨基糖苷类抗生素的共性（抗菌谱、抗菌机制、耐药机制、临床应用、不良反应及药动学特点）。

2. 熟悉链霉素、庆大霉素的抗菌谱、适应证、不良反应及其防治。

3. 了解阿米卡星、妥布霉素、卡那霉素的特点和应用。

【要点精讲】

一、氨基糖苷类抗生素共同特点

1. 为静止期杀菌剂，其特点是：

（1）抗菌谱广；

（2）杀菌速率和杀菌时程是浓度依赖性；

（3）具有较长时间 PAE，且 PAE 持续时间是浓度依赖性的；

（4）具有初次接触效应。

（5）在碱性环境中抗菌活性增强。

2. 对各种需氧革兰阴性杆菌具有强大抗菌活性；对甲氧西林敏感的葡萄球菌（包括金黄色葡萄球菌和表皮葡萄球菌）也有较好抗菌活性；对革兰阴性球菌作用较差；对肠球菌和厌氧菌无效。

3. 抗菌机制是抑制细菌蛋白质合成的多个环节。

（1）阻碍了甲硫氨酰 tRNA 在 A 位的结合，抑制 30S 始动复合物的形成；或使已结合上的甲硫氨酰 tRNA 从 A 位解离，抑制 70S 始动复合物的形成，干扰了功能性核糖体的组装；

（2）选择性地与核糖体 30S 亚基上靶蛋白（P_{10}）结合，使 A 位歪曲，导致 mRNA 上的三联密码错误匹配，造成错误的氨基酸插入蛋白质结构，合成异常或毒性蛋白质；

（3）阻碍终止因子与核糖体 A 位结合，使已合成的肽链不能释放并阻碍核糖体的解聚，最终造成细菌体内的核糖体耗竭，核糖体循环受阻，抑制细菌蛋白质的合成。

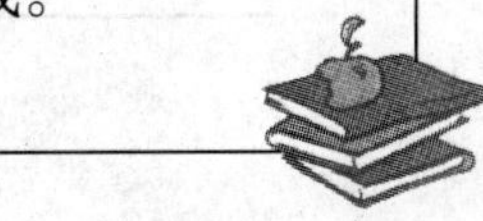

4. 细菌对氨基糖苷类抗生素产生耐药的机制是：①产生转移酶或钝化酶；②细胞膜通透性改变或细胞内转运异常；③抗生素靶位的改变。

5. 氨基糖苷类口服难吸收，血浆蛋白结合率低，主要分布在组织外液，可透过胎盘屏障，在肾皮层和内耳内淋巴液及外淋巴液有高浓度蓄积，且在内耳外淋巴液中其浓度下降很慢。不能透过血脑屏障。尿液中浓度高，可用于治疗泌尿系统感染。

6. 氨基糖苷类抗生素的不良反应主要有：

（1）耳毒性　包括前庭神经和耳蜗神经的损害。前庭神经的损害主要表现为眩晕、恶心、呕吐、眼球震颤和共济失调等。耳蜗神经的损害表现为听力减退或耳聋。

（2）肾毒性　临床表现为蛋白尿、管型尿、血尿等，严重时可产生氮质血症和导致肾功能降低。

（3）神经肌肉阻断　常见于大剂量腹膜内或胸膜内应用后，出现心肌抑制、血压下降、肢体瘫痪和呼吸衰竭，也偶见于肌内或静脉注射后。

（4）变态反应　链霉素可引起过敏性休克。一旦发生，应静脉注射肾上腺素及钙剂进行抢救。

二、常用的氨基糖苷类抗生素

药物名称	分类	体内过程特点	作用特点
链霉素（Streptomycin）	第一代	口服吸收极少，主要分布于细胞外液，可到达胆汁、胸水、腹水、结核性脓肿和干酪样组织	对革兰阴性菌、结核杆菌作用较强。鼠疫和兔热病的首选药，对以渗出为主的早期结核病疗效好。过敏性休克发生率高，耳毒性常见
庆大霉素（Gentamicin）	第二代	肌内注射吸收迅速而完全，主要分布于细胞外液，不易透过血脑屏障，可在肾脏大量蓄积	抗菌谱广，特别是对铜绿假单胞菌作用强。在同类药物中为严重的革兰阴性杆菌感染的首选药物，耳毒性多见，是肾毒性发生率最高的氨基糖苷类抗生素
阿米卡星（Amikacin）	第三代	血浆蛋白结合率低，主要分布于细胞外液，可在肾脏皮质细胞和内耳液中蓄积	氨基糖苷类抗生素中抗菌谱最广的药物。对氨基糖苷类钝化酶稳定。用于对其他氨基糖苷类抗生素耐药菌的感染。以耳蜗神经损害为多见
奈替米星（Netilmicin）	第三代	血浆蛋白结合率极低，在胆汁、痰液、前列腺中浓度低	抗菌谱与庆大霉素相似，对钝化酶稳定。主要用于治疗各种敏感菌引起的严重感染。耳、肾毒性发生率在常用氨基糖苷类中最低，损伤程度也较轻
异帕米星（Isepamicin）	第三代	体内分布较广，可渗入痰液、腹水、创口渗出液、脐带血和羊水中	抗菌谱与庆大霉素相似。对钝化酶稳定，耐药菌少。不良反应有耳毒性

【自测习题】

一、名词解释

1. 初次接触效应　2. 钝化酶

二、填空题

1. 氨基糖苷类抗生素共同抗菌作用机制是______________________。

2. 氨基糖苷类抗生素口服________吸收，主要分布在________，不易透过________。

3. 氨基糖苷类抗生素属于________期杀菌药，主要对________氧的革兰________菌作用强，对________氧菌无效，在________环境中抗菌作用增强，杀菌速率和杀菌时程是________依赖性。

4. 氨基糖苷类抗生素的不良反应有________、________、________和________。

5. 氨基糖苷类抗生素引起耳毒性包括________、________两方面。

6. 细菌对氨基糖苷类抗生素产生耐药性的原因是产生________，使药物结构改变失去抗菌活性，另外________和________改变也是产生耐药性的原因。

7. 氨基糖苷类抗生素中抗菌谱最广的药物是________。

8. 氨基糖苷类抗生素发生过敏性休克可用________和________进行抢救。

9. 氨基糖苷类药物引起的神经肌肉麻痹应用________静注治疗。

10. 链霉素用于治疗泌尿系统感染时，为提高疗效可________尿液。

三、选择题

单项选择题

1. 关于氨基糖苷类抗生素叙述正确的是
   A. 呈酸性　B. 化学性质不稳定　C. 口服易吸收
   D. 主要经肾脏排泄　E. 可透过血脑屏障

2. 氨基糖苷类抗生素无作用的细菌是
   A. 厌氧菌　B. 铜绿假单胞菌　C. 金黄色葡萄球菌
   D. 大肠埃希菌　E. 结核杆菌

3. 氨基糖苷类抗生素主要分布于
   A. 脑脊液　B. 浆膜腔　C. 胆汁
   D. 细胞外液　E. 细胞内液

4. 氨基糖苷类药物中过敏性休克发生率最高的是
   A. 庆大霉素　B. 链霉素　C. 奈替米星
   D. 阿米卡星　E. 异帕米星

5. 氨基糖苷类药物中引起前庭功能损伤发生率最高的是
   A. 阿米卡星　B. 链霉素　C. 奈替米星
   D. 庆大霉素　E. 异帕米星

6. 氨基糖苷类药物中引起耳蜗神经损伤发生率最高的是

A. 阿米卡星　　B. 链霉素　　C. 奈替米星
D. 庆大霉素　　E. 异帕米星

7. 氨基糖苷类药物中引起肾毒性发生率最高的是
A. 阿米卡星　　B. 链霉素　　C. 奈替米星
D. 庆大霉素　　E. 异帕米星

8. 链霉素与呋塞米合用会引起
A. 过敏性增加　　B. 耳毒性增加　　C. 抗菌作用增强
D. 无明显作用　　E. 利尿作用增加

9. 细菌对氨基糖苷类药物产生耐药是由于产生
A. 水解酶　　B. 转肽酶　　C. 钝化酶
D. 合成酶　　E. β－内酰胺酶

10. 氨基糖苷类抗生素的作用机制是
A. 阻碍细菌细胞壁合成
B. 抑制二氢叶酸合成酶
C. 增加细胞膜的通透性
D. 抑制 DNA 螺旋酶
E. 阻碍细菌蛋白质的合成

11. 鼠疫和兔热病治疗首选
A. 链霉素　　B. 奈替米星　　C. 阿米卡星
D. 庆大霉素　　E. 异帕米星

多项选择题

12. 细菌对氨基糖苷类药物产生耐药性的原因是
A. 产生水解酶　　B. 细菌细胞壁通透性的改变　　C. 产生钝化酶
D. 细菌缺少自溶酶　　E. 抗生素靶位的改变

13. 氨基糖苷类抗生素抗菌作用机制包括
A. 损伤细菌胞浆膜　　B. 抑制核蛋白体 70S 始动复合物的形成
C. 阻碍肽链的释放　　D. 与核蛋白体 30S 亚基上的靶蛋白结合
E. 阻碍药物与细菌核蛋白体的 50S 亚基结合

14. 关于氨基糖苷类抗生素的叙述正确的是
A. 口服吸收少　　B. 主要分布于细胞外液
C. 不易透过血脑屏障　　D. 尿液中的药物浓度高
E. 进入内耳外淋巴液的浓度与用药量呈正比

15. 氨基糖苷类抗生素的不良反应正确的是
A. 胃肠道反应　　B. 耳毒性　　C. 过敏反应
D. 肾毒性　　E. 神经肌肉阻断

16. 氨基糖苷类抗生素出现耳毒性的叙述正确的是
A. 可引起耳蜗神经和前庭功能的损伤
B. 链霉素的前庭功能损伤发生率最高
C. 原因是内耳外淋巴液中药物蓄积
D. 与万古霉素、呋塞米等合用可加重其耳毒性

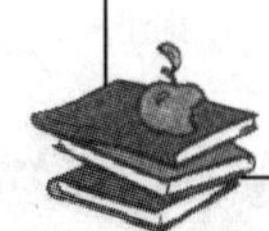

E. 氨基糖苷类抗生素引起内、外毛细胞膜上 Na^+，K^+ – ATP 酶功能障碍

17. 氨基糖苷类抗生素中对钝化酶稳定的药物是
    A. 链霉素　B. 阿米卡星　C. 庆大霉素
    D. 奈替米星　E. 异帕米星

18. 不用于治疗结核病的氨基糖苷类抗生素是
    A. 链霉素　B. 庆大霉素　C. 阿米卡星
    D. 奈替米星　E. 异帕米星

19. 链霉素的临床适应证有
    A. 鼠疫　B. 结核病　C. 兔热病
    D. 中耳炎　E. 铜绿假单胞菌感染

20. 关于庆大霉素的作用描述正确的有
    A. 口服作肠道杀菌
    B. 对革兰阴性菌和阳性菌均有杀灭作用
    C. 对铜绿假单胞菌有效
    D. 对结核杆菌作用强
    E. β – 内酰胺类可使庆大霉素的抗菌活性增强

21. 具有肾毒性的药物有
    A. 万古霉素　B. 多黏菌素 B　C. 链霉素
    D. 阿米卡星　E. 头孢他啶

四、配对题

1. 增加肾毒性的药物是　A. 氨基糖苷类 + 呋塞米
2. 增加耳毒性的药物是　B. 氨基糖苷类 + 肌松药
3. 增加抗肺炎球菌作用的药物是　C. 庆大霉素 + 青霉素
4. 增加神经肌肉阻断作用的药物是　D. 庆大霉素 + 多黏菌素
5. 增加抗结核杆菌作用的药物是　E. 链霉素 + 异烟肼

五、判断题

1. 氨基糖苷类抗生素能与细菌核糖体的30S亚基结合，抑制细菌蛋白质的合成。
2. 氨基糖苷类抗生素与青霉素合用可增加对部分链球菌的作用。
3. 庆大霉素用于尿道感染时，酸化尿液可增加其作用。
4. 奈替米星对钝化酶稳定，是氨基糖苷类抗生素中抗菌谱最广的药物。
5. 链霉素耳毒性多见，是肾毒性发生率最高的氨基糖苷类抗生素。
6. 异帕米星对钝化酶稳定，耐药菌少。
7. 庆大霉素可以与链霉素合用治疗泌尿系统感染。
8. 氨基糖苷类抗生素对静止期和繁殖期细菌均有杀菌作用。

六、简答题

1. 简述氨基糖苷类抗生素的临床应用。
2. 试述氨基糖苷类抗生素与β – 内酰胺类合用的药理基础。

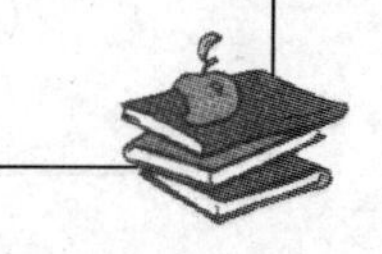

3. 试述氨基糖苷类抗生素的不良反应。

【参考答案】

一、名词解释

1. 初次接触效应是指细菌首次接触氨基糖苷类抗生素时，能被迅速杀死，当未被杀死的细菌再次或多次接触同种抗生素时，其杀菌作用明显降低。

2. 钝化酶是指能将某些化学基团连接于抗生素上，使药物不能与核糖体结合，失去抗菌活性的酶。如乙酰化酶、腺苷化酶、磷酸化酶等可分别将乙酰基、腺苷、磷酸、连接到氨基糖苷类抗生素的羟基和氨基上。

二、填空题

1. 阻碍细菌蛋白质的合成
2. 不　细胞外液　血脑屏障
3. 静止　需　阴性　厌　碱性　浓度
4. 过敏反应　耳毒性　肾毒性　神经肌肉麻痹
5. 前庭功能损伤　耳蜗神经损伤
6. 钝化酶　细菌胞浆膜通透性增加　抗生素靶位
7. 阿米卡星
8. 葡萄糖酸钙　肾上腺素
9. 新斯的明
10. 碱化

三、选择题

1. D　2. A　3. D　4. B　5. B　6. A　7. D　8. B　9. C　10. E　11. A　12. BCE　13. ABCD　14 ABCDE　15. BCDE　16. ABCDE　17. BDE　18. BCDE　19. ABC　20. ABC　21. ABCD

四、配对题

1. D　2. A　3. C　4. B　5. E

五、判断题

1. √　2. √　3. ×　4. ×　5. ×　6. √　7. ×　8. √

六、简答题

1. 氨基糖苷类临床主要用于敏感需氧革兰阴性杆菌所致的全身感染；联合用药也可治疗革兰阳性菌的感染；链霉素可治疗结核杆菌和非典型分枝杆菌感染。

2. 氨基糖苷类抗生素与β－内酰胺类合用的药理基础：

（1）氨基糖苷类主要对革兰阴性杆菌的作用强，而β－内酰胺类主要对革兰阳性菌作

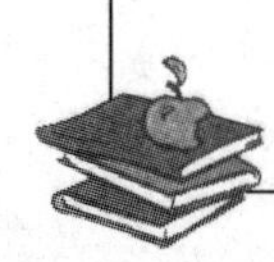

用强，两类药物合用可扩大抗菌范围，增强对革兰阳性球菌抗菌作用。

（2）氨基糖苷类抗生素为静止期杀菌剂，通过抑制细菌蛋白质的合成而发挥作用；而β－内酰胺类为繁殖期杀菌剂，能抑制细菌细胞壁的合成。两药合用对静止期及繁殖期的细菌均有杀灭作用，可提高疗效。

3．氨基糖苷类抗生素不良反应有：

（1）耳毒性：包括前庭神经功能的损害，主要表现为眩晕、恶心、呕吐、眼球震颤和共济失调等，另一方面为对耳蜗神经的损害，表现为听力减退或耳聋。

（2）肾毒性：临床表现为蛋白尿、管型尿、血尿等，严重时可产生氮质血症和导致肾功能降低。

（3）神经肌肉阻断：其原因可能是药物与 Ca^{2+} 络合或竞争，抑制节前神经末梢乙酰胆碱的释放并降低突触后膜对乙酰胆碱敏感性，造成神经肌肉接头处传递阻断，严重者可引起呼吸衰竭，进而循环衰竭导致死亡。

（4）变态反应：少见皮疹、发热、血管神经性水肿，也可引起过敏性休克，尤其是链霉素。

（郭　芳　王永利）

CHAPTER 第九章

四环素类及氯霉素

【学习要点】

1. 掌握四环素类和氯霉素的抗菌特点、作用机制、适应证、主要不良反应。
2. 熟悉多西环素的特点及应用。
3. 了解其他四环素类药物的特点及应用。

【要点精讲】

一、四环素类抗生素

1. 四环素类抗生素共同特点

（1）口服吸收不完全，且受食物的影响，血浆蛋白结合率差异较大，组织分布广，主要集中在肝、肾、脾、皮肤、牙齿和骨骼等钙化组织及含钙量高的肿瘤；脑脊液中浓度低。绝大多数药物在小肠被重吸收形成肝肠循环。主要以原形从肾脏排泄。

（2）为广谱、快速抑菌剂，高浓度时对某些细菌呈杀菌作用。对常见的革兰阳性与革兰阴性需氧菌和厌氧菌、立克次体、螺旋体、支原体、衣原体及某些原虫等有效，对革兰阳性菌的抗菌活性较革兰阴性菌强。对70%以上的厌氧菌有抗菌活性。是治疗肉芽肿鞘杆菌引起的腹股沟肉芽肿、霍乱弧菌引起的霍乱和布鲁菌引起的布鲁菌病的首选药物。

（3）抑菌机制是以阳离子－四环素复合物的形式穿越革兰阴性菌外膜孔蛋白通道或以形成电中性亲脂分子形式穿越革兰阳性菌外膜孔蛋白通道，再经细胞内膜上的能量依赖性转运泵，将大量药物主动泵入细菌细胞内；与细菌核糖体30S亚基在“A”位上特异性结合，抑制氨酰基tRNA与“A”位结合时所需的酶，阻断了氨酰基tRNA在“A”位的结合而进入mRNA－核糖体复合物，从而抑制肽链延长和细菌蛋白质的合成；造成细菌细胞膜通透性增加，使细菌细胞内核苷酸和其他重要物质外漏，抑制细菌DNA的复制。

（4）耐药机制主要有3种：由质粒或转座子编码的排出因子；由质粒或转座子编码核糖体保护蛋白在细菌细胞内表达；产生灭活酶或钝化酶。

（5）常见不良反应主要有胃肠道反应，长期应用可见二重感染、影响牙齿和骨骼发育等。

2. 常用的四环素类抗生素

药物名称	体内过程特点	作用特点
四环素（Tetracycline）	口服吸收不完全，血浆蛋白结合率较低，易在骨髓、骨骼和牙齿沉积，胆汁浓度约为血药浓度的5～20倍	广谱快效抑菌剂，主要用作立克次体病、衣原体病、支原体病及螺旋体病的临床治疗
多西环素（Doxycycline）	口服后吸收完全而迅速，不受同服食物影响，广泛分布于体内组织和体液	抗菌谱和临床应用与四环素相似，抗菌活性比四环素强2～8倍，对耐四环素的金黄色葡萄球菌仍有效。具有速效、强效和长效的特点，是治疗肾功能不全患者肾外感染的最安全的一种四环素类抗生素
米诺环素（Minocycline）	脂溶性高于多西环素，胆汁、尿中的浓度比血药浓度高10～30倍；唾液、泪液、脑脊液的浓度高于其他四环素类，尿中原形药物远低于其他四环素类	抗菌谱与四环素相似，抗菌活性比四环素强8～12倍，对耐四环素菌株也有良好抗菌作用，对革兰阳性菌的作用强于革兰阴性菌，尤其对葡萄球菌的作用更强。前庭功能障碍发生率高，12%～52%的患者可因反应严重而被迫停药，一般不作为首选药。长期服药者还可出现皮肤色素沉着
美他环素（Metacycline）	口服可吸收，血浆蛋白结合率为80%，在体内分布较广。主要以原形自尿中排泄，72h内经粪便排泄者仅占5%，$t_{1/2}$ 16h	对许多立克次体属、支原体属、衣原体属、某些非典型分枝杆菌属、螺旋体敏感，对某些四环素或土霉素耐药的菌株仍可敏感。不良反应有胃肠道症状，也可发生肝脂肪变性及光敏反应

二、氯霉素

1. 氯霉素为广谱抗生素，不仅可有效地对抗各种需氧和厌氧菌感染，且对革兰阴性菌抗菌活性较革兰阳性菌强，也能有效地抑制立克次体、螺旋体、支原体等其他病原微生物。

2. 抗菌机制是作用于细菌核糖体的50S亚基，通过与rRNA分子可逆性结合，抑制转肽酶反应而阻断肽链延长，从而抑制细菌蛋白质合成。

3. 耐药机制主要有：①主要通过乙酰转移酶，使氯霉素转化成无抗菌活性的乙酰基代谢物；②改变细胞膜通透性。

4. 最严重的不良反应是造血系统的毒性反应，可分为：①与剂量有关的可逆性骨髓抑制，表现为贫血，并可伴白细胞和血小板减少。②与剂量无关的骨髓毒性反应，常表现为严重的、不可逆性再生障碍性贫血。

早产儿和新生儿用氯霉素会发生灰婴综合征，此外可见胃肠道反应、二重感染、过敏反应等。

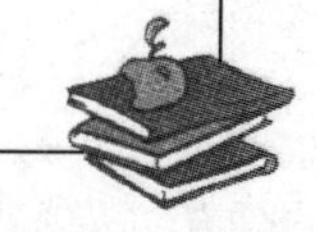

【自测习题】

一、名词解释

1. 灰婴综合征　2. 二重感染

二、填空题

1. 服用四环素易致牙齿黄染，是由于四环素易________，故________等人禁用。
2. 四环素主要的不良反应有________、________、________和________。
3. 四环素类药物不宜与铁制剂、含钙、镁和铝的食品或抗酸药同服的原因是________。
4. 四环素是治疗________的首选药。
5. 氯霉素最主要的不良反应是________。

三、选择题

单项选择题

1. 抗菌作用最强的四环素类药物
   A. 四环素　B. 美他环素　C. 多西环素　D. 米诺环素　E. 土霉素
2. 四环素不宜与抗酸药合用的原因是
   A. 抗酸药破坏四环素的结构，从而降低药效
   B. 抗酸药降低四环素的疗效
   C. 与抗酸药的金属离子络合，减少四环素的吸收
   D. 增加消化道反应
   E. 与抗酸药结合，降低抗酸药的作用
3. 关于四环素不良反应的叙述正确的是
   A. 空腹口服不易引起胃肠道反应
   B. 可导致婴幼儿乳牙釉齿发育不全，牙齿发黄
   C. 长期大量口服或静脉给予大剂量，可造成严重骨髓抑制
   D. 不引起二重感染
   E. 无过敏反应
4. 治疗立克次体感染所致斑疹伤寒首选
   A. 四环素　B. 庆大霉素　C. 青霉素　D. 链霉素　E. 氯霉素
5. 治疗伤寒、副伤寒宜选用的药物是
   A. 氯霉素　B. 四环素　C. 米诺环素　D. 多西环素　E. 红霉素
6. 关于多西环素的叙述正确的是
   A. 是速效、短效四环素类抗生素
   B. 与四环素的抗菌谱相似
   C. 抗菌活性比四环素弱
   D. 口服吸收量少且不规则

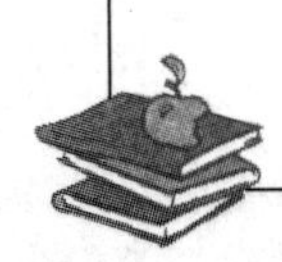

E. 可导致婴幼儿乳牙釉齿发育不全，牙齿发黄

7. 关于米诺环素的叙述正确的是

A. 对皮肤穿透性差　　B. 抗菌谱与红霉素相似

C. 脂溶性低　　D. 对四环素耐药的金黄色葡萄球菌、链球菌敏感

E. 一般可作该类药中的首选药

8. 某人患斑疹伤寒，应选用的治疗药物是

A. 羧苄西林　　B. 氯霉素　　C. 复方磺胺甲噁唑

D. 四环素　　E. 阿米卡星

9. 下列有关四环素的叙述正确的是

A. 仅对革兰阴性菌有效

B. 其严重不良反应是骨髓抑制和二重感染

C. 仅对革兰阳性菌有效

D. 吸收不受离子和食物的影响

E. 主要作用于敏感细菌核蛋白体 30S 亚基

10. 米诺环素无作用的细菌是

A. 溶血性链球菌　　B. 铜绿假单胞菌　　C. 脑膜炎奈瑟菌

D. 大肠埃希菌　　E. 葡萄球菌

11. 氯霉素最严重的不良反应是

A. 胃肠道反应　　B. 抑制维生素 K 合成

C. 抑制骨髓造血功能　　D. 过敏反应

E. 末梢神经炎

12. 氯霉素的抗菌作用机制是

A. 阻止细菌细胞壁黏肽的合成

B. 改变细菌胞浆膜通透性

C. 与细菌核蛋白体 50S 亚基结合，抑制肽酰基转移酶

D. 阻止氨基酰 - tRNA 与细菌核糖体 30S 亚基结合

E. 干扰叶酸代谢

13. 早产儿、新生儿应避免使用

A. 氯霉素　　B. 红霉素　　C. 头孢拉定　　D. 青霉素　　E. 磺胺药

14. 氯霉素抗菌谱广，但仅限于伤寒、立克次体病及敏感菌所致严重感染，原因是

A. 影响骨、牙生长发育　　B. 对造血系统严重的不良反应

C. 二重感染　　D. 对肝脏严重损害

E. 过敏反应

15. 氯霉素的不良反应中，与剂量疗程无直接关系的不良反应是

A. 消化道反应　　B. 灰婴综合征

C. 不可逆再生障碍性贫血　　D. 二重感染

E. 可逆性骨髓抑制

多项选择题

16. 可用于治疗细菌性脑炎的药物是

A. 青霉素　　B. SD　　C. 庆大霉素

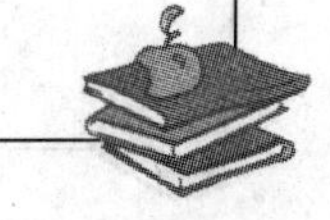

D. 氯霉素　　E. 红霉素

17. 能引起二重感染的药物是
 A. 青霉素　　B. 四环素　　C. 氯霉素
 D. 多西环素　　E. 红霉素

18. 四环素类药物体内过程的特点是
 A. 口服易吸收但不完全　　B. 易沉积于骨及牙组织中
 C. 不易透过血脑屏障　　D. 不同药物的吸收率无明显差别
 E. 易与多价金属阳离子络合而妨碍其吸收

19. 妨碍四环素吸收的因素有
 A. 与铁剂同服　　B. 与氢氧化铝、三硅酸镁同服
 C. 饭后服用　　D. 与牛奶、奶制品同服
 E. 与维生素 B 同服

20. 四环素的不良反应有
 A. 胃肠道反应　　B. 二重感染
 C. 影响骨和牙齿的生长　　D. 骨髓抑制
 E. 过敏反应

四、配对题

1. 治疗鼠疫、兔热病首选的药物是　　A. 氯霉素
2. 治疗钩端螺旋体病首选的药物是　　B. 四环素
3. 治疗伤寒、副伤寒首选的药物是　　C. 链霉素
4. 治疗斑疹伤寒首选的药物是　　D. 阿奇霉素
5. 治疗支原体肺炎首选的药物是　　E. 青霉素

五、判断题

1. 氯霉素引起的造血系统不良反应均与用药的剂量和疗程无关。
2. 氯霉素为广谱抑菌剂，对革兰阴性菌的抗菌活性较革兰阳性菌强。
3. 氯霉素与细菌核糖体 50S 亚基在 A 位上特异性结合，抑制细菌蛋白质的合成。
4. 米诺环素是治疗肾功能不全患者肾外感染的最安全的一种四环素类抗生素。
5. 四环素类口服吸收完全，不受食物的影响，各类药物吸收无差别。
6. 四环素类特别适用于立克次体、支原体和衣原体引起的感染性疾病。
7. 常见的二重感染主要病原菌有耐苯唑西林的金黄色葡萄球菌、耐万古霉素的肠球菌、白假丝酵母菌、曲霉菌。
8. 氯霉素与林可霉素、红霉素都作用于细菌核糖体 50S 亚基上。

六、简答题

1. 简述四环素与多西环素的主要区别。
2. 常见的四环素类药物的不良反应有哪些？
3. 简述氯霉素的主要不良反应是什么？其中最严重的不良反应是什么？

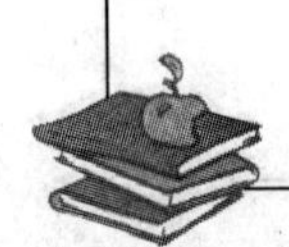

【参考答案】

一、名词解释

1. 灰婴综合征：早产儿和新生儿因其缺乏有效使氯霉素降解的葡萄糖醛酸结合能力，且肾脏排泄功能尚未发育完善，二者均易导致氯霉素蓄积而干扰线粒体核糖体的功能，出现呕吐、低体温、呼吸抑制、心血管性虚脱、发绀和休克。

2. 二重感染：正常人的口腔、鼻咽、肠道等处有微生物寄生，菌群间维持平衡的共生状态，广谱抗生素的长期使用，使敏感菌株生长受到抑制，而不敏感菌在体内大量繁殖，造成新的感染，此称为二重感染或菌群交替症。

二、填空题

1. 沉积于骨、牙等组织内　孕妇、8 岁前的儿童
2. 胃肠道反应　二重感染　对骨、牙齿生长的影响　肝肾毒性　过敏反应
3. 与二价和三价阳离子可形成不吸收的络合物
4. 立克次体感染
5. 抑制骨髓造血功能

三、选择题

1. D　2. C　3. B　4. A　5. A　6. B　7. D　8. D　9. E　10. B　11. C　12. C　13. A　14. B　15. C　16. ABD　17. BCD　18. ABCE　19. ABCD　20. ABCE

四、配对题

1. C　2. E　3. A　4. B　5. D

五、判断题

1. ×　2. √　3. ×　4. ×　5. ×　6. √　7. √　8. √

六、简答题

1. 四环素与多西环素的主要区别

四环素	多西环素
口服吸收不完全	口服吸收完全而迅速，速效
食物、抗酸药及含有铁、铝、钙等阳离子的药物均影响四环素的吸收	不受同服食物影响
$t_{1/2}$ 6 ~ 9 h	$t_{1/2}$ 12 ~ 22 h，长效
抗菌作用较弱	抗菌活性比四环素强 2 ~ 8 倍，强效，对耐四环素的金黄色葡萄球菌仍有效
长期服药易发生二重感染	很少引起腹泻或二重感染

2. 四环素的不良反应有：

①胃肠道反应；②二重感染；③对骨、牙生长的影响；④肝、肾毒性；⑤可引起药热和皮疹等过敏反应；⑥光敏反应。

3. 氯霉素主要不良反应是：

①造血系统的毒性反应；②灰婴综合征；③胃肠道反应；④6－磷酸葡萄糖脱氢酶缺乏的患者容易诱发溶血性贫血；⑤末梢神经炎、球后神经炎、视力障碍等；⑥幻视幻听等中毒性精神病；⑦偶见各种皮疹、药热等。

（郭　芳　王永利）

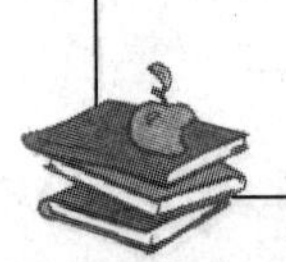

CHAPTER 第十章

人工合成抗微生物药

【学习要点】

1. 掌握喹诺酮类药物的抗菌谱和抗菌作用机制。
2. 熟悉磺胺类药物、甲氧苄啶的抗菌谱、作用机制、适应证和主要不良反应。
3. 了解硝基呋喃类和硝基咪唑类的作用特点。

【要点精讲】

一、喹诺酮类药物

1. 喹诺酮类药物的共性

(1) 口服吸收迅速完全，血浆蛋白结合率低，广泛分布于各组织和体液，培氟沙星、氧氟沙星和环丙沙星可通过正常或炎症脑膜进入脑脊液并达到有效治疗浓度。大部分药物半衰期长，在肝脏代谢。培氟沙星、诺氟沙星和环丙沙星在尿中可长时间维持杀菌作用。氧氟沙星和环丙沙星在胆汁中的浓度可远远超过血药浓度。

(2) 喹诺酮类药物为杀菌剂，杀菌浓度与抑菌浓度相同或为抑菌浓度的2~4倍。第三代喹诺酮类药物具有强大抗革兰阴性菌活性，对革兰阳性球菌、衣原体、支原体、军团菌及结核杆菌也有效，但抗菌活性较对肠杆菌科为弱；第四代喹诺酮类，对铜绿假单胞菌和革兰阳性菌，特别是对肺炎链球菌和葡萄球菌的抗菌活性明显增强。

(3) 抗菌机制：喹诺酮类药物与细菌DNA回旋酶的A亚单位结合，通过形成药物-DNA-DNA回旋酶复合物而抑制酶反应，从而抑制细菌DNA复制，使细菌死亡。

(4) 临床应用广泛，对尿路感染、消化道感染、呼吸道感染、前列腺炎、淋病奈瑟菌性尿道炎以及骨、关节、皮肤和软组织感染疗效较好。

(5) 不良反应少而轻，常见胃肠道反应，莫西沙星、加替沙星、左氧氟沙星和司帕沙星等可引起心脏毒性反应，可发生肌肉骨骼损伤等，偶见神经系统反应、变态反应。

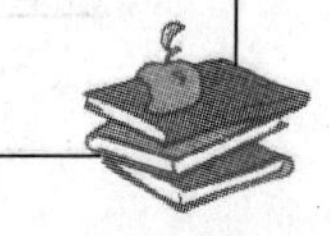

2. 常用喹诺酮类的药物

药物名称	体内过程特点	作用特点
诺氟沙星(Norfloxacin)	第一个氟喹诺酮类药物。口服吸收迅速但不完全，生物利用度低，分布广泛，在肾脏和前列腺中的药物浓度高	对大多数革兰阴性杆菌作用与氧氟沙星相似，对革兰阳性菌及厌氧菌不如氧氟沙星和环丙沙星。适用于敏感菌所致的尿路感染、淋病、前列腺炎、肠道感染和伤寒及其他沙门菌感染
环丙沙星(Ciprofloxacin)	口服吸收不完全，生物利用度仅高于诺氟沙星。代谢物具较弱的抗菌活性	对革兰阴性杆菌的体外抗菌活性是目前临床应用的氟喹诺酮类中最高者，对某些耐氨基糖苷类、第三代头孢菌素类耐药菌株仍有抗菌活性
氧氟沙星(Ofloxacin)	口服吸收迅速完全，突出特点是在脑脊液中浓度高。尿中排出量居各种氟喹诺酮类之首，尿中药物浓度在服药48h后仍维持在杀菌水平	具有广谱抗菌作用，尤其对需氧革兰阴性杆菌的抗菌活性高。临床主要用于敏感菌所致的泌尿道感染、呼吸道感染、胆道感染、皮肤软组织感染等。也作为治疗结核病的二线药物。不良反应少见且较轻
左氧氟沙星(Levofloxacin)	抗菌活性为氧氟沙星的2倍，临床用量为氧氟沙星的1/2。水溶性是氧氟沙星的8倍，易制成注射剂。在体内组织中分布广泛。主要以原形药由尿中排出	具有广谱、抗菌作用强的特点，对葡萄球菌和链球菌的活性是环丙沙星的2~4倍，对厌氧菌为环丙沙星的4倍，对肠杆菌科的活性与环丙沙星相当。不良反应是目前已上市氟喹诺酮类中最小者
洛美沙星(Lomefloxacin)	口服吸收完全，生物利用度为90%~98%，体内分布广，组织穿透性好，在皮肤、痰液、扁桃体、前列腺、胆囊、泪液、唾液等组织药物浓度均达到或高于血药浓度	对繁殖期细菌和抑制期细菌均有迅速杀菌作用，并具有明显的PAE。体内抗菌活性较诺氟沙星、氧氟沙星和左氧氟沙星为高，但不如氟罗沙星。对革兰阴性菌的作用与诺氟沙星和氧氟沙星相近。氟喹诺酮类中洛美沙星最易发生光敏反应
氟罗沙星(Fleroxacin)	口服吸收完全，绝对生物利用度为100%。药时曲线下面积在同类药物中为最高。在多数组织中的浓度接近或高于同时期血药浓度，在中枢神经系统中浓度很低	对革兰阴性和阳性菌、分枝杆菌、厌氧菌、支原体、衣原体具有强大抗菌活性。体外抗菌活性与诺氟沙星或氧氟沙星相当，弱于环丙沙星，体内的抗菌活性却远远超过它们。不良反应发生率可高达20%，但均不严重
司氟沙星(Sparfloxacin)	口服吸收后体内分布广泛，具有强大的组织穿透力，可迅速进入多种组织和体液，药物浓度相当于血药浓度0.9~2.1倍	对革兰阳性球菌作用是环丙沙星2~4倍；但对MRSA耐药；对肠杆菌科和铜绿假单胞菌的体外活性弱于环丙沙星，体内保护作用优于环丙沙星，且对这两种细菌的作用均强于氧氟沙星。对厌氧菌作用为氧氟沙星和环丙沙星2~8倍，对支原体和衣原体作用是氧氟沙星和环丙沙星的8~32倍。光敏反应发生率较高

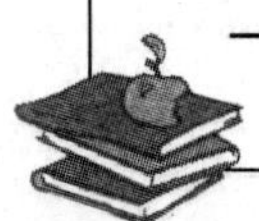

药物名称	体内过程特点	作用特点
莫西沙星（Moxifloxacin）	口服吸收不受进食影响。不经细胞色素P450酶代谢，减少了药物间相互作用的可能性	对肠杆菌科、铜绿假单孢菌的作用分别为环丙沙星的1/2和1/3。对MRSA、肺炎球菌、各组链球菌等革兰阳性菌的作用强于其他氟喹诺酮类，且较少引起耐药。不良反应发生率低
加替沙星（Gatifloxacin）	绝对生物利用度高，在大多数部位，组织与血浆浓度比均在1.5以上，尤其在肺实质及肺泡巨噬细胞中可达到很高浓度	对肠杆菌科细菌的作用与环丙沙星相似或略差，对铜绿假单孢菌的作用为后者的1/4，对各种呼吸道病原、革兰阳性菌中MRSA及粪肠球菌、厌氧菌均有良好作用

二、磺胺类药物

1. 磺胺类药物抗菌谱广，包括脑膜炎奈瑟菌、溶血性链球菌、肺炎球菌、金黄色葡萄球菌、大肠埃希菌、变形杆菌、流感嗜血杆菌、沙眼衣原体、放线菌、奴卡菌、疟原虫等。但磺胺类对立克次体不仅不能抑制，反而刺激其生长。

2. 抗菌机制：磺胺类药物的基本结构是对氨基苯磺酰胺，与细菌合成叶酸的原料对氨苯甲酸竞争二氢叶酸合成酶，使二氢叶酸合成受阻而发挥抑菌作用。

3. 细菌对磺胺类药物产生耐药性的机制有：①细菌二氢蝶酸合成酶经突变或质粒转移导致对磺胺类亲和力降低；②某些抗药菌株对磺胺类通透性降低；③磺胺类对二氢蝶酸合成酶的抑制作用，被微生物通过选择或突变而增加的天然底物PABA所抵消。

4. 不良反应有肾脏损害、过敏反应、抑制造血功能、中枢神经症状、消化道反应。

5. 治疗全身性感染的有磺胺异噁唑、磺胺嘧啶、磺胺甲噁唑等；磺胺嘧啶首选治疗流行性脑脊髓膜炎和脑脓肿。磺胺甲噁唑与甲氧苄啶组成复方新诺明，用于泌尿系感染、呼吸道感染、中耳炎、支原体感染、伤寒等。柳氮磺吡啶主要治疗急、慢性溃疡性结肠炎。磺胺米隆、磺胺嘧啶对铜绿假单胞杆菌作用强，用于治疗烧伤或创伤感染。

三、甲氧苄啶

甲氧苄啶（Trimethoprim，TMP）是细菌二氢叶酸还原酶抑制剂，抗菌谱与磺胺甲噁唑相似，抗菌作用比磺胺甲噁唑强20～100倍。常与磺胺甲噁唑或磺胺嘧啶合用或制成复方制剂，用于呼吸道、泌尿生殖道、胃肠道感染，也用于卡氏肺囊虫感染、奴卡菌感染、伤寒杆菌和其他沙门菌属感染。甲氧苄啶毒性较小，可以引起恶心、呕吐和过敏性皮疹，也可引起叶酸缺乏症。

四、硝基呋喃类

硝基呋喃类共同特点为抗菌谱广、细菌产生耐药性小、口服血药浓度低，不适用于全身性感染，主要用于泌尿道感染。

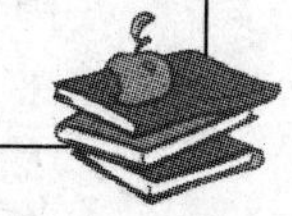

呋喃妥因（Nitrofurantoin）口服易吸收，与食物同服可增加其吸收并能减少胃肠道刺激。在大多数组织难以达到有效治疗浓度，仅骨髓中的浓度与尿药浓度接近。可有效地杀灭能引起下尿路感染的革兰阳性和阴性菌，但对变形杆菌属、沙雷菌属或铜绿假单胞菌无效。其抗菌机制在于其活性产物能抑制乙酰辅酶 A 等多种酶而干扰细菌糖代谢并损伤 DNA。急性肺炎是呋喃妥因引起的严重并发症，长期治疗的患者也可出现肺间质纤维化等肺部反应。

五、硝基咪唑类

硝基咪唑类药物的发现经历了四代，从第一代的甲硝唑，经过第二代替硝唑，第三代奥硝唑，到现在的第四代塞克硝唑。

甲硝唑（Metronidazole）口服吸收良好，体内分布广，在胎盘、乳汁及胆汁中的浓度可与血药浓度相仿。脑膜无炎症时脑脊液药物浓度为同期血药浓度的 43%，炎症时可达 90% 以上。甲硝唑具有强大的杀灭滴虫作用，对组织内及肠腔内阿米巴滋养体有杀灭作用；对革兰阴性和阳性厌氧菌均有抑制作用；对需氧菌无效。抗菌机制是甲硝唑的硝基可被厌氧菌还原产生细胞毒物质，抑制了敏感菌的 DNA 合成，使细菌死亡。不良反应以消化道反应最为常见，此外还可出现神经系统症状。

替硝唑（Tinidazole）是继甲硝唑后研制成的疗效高、疗程短、半衰期长、耐受性好的抗滴虫及抗厌氧菌药物，抗菌作用与甲硝唑相似，不良反应少，与其他抗生素联合应用于各个领域。

奥硝唑（Ornidazole）口服易吸收，也可经由阴道吸收。原药和中间代谢产物均具有细胞毒作用，用于治疗由厌氧菌感染引起的多种疾病；男女泌尿生殖道毛滴虫、贾第鞭毛虫感染引起的疾病；肠、肝阿米巴虫病；预防和治疗各科手术后厌氧菌感染。

塞克硝唑（Secnidazole）生物利用度为 100%。用于治疗各种急慢性肝肠阿米巴病及尿道、女性阴道、男性前列腺等滴虫病，亦用于贾第虫病及人体各部位厌氧菌感染的治疗。不良反应可有胃肠道反应，少数有腹泻，口中常有刺鼻金属味。偶见头痛、失眠、皮疹、白细胞减少和血尿氮增加等，停药后迅速恢复。

【自测习题】

一、填空题

1．喹诺酮类抗菌药通过抑制________和________，从而阻碍细菌________复制而导致细菌死亡。

2．氟喹诺酮类药物体内代谢的特点是血浆蛋白结合率__________体内分布________、大部分药物半衰期________。

3．磺胺药的基本结构是________，与细菌体内________相似，能与其竞争________，从而阻碍细菌的________代谢，影响核酸合成。

4．甲氧苄啶通过抑制________，从而阻碍细菌________的合成，与磺胺合用，可使细菌代谢受到双重抑制，增强抗菌作用。

5. 治疗流行性脑脊髓膜炎的首选磺胺类药物是________，用于泌尿系统感染的磺胺药物是________。

6. 常用磺胺类药物中，________较易引起泌尿系统损害，服药期间应多________，同时加服等量________。

二、选择题

单项选择题

1. 喹诺酮类药物的抗菌机制是
   A. 抑制 DNA 回旋酶　B. 抑制 DNA 聚合酶　C. 抑制肽酰基转移酶
   D. 抑制乙酰化酶　E. 抑制 DNA 依赖的 RNA 多聚酶
2. 体外抗菌活性最强的常用喹诺酮类药物是
   A. 诺氟沙星　B. 洛美沙星　C. 环丙沙星
   D. 氧氟沙星　E. 左氧氟沙星
3. 口服后生物利用度最低的药物是
   A. 诺氟沙星　B. 洛美沙星　C. 环丙沙星
   D. 氧氟沙星　E. 左氧氟沙星
4. 痰中浓度高，对结核杆菌有效的喹诺酮类药物是
   A. 诺氟沙星　B. 左氧氟沙星　C. 氧氟沙星
   D. 环丙沙星　E. 洛美沙星
5. 尿中排出量居各种氟喹诺酮类之首者是
   A. 诺氟沙星　B. 左氧氟沙星　C. 氧氟沙星
   D. 环丙沙星　E. 洛美沙星
6. 不良反应为目前已上市氟喹诺酮类中最小者是
   A. 诺氟沙星　B. 左氧氟沙星　C. 氧氟沙星
   D. 环丙沙星　E. 洛美沙星
7. 氟喹诺酮类最易发生光敏反应的药物是
   A. 诺氟沙星　B. 左氧氟沙星　C. 氧氟沙星
   D. 环丙沙星　E. 洛美沙星
8. 磺胺类药物的抗菌机制是
   A. 抑制二氢叶酸合成酶　B. 抑制二氢叶酸还原酶　C. 抑制 DNA 聚合酶
   D. 抑制 DNA 回旋酶　E. 改变细菌细胞膜通透性
9. 能竞争性拮抗磺胺类药物抗菌作用的化学物质是
   A. 乙酰水杨酸　B. 对氨基水杨酸　C. 对氨苯甲酸
   D. γ－氨基丁酸　E. 叶酸
10. 下列药物中治疗流行性脑脊髓膜炎的首选药是
    A. 磺胺甲噁唑　B. 磺胺嘧啶　C. 磺胺甲氧嘧啶
    D. 甲氧苄啶　E. 磺胺异噁唑
11. 治疗溃疡性结肠炎宜选用
    A. 磺胺甲噁唑　B. 磺胺嘧啶　C. 柳氮磺吡啶
    D. 磺胺嘧啶银　E. 磺胺异噁唑

12．适用于烧伤和大面积创伤后感染的磺胺类药物是

A．甲氧苄啶　B．磺胺嘧啶　C．柳氮磺吡啶

D．磺胺嘧啶银　E．磺胺甲噁唑

13．局部应用无刺激性，穿透力强，适用于眼科疾病的药物是

A．柳氮磺吡啶　B．磺胺嘧啶　C．磺胺醋酰钠

D．磺胺嘧啶银　E．磺胺甲噁唑

14．甲氧苄啶的抗菌机制是

A．抑制二氢叶酸合成酶　B．抑制二氢叶酸还原酶　C．抑制 DNA 聚合酶

D．抑制 DNA 回旋酶　E．改变细菌细胞膜通透性

15．甲氧苄啶能与磺胺甲噁唑合用的原因是

A．促进吸收　B．促进分布　C．减少不良反应

D．抗菌谱相似　E．双重阻断敏感菌的叶酸代谢

16．细菌对磺胺类药产生耐药性的主要机制是

A．产生水解酶　B．产生钝化酶　C．改变代谢途径

D．改变细胞膜通透性　E．增强药物外排系统作用

17．血浆蛋白结合率较低，脑脊液中浓度较高的药物是

A．磺胺嘧啶　B．磺胺异噁唑　C．磺胺米隆

D．磺胺甲噁唑　E．磺胺嘧啶银

18．关于呋喃妥因正确的说法是

A．细胞易产生耐药性　B．血药浓度高　C．尿中浓度高

D．仅对革兰阴性菌有效　E．口服吸收少，主要经肠道排泄

多项选择题

19．喹诺酮类药物耐药的主要机制是

A．细菌的细胞膜通透性下降　B．细菌 DNA 回旋酶突变

C．细菌代谢途径改变　D．药物主动外排

E．产生灭活酶

20．关于甲硝唑的描述正确的是

A．口服吸收良好，体内分布广

B．可透过血脑屏障

C．用于敏感菌所致呼吸道感染、泌尿系统感染、淋病奈瑟菌性尿道炎

D．对滴虫、组织内及肠腔内阿米巴滋养体有杀灭作用

E．可被厌氧菌还原产生细胞毒物质，抑制了敏感菌的 DNA 合成。

21．关于磺胺类药物的叙述正确的是

A．细菌对磺胺类药有交叉耐药性

B．磺胺类药与 TMP 合用，可延缓耐药性的产生

C．葡萄糖－6－磷酸脱氢酶缺乏者使用磺胺类药物可致溶血性贫血

D．磺胺类药物对人体细胞叶酸代谢无影响

E．患者对磺胺类药有交叉过敏反应

22．磺胺类药物的抗菌谱包括

A．溶血性链球菌　B．脑膜炎奈瑟菌　C．沙眼衣原体

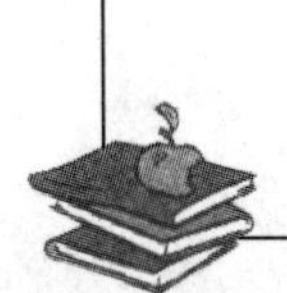

D. 疟原虫　　　　　　　　　　E. 支原体、结核杆菌

三、配对题

1. 磺胺药的抗菌增效剂是　　　　　　　　A. 甲氧苄啶
2. 口服吸收少，用于肠道感染的药物是　　B. 柳氮磺吡啶
3. 不易产生耐药性的药物是　　　　　　　C. 呋喃妥因
4. 适用于烧伤和大面积创伤后感染药物是　D. 磺胺嘧啶
5. 常与 TMP 合用的药物是　　　　　　　E. 磺胺嘧啶银

四、判断题

1. 喹诺酮类药物与细菌 DNA 回旋酶 B 亚单位结合，抑制细菌 DNA 复制。

2. 磺胺类药物可与 PABA 竞争二氢叶酸还原酶，阻止细菌 FH_4的合成，从而抑制细菌的生长繁殖。

3. 环丙沙星对 G^-杆菌的体外抗菌活性是目前临床应用的氟喹诺酮类中最高者。

4. 莫西沙星不经细胞色素 P450 酶代谢，减少了药物间相互作用的可能性。

5. 喹诺酮类药物血浆蛋白结合率低，分布广泛，不能进入脑脊液并达到有效治疗浓度。

6. 甲氧苄啶是二氢叶酸还原酶抑制剂，抗菌谱与 SMZ 相似，抗菌作用比 SMZ 强。

7. 硝基呋喃类抗菌谱广、耐药性少、口服血药浓度低，可用于全身性感染。

8. 硝基咪唑类药物作用机制主要是抑制细胞 DNA 的合成。

五、简答题

1. 简述喹诺酮类药物的抗菌作用机制。
2. 第三、四代喹诺酮药物的特点是什么？
3. 磺胺类药物为什么可以抑制细菌的生长？
4. 为什么磺胺甲噁唑与甲氧苄啶合用？

【参考答案】

一、填空题

1. DNA 回旋酶　拓扑异构酶Ⅳ　DNA
2. 低　广　长
3. 对氨基苯磺酰胺　对氨苯甲酸　二氢叶酸合成酶　叶酸
4. 二氢叶酸还原酶　核酸
5. 磺胺嘧啶　磺胺异噁唑
6. 磺胺嘧啶　饮水　碳酸氢钠

二、选择题

1. A　2. C　3. A　4. C　5. C　6. B　7. E　8. A　9. C　10. B　11. C

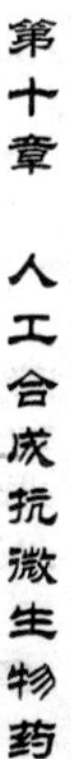

12. D　13. C　14. B　15. E　16. D　17. A　18. C　19. ABD　20. ABDE
21. ABCDE　22. ABCE

三、配对题

1. A　2. B　3. C　4. E　5. D

四、判断题

1. ×　2. ×　3. √　4. √　5. ×　6. √　7. ×　8. √

五、简答题

1. 喹诺酮类药物通过抑制革兰阳性菌拓扑异构酶Ⅳ和革兰阴性菌DNA回旋酶，阻碍DNA复制而导致细菌死亡。喹诺酮类作用在DNA回旋酶A亚基，通过嵌入断裂DNA链中间，形成DNA－回旋酶－喹诺酮类复合物，抑制其切口和封口功能而阻碍细菌DNA复制、转录，最终导致细胞死亡。

2. 第三、四代喹诺酮药物的特点是：

（1）抗菌谱广，对需氧革兰阳性球菌和革兰阴性杆菌均具有良好的抗菌作用，尤其对革兰阴性杆菌具有强大的抗菌活性；第四代喹诺酮类，对铜绿假单胞菌和革兰阳性菌，特别是对肺炎链球菌和葡萄球菌的抗菌活性明显增强；也能有效对抗衣原体和支原体等细胞内病原体；

（2）体内分布广，在多数组织体液中药物浓度高于血药浓度，可达有效抑菌或杀菌水平；

（3）多数药物半衰期较长；

（4）多数品种有口服及注射剂型，口服剂型生物利用度高，对于重症或不能口服用药的患者可先予静脉给药，病情好转后改为口服进行序贯治疗；

（5）不良反应大多较轻，患者易耐受。因可引起幼龄动物关节软骨的损伤，故本类药物不推荐用于儿童及骨骼生长期的患者。

3. 磺胺类药的基本结构是对氨基苯磺酰胺，此结构与对氨苯甲酸（PABA）相似，PABA是细菌合成二氢叶酸的主要底物，故磺胺类药物能与对氨苯甲酸竞争二氢叶酸合成酶，使二氢叶酸合成受阻，抑制敏感细菌的生长繁殖。

4. 磺胺甲噁唑与甲氧苄啶合用的理由是：

磺胺甲噁唑	甲氧苄啶	合用理由
抑制二氢叶酸合成酶	抑制二氢叶酸还原酶	双重阻断敏感菌的叶酸代谢，起到协同作用
$t_{1/2}$为10～12 h	$t_{1/2}$为8～10 h	便于保持血药浓度高峰一致，发挥协同抗菌作用
单用易产生耐药性	单用易产生耐药性	减少不良反应，延缓抗药性的产生

（郭　芳　王永利）

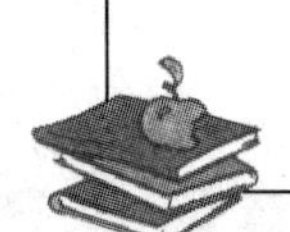

CHAPTER 第十一章

抗真菌药物

【学习要点】

1. 掌握两性霉素 B、唑类、特比萘芬和氟胞嘧啶的抗菌作用、作用机制和临床应用。

2. 熟悉抗真菌药的分类；熟悉两性霉素 B、唑类、氟胞嘧啶的不良反应；熟悉唑类抗真菌药常用药物以及三唑类和咪唑类的共同特点及不同点。

3. 了解两性霉素 B、唑类、氟胞嘧啶的体内过程。

【要点精讲】

真菌感染一般分为浅部感染和深部感染。常见的浅部致病真菌为各种癣菌，多侵犯皮肤、毛发、指（趾）甲和黏膜等部位，其发病率高，致死率低。常见的深部致病真菌有白色念珠菌（也可以导致浅部真菌病如鹅口疮等）、新形隐球菌等，多侵犯深部组织和内脏器官，其发病率低，但致死率高。

抗真菌药物的分类：

浅部真菌感染可局部使用酮康唑、咪康唑、克霉唑等治疗，严重者也可全身使用特比萘芬、伊曲康唑或灰黄霉素治疗。深部真菌感染可采用两性霉素 B、伊曲康唑、氟康唑、酮康唑和氟胞嘧啶等进行全身给药治疗。

常用的抗真菌药：

特比萘芬（Terbinafine）为抗浅部真菌药。口服吸收良好，广泛分布于全身各组织，在皮肤、甲板和毛囊等组织可长时间维持较高浓度。特比萘芬通过抑制真菌合成麦角固醇的关键酶——角鲨烯环氧化酶而使真菌细胞膜的屏障功能障碍，发挥抗真菌作用。对皮肤癣菌引起的甲癣、体癣、手癣、足癣疗效较好。不良反应轻微。

唑类（azoles）抗真菌药包括咪唑类（imidazoles）和三唑类（triazoles）两类。其共同特点有：①对真菌的抗菌谱广，对浅部真菌和深部真菌均有效。②抗菌机制相同，能选择性抑制真菌甾醇－14α－去甲基酶，使细胞膜麦角固醇合成受阻，细胞膜屏障作用被破坏；此外甾醇－14α－去甲基酶受抑，使 14α－甲基甾醇在真菌细胞内浓集，损伤真菌一些酶（如 ATP 酶、电子转运有关的酶）的功能。③真菌对唑类抗真菌药很少产生耐药性。④在肝脏代谢，均可不同程度地抑制人的细胞色素 P450 酶系统，从而影响其他药物代谢。⑤不良反应有轻微胃肠不适、肝功能异常。不同点有：①有些唑类全身用药毒性反应多，临床仅作局部用药。②与咪唑类比，三唑类在体内代谢较慢，对真菌细胞色素 P450 酶的选择性较咪唑类高，对人的毒性作用较小，疗效较好。

目前临床常用的唑类药物有：咪唑类有克霉唑、咪康唑、益康唑、酮康唑、布康唑和硫康唑等，均主要作为局部用药；三唑类有氟康唑和伊曲康唑，可作全身用药。

咪康唑（Miconazole）为咪唑类广谱抗真菌药，对浅部真菌和深部真菌均有抗菌作用。临床可局部用于治疗皮肤黏膜真菌感染，疗效优于克霉唑和制霉菌素；口服可用于轻度食管真菌感染；静脉注射用于治疗多种深部真菌感染，可作为两性霉素 B 无效或不能耐受时的替代药；鞘内给药可用于治疗真菌性脑膜炎。全身用药不良反应较多。

酮康唑（Ketoconazole）为咪唑类广谱抗真菌药。口服吸收与胃酸有关，酸性环境有利于药物吸收。对多种浅部和深部真菌均有抗菌作用，临床用于多种浅部和深部真菌感染，如皮肤真菌感染、指甲癣、阴道白色念珠菌病、胃肠霉菌感染等，以及白色念珠菌、粪孢子菌、组织胞浆菌等引起的全身感染。酮康唑对人细胞色素 P450 酶的影响较大，其不良反应和药物相互作用较多。酮康唑的所有临床应用均可被伊曲康唑替代。

伊曲康唑（Itraconazole）为三唑类广谱抗真菌药，口服吸收较好，分布广泛，在皮肤、脂肪组织和指甲中药物浓度高，但不易进入脑脊液。伊曲康唑是目前唑类药物中抗真菌作用最强者，可抗大部分浅部真菌和深部真菌。用于浅部真菌感染；用于系统性念珠菌病、曲霉菌病、隐球菌脑膜炎、组织胞质菌病、芽生菌病、球孢子菌病和副球孢子菌病等深部真菌感染。多数用药者耐受良好，本药有致畸作用，故孕妇禁用。

两性霉素 B（Amphotericin B）临床采用缓慢静脉滴注给药，真菌性脑膜炎时须鞘内注射。抗菌谱广，对几乎所有的真菌均有抗菌作用。通过与真菌细胞膜上的重要成分麦角固醇相结合，干扰细胞膜的通透性，破坏细胞膜的屏障作用而发挥抗真菌作用。与其他抗真菌药（如氟胞嘧啶和唑类抗真菌药）合用可出现协同作用。很少产生耐药性。本药是目前治疗深部真菌感染的首选药。静脉滴注给药用于真菌性肺炎、心内膜炎、尿路感染等；鞘内注射用于真菌性脑膜炎；口服可用于肠道真菌感染。局部可用于治疗指甲、皮肤黏膜等浅部真菌感染。不良反应较多、较重，可分为与注射相关的不良反应和缓慢出现的不良反应。避免与其他具有肾组织损伤作用的药物（如氨基糖苷类、抗肿瘤药物、卷曲霉素、多黏菌素类、万古霉素等）合用。

氟康唑（Fluconazole）为三唑类广谱抗真菌药。该药口服吸收好，穿透力强，分布广泛，脑脊液中药物浓度较高。抗菌谱与酮康唑相似。抗菌活性强，比酮康唑强 5～20 倍。临床主要用于全身性或局部念珠菌、隐球菌等真菌感染以及预防易感人群真菌感染。毒副作用较少、较轻。

氟胞嘧啶（Flucytosine）口服吸收迅速完全，穿透力强，分布广泛，易穿透血脑屏障。药物进入真菌体内，在去氨酶作用下脱去氨基，转变为具有抗代谢作用的 5－氟尿嘧啶，干扰核酸和蛋白合成。真菌对本药易产生耐药性。临床主要用于念珠菌、隐球菌和其他敏感真菌所引起的肺部感染、尿路感染、败血症、心内膜炎等的治疗。与两性霉素 B、唑类抗真菌药合用可产生协同作用。可引起皮疹及胃肠道反应、骨髓抑制，肝、肾损伤等，有致畸作用，孕妇及哺乳期妇女不宜使用。

【自测习题】

一、填空题

1. 浅部真菌感染的致病菌主要为________，常侵犯的部位是________，其发病率________，但致死率________。

2. 深部真菌感染的致病菌为________，常侵犯的部位是________，其发病率________，但致死率________。

3. 特比萘芬的抗菌机制是________________。

4. 特比萘芬可用于治疗________、________、________、________。

5. 局部用于抗浅部真菌感染的药物有________、________、________。

6. 常用于治疗深部真菌感染的药物有________、________、________、________。

7. 唑类抗真菌药可分为________类和________类。

8. 咪唑类抗真菌药有________、________、________、________，三唑类抗真菌药有________、________。

9. 两性霉素 B 常采用________方法给药，主要用于治疗________、________、________等，采用________给药方法用于真菌性脑膜炎，口服可用于________。

10. 两性霉素 B 的抗真菌作用机制是________________。

11. 氟胞嘧啶的抗菌机制是________________。

12. 氟胞嘧啶可用于治疗________、________、________等，与________和________合用有协同作用。

二、选择题

单项选择题

1. 两性霉素 B 的抗菌机制是
   A. 抑制真菌甾醇 -14α 去甲基酶，使细胞膜麦角固醇合成受阻
   B. 抑制真菌角鲨烯环氧化酶，使细胞膜麦角固醇合成受阻
   C. 抑制真菌鸟嘌呤代谢，干扰其 DNA 合成和有丝分裂
   D. 与真菌细胞膜上的麦角固醇结合，干扰细胞膜的通透性
   E. 在真菌体内活化后，干扰其 DNA 和 RNA 合成

2. 较易引起内分泌异常的抗真菌药是
   A. 特比萘芬　B. 酮康唑　C. 两性霉素 B
   D. 制霉菌素　E. 氟胞嘧啶

3. 深部真菌感染的首选药是
   A. 氟康唑　B. 酮康唑　C. 伊曲康唑
   D. 氟胞嘧啶　E. 两性霉素 B

4. 可作为皮肤癣菌引起的各种癣病的首选药的是
   A. 氟胞嘧啶　B. 特比萘芬　C. 克霉唑
   D. 制霉菌素　E. 伊曲康唑

5. 可与两性霉素 B 合用的药物是

A. 氨基糖苷类　　B. 卷曲霉素　　C. 多黏菌素类

D. 氟胞嘧啶　　E. 万古霉素

6. 胃酸分泌增加时吸收增多的药物是

A. 氟胞嘧啶　　B. 特比萘芬　　C. 酮康唑

D. 两性霉素 B　　E. 伊曲康唑

多项选择题

7. 两性霉素 B 的特点有

A. 为广谱抗真菌药

B. 是目前治疗深部真菌感染的首选药

C. 通过抑制真菌细胞膜麦角固醇的合成发挥作用

D. 毒性大

E. 脑脊液中药物浓度低

8. 两性霉素 B 的不良反应包括

A. 高血钾　　B. 肾脏损伤　　C. 贫血

D. 寒战、发热　　E. 惊厥

9. 氟胞嘧啶的特点有

A. 单独使用时真菌易产生耐药性

B. 与两性霉素 B 合用可提高疗效、减少毒性

C. 在人体细胞内转变为 5－氟尿嘧啶，故对某些肿瘤有效

D. 易透过血脑屏障，对隐球菌性脑膜炎疗效好

E. 与唑类抗真菌药合用可产生协同作用

10. 属于咪唑类抗真菌药的是

A. 克霉唑　　B. 氟康唑　　C. 酮康唑

D. 益康唑　　E. 咪康唑

11. 唑类抗真菌药的共同特点有

A. 属广谱性抗真菌药，对浅部和深部真菌感染均有效

B. 抗菌机制是通过抑制真菌角鲨烯环氧化酶而阻止其细胞膜麦角固醇合成

C. 真菌很少产生耐药性

D. 均可抑制人的细胞色素 P450 酶系统

E. 共同不良反应有胃肠反应、肝功能异常等

12. 酮康唑的特点包括

A. 广谱、对浅部和深部真菌均有抗菌作用

B. 既可口服也可外用

C. 抗酸药可增加其吸收

D. 口服后不良反应多，甚至引起肝损伤，月经紊乱，男子乳腺发育等

E. 对肝药酶有诱导作用

13. 氟康唑的特点有

A. 抗真菌作用强　　B. 口服吸收差　　C. 治疗指数大

D. 脑脊液中浓度低　　E. 主要以原形经肾排泄

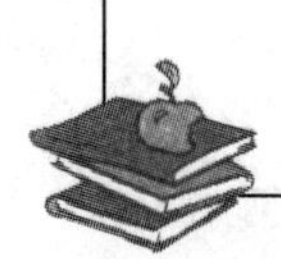

14. 伊曲康唑的特点有

A. 广谱抗真菌药，作用强大

B. 不易进入脑脊液

C. 皮肤、指甲中的药物浓度高

D. 不良反应小，但孕妇不宜使用

E. 对真菌细胞色素 P450 酶的选择性较高

15. 特比萘芬的特点有

A. 主要用于皮肤癣菌引起的各种癣病，疗效好，毒性小

B. 通过抑制真菌类角鲨烯环氧化酶，使其细胞膜麦角固醇合成受阻

C. 治疗癣病，既可口服也可外用

D. 对肝药酶无明显影响

E. 不良反应少而轻，肝肾功能不良者 $t_{1/2}$ 不受影响

16. 脑内药物浓度高的抗真菌药物有

A. 氟胞嘧啶　　B. 咪康唑　　C. 氟康唑

D. 伊曲康唑　　E. 两性霉素 B

三、配对题

1. 两性霉素 B　　A. 干扰核酸和蛋白合成
2. 氟胞嘧啶　　B. 选择性抑制真菌甾醇－14α－去甲基酶
3. 特比萘芬　　C. 抑制角鲨烯环氧化酶
4. 氟康唑　　D. 结合真菌细胞膜上麦角固醇，破坏细胞膜屏障

四、判断题

1. 两性霉素 B 是治疗浅部真菌感染的首选药。
2. 伊曲康唑可用于浅部真菌感染和深部真菌感染。
3. 氟胞嘧啶是抗肿瘤药物。
4. 特比萘芬用于皮肤癣菌感染疗效好。
5. 酮康唑的抗真菌活性是唑类抗真菌药中最强的。
6. 氟康唑治疗真菌性脑膜炎时必须进行鞘内注射。
7. 孕妇感染真菌后使用伊曲康唑是安全的。
8. 特比萘芬对肝药酶影响明显，故药物相互作用多。

五、简答题

1. 抗浅部真菌感染和深部真菌感染的药物各有哪些？
2. 简述两性霉素 B 的抗菌谱、抗菌机制及其临床应用。
3. 简述两性霉素 B 的主要不良反应。
4. 两性霉素 B 应注意避免和哪些药物合用？其原因是什么？
5. 氟胞嘧啶的抗菌机制如何？它对哪些真菌有效？为什么常与两性霉素 B 合用？其不良反应和应用注意有哪些？
6. 唑类抗真菌药有哪些共同特点？按其结构可分成几类？每类包括哪些药物？

【参考答案】

一、填空题

1. 各种癣菌　皮肤、毛发、指（趾）甲和黏膜等部位　高　低

2. 白色念珠菌、新形隐球菌　深部组织和内脏器官　低　高

3. 抑制真菌合成麦角固醇的关键酶——角鲨烯环氧化酶而使真菌细胞膜的屏障功能障碍

4. 甲癣、体癣、手癣、足癣

5. 酮康唑　咪康唑　克霉唑

6. 两性霉素 B　伊曲康唑　氟康唑　酮康唑和氟胞嘧啶

7. 咪唑　三唑

8. 克霉唑、咪康唑、益康唑、酮康唑　氟康唑、伊曲康唑

9. 缓慢静脉滴注　真菌性肺炎　心内膜炎　尿路感染　鞘内注射　肠道真菌感染

10. 通过与真菌细胞膜上的重要成分麦角固醇相结合，干扰细胞膜的通透性，破坏细胞膜的屏障作用而发挥抗真菌作用

11. 进入真菌体内，在脱氨酶作用下脱去氨基，转变为具有抗代谢作用的 5－氟尿嘧啶，干扰真菌细胞 DNA 和 RNA 的合成

12. 念珠菌、隐球菌和其他敏感真菌所引起的肺部感染　尿路感染　败血症（或心内膜炎）　两性霉素 B　唑类抗真菌药

二、选择题

1. D　2. B　3. E　4. B　5. D　6. C　7. ABDE　8. BCDE　9. ABDE　10. ACDE　11. ACDE　12. ABD　13. ACE　14. ABCDE　15. ABCD　16. AC

三、配对题

1. D　2. A　3. C　4. B

四、判断题

1. ×　2. √　3. ×　4. √　5. ×　6. ×　7. ×　8. ×

五、简答题

1. 治疗浅部真菌感染和深部真菌感染的药物：

抗浅部真菌药	抗深部真菌药
酮康唑	两性霉素 B
咪康唑	伊曲康唑
克霉唑	氟康唑
特比萘芬	酮康唑
伊曲康唑	氟胞嘧啶

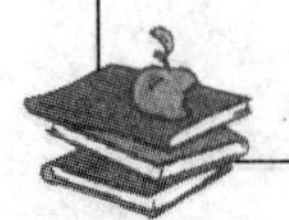

2. 两性霉素 B 的抗菌谱、抗菌机制及临床应用：

抗菌谱	广，对几乎所有的真菌均有抗菌作用，如白色念珠菌、新型隐球菌、皮炎芽生菌、组织胞浆菌、球孢子菌属、孢子丝菌属等
抗菌机制	两性霉素 B 与真菌细胞膜上的重要成分麦角固醇相结合，干扰细胞膜的通透性，进而使细胞膜的屏障作用被破坏，细胞内的重要物质（如钾离子、核苷酸和氨基酸等）外漏，无用物或对真菌有毒的物质内渗，使真菌的生命力下降甚至死亡。
临床应用	是目前治疗深部真菌感染的首选药。静脉滴注给药用于真菌性肺炎、心内膜炎、尿路感染等；鞘内注射用于真菌性脑膜炎；口服可用于肠道真菌感染。局部可用于治疗指甲、皮肤黏膜等浅部真菌感染

3. 两性霉素 B 不良反应较多较重，可分为注射相关的不良反应和缓慢出现的不良反应：

分类	表现
注射相关的不良反应	初次注射：寒战、呕吐、体温升高及静脉炎 静脉注射过快：惊厥、心律失常 鞘内注射：惊厥和化学性蛛网膜炎
缓慢出现的不良反应	肾脏损伤：氮质血症，可伴有肾小管酸中毒及钾离子和镁离子排出增多 贫血 肝功能异常

4. 避免与两性霉素 B 合用的药物：

避免合用的药物	原因
氨基糖苷类、抗肿瘤药物、卷曲霉素、多黏菌素类、万古霉素等	合用其他具有肾组织损伤作用的药物可使肾脏的毒性增强
肾上腺皮质激素	可使低钾血症发生率增高
强心苷类药物	本药所诱发的低钾血症可增强其的毒性
神经肌肉阻断药	合用可加强神经肌肉阻断作用

5. 氟胞嘧啶：

抗菌谱	隐球菌属、念珠菌属和球拟酵母菌
抗菌机制	氟胞嘧啶通过真菌细胞的胞嘧啶渗透酶被摄入真菌细胞内，在胞嘧啶脱氨酶作用下去氨基后，转化为活性产物 5 - 氟尿嘧啶。由于 5 - 氟尿嘧啶化学结构与尿嘧啶相似，代替尿嘧啶参与了真菌的核酸代谢，从而干扰真菌细胞的 DNA 和 RNA 的合成
合用两性霉素 B	合用可产生协同作用，因两性霉素 B 破坏真菌的细胞膜，使氟胞嘧啶更容易进入真菌细胞内而干扰真菌的核酸和蛋白合成
不良反应	皮疹及胃肠道反应；骨髓抑制；肝损伤；肾脏损伤，老年和肾功能减退患者需减量应用；有致畸作用，孕妇及哺乳期妇女不宜使用

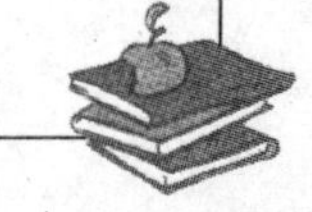

6. 唑类为广谱抗真菌药。

	共同特点
抗菌谱	广，对浅部真菌和深部真菌均有效
抗菌机制	①选择性抑制真菌甾醇－14α－去甲基酶，使细胞膜麦角固醇合成受阻，细胞膜屏障作用被破坏；②甾醇－14α－去甲基酶受抑，使14α－甲基甾醇在真菌细胞内浓集，损伤真菌的一些酶（如ATP酶、电子转运有关的酶）的功能
代谢	主要在肝脏进行。均可不同程度地抑制人的细胞色素P450酶系统
不良反应	轻微胃肠不适、肝功异常、影响其他药物或/和体内甾醇类生物活性物质的作用，男子乳腺发育、妇女不孕、月经异常。

唑类按化学结构可分为咪唑类和三唑类两类。

类别	常用药物	应用
咪唑类	克霉唑、咪康唑、益康唑、酮康唑、布康唑和硫康唑	主要为局部用药
三唑类	氟康唑和伊曲康唑	可作全身用药

（张轩萍）

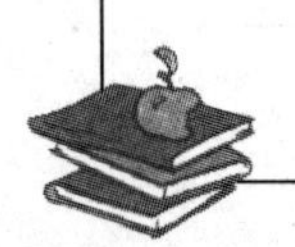

CHAPTER 第十二章

抗病毒药物

【学习要点】

1. 掌握齐多夫定、奥司他韦、阿昔洛韦、利巴韦林、拉米夫定的药理作用、临床应用及主要不良反应。

2. 熟悉抗人类免疫缺陷病毒、抗流感病毒、抗疱疹病毒、抗肝炎病毒相关药物作用特点。

3. 了解病毒生活周期及抗病毒药物作用环节、体内过程。

【要点精讲】

一、抗人类免疫缺陷病毒（抗 HIV）药物

目前抗 HIV 药主要有：核苷反转录酶抑制剂（NRTIs）、非核苷反转录酶抑制剂（NNRTIs）和蛋白酶抑制剂（PIs）三类。

1. 核苷反转录酶抑制剂　齐多夫定（Zidovudine）在体内转化为活性三磷酸体，以假底物形式竞争 HIV 逆转录酶，并掺入到正在合成的单链 DNA 中，抑制 DNA 链的延长，阻碍病毒的复制和繁殖。本品对 HIV－1 和 HIV－2 均有抑制作用，在活化细胞作用强于静止细胞。有骨髓抑制作用，应定期检查血常规。

扎西他滨（Zalcitabine）单用疗效不及齐多夫定；常与齐多夫定、一种蛋白酶抑制药，三药合用，治疗艾滋病及其综合征。本品有剂量依赖性外周神经炎，停药后可恢复。

司他夫定（Stavudine）对 HIV－1 和 HIV－2 均有抗病毒活性，适用于不能耐受齐多夫定或其治疗无效的患者，但两者不能合用。主要不良反应为外周神经炎，与扎西他滨、去羟肌苷合用，此不良反应明显增加。

拉米夫定（Lamivudine）常与司他夫定或齐多夫定合用治疗 HIV 感染。

去羟肌苷（Didanosine）为严重 HIV 感染的常选药物，尤其适用于不能耐受齐多夫定或其治疗无效的患者，与齐多夫定和一种 NNRTIs 合用效果更好。不良反应有外周神经炎、胰腺炎。

2. **非核苷反转录酶抑制剂**（NNRTIs） **地那韦啶**（delavirdine）、**奈韦拉平**（nevirapine）、**依法韦伦**（efavirenz）等，均可口服给药，不需在细胞内激活，可直接结合到反转录酶，破坏催化点从而抑制反转录酶。NNRTIS 与 NRTIS 和 PIs 合用，可协同抑制 HIV 复制，若单独应用，HIV 可迅速产生耐药性。常见不良反应为皮疹，重者应立即停药。

3. **蛋白酶抑制剂** 蛋白酶抑制剂主要有**利托那韦**（Ritonavir）、**奈非那韦**（Nefinavir）、**沙奎那韦**（Saguinavir）、**莫地那韦**（Modinavir）和**安普那韦**（Amprenavir），共同特点为：选择抑制 HIV 蛋白酶，阻止前体蛋白裂解，致未成熟感染性病毒颗粒堆积，可有效对抗 HIV，与 NRTIs 合用有协同作用。

二、抗流感病毒药

金刚烷胺（Amantadine）和**金刚乙胺**主要用于亚洲甲型流感的预防和治疗，有缩短病程和退热等作用，综合疗效优于利巴韦林。金刚烷胺影响病毒脱壳，抑制核酸释放，对早期病毒的复制和增殖有抑制作用，也通过影响血凝素干扰病毒组装。金刚乙胺比金刚烷胺强4～10 倍，有中枢神经系统和胃肠道反应，严重者出现神经错乱、癫痫样症状，甚至昏迷。

扎那米韦（Zanamivir）口服无效，采用鼻内给药或吸入给药。其抑制流感病毒神经氨酸酶，病毒难以释放，阻止病毒扩散。临床用于甲型和乙型流感预防和治疗，对金刚烷胺和金刚乙胺耐药病毒仍有效。本品用药宜早，对哮喘或气管阻塞性疾病患者慎用，不宜与中枢兴奋药合用。

奥司他韦（Oseltamivir），商品名达菲，本品是目前防治流感病毒的有效药物，其活性代谢物能抑制神经氨酸酶从而抑制病毒复制和传播。本品可致一过性恶心、呕吐、失眠、头痛等副作用。

奥塞米韦（Oseltamivir）也是神经氨酸酶抑制剂，减少甲型和乙型流感病毒传播，治疗流行性感冒。

盐酸阿比多尔防治甲型和乙型流感，有直接抑制病毒和诱导内源性干扰素的双重作用。

三、抗疱疹病毒药物

阿昔洛韦（Aciclovil）局部用于治疗单纯性疱疹性角膜炎、皮肤和黏膜疱疹、生殖器疱疹和带状疱疹；静脉注射或口服给药治疗单纯疱疹病毒所致的各种感染。本品在体内转化为三磷酸无环鸟苷，抑制病毒 DNA 聚合物，阻止 DNA 的复制。对疱疹病毒选择性高，具有广谱抗疱疹病毒作用。肝功能不全、脑水肿或哺乳期妇女慎用。

更昔洛韦（Ganciclovir，GCV）为阿昔洛韦的同系物，但对巨细胞病毒作用更强，伐昔洛韦为阿昔洛韦的前体药，喷昔洛韦为阿昔洛韦的代谢产物。

碘苷（Idxuridine）只局部治疗眼部或皮肤疱疹病毒和牛痘病毒。对急性上皮型疱疹性角膜炎疗效好，对疱疹性角膜、虹膜炎无效。注意眼睑过敏，角膜损伤，有骨髓抑制、致畸和致突变作用。

碘苷同类药物还有脱氧尿苷、氟脱氧尿苷及三氟胸腺嘧啶核苷等。

阿糖腺苷（Vidarabine）主要治疗疱疹病毒脑炎、角膜炎，新生儿单纯疱疹、艾滋病患

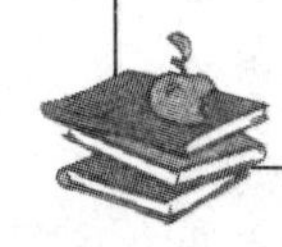

者并发带状疱疹等。本品抑制 DNA 复制，从而抑制疱疹病毒，但对巨细胞病毒无效。常见胃肠道反应、骨髓抑制、白细胞和血小板减少。

曲氟尿苷（Trifluridline）为局部广泛应用的药物。治疗疱疹性角膜炎和上皮角膜炎，对阿糖胞苷和碘苷无效者仍有效。可致浅表眼部刺激，甚至出血。

四、抗肝炎病毒药物

1. 核苷类似药　拉米夫定（lamivudine）口服吸收良好，临床主要用于治疗乙型肝炎和 HIV 感染。本品抗病毒作用强而持久，并能提高机体免疫力，但病毒对其易产生耐药性，不能长期使用。

利巴韦林（Ribavirin）口服，应与干扰素联用，治疗甲型和丙型肝炎患者，气雾剂用于治疗甲型或乙型流感；静脉注射治疗流行性出血热和麻疹并发肺炎患者；局部外用治疗带状疱疹、生殖器疱疹、单疱疹病毒角膜炎、流行性角膜炎等。本品对多种 DNA 或 RNA 病毒有效，为广谱抗病毒药。长期用药可致贫血，因致畸，孕妇禁用。

阿德福韦酯为广谱抗病毒药，临床可用于拉米夫定耐药者的抗病毒治疗。**恩替卡韦**口服，用于治疗慢性乙型肝炎感染，疗效优于拉米夫定，耐药少。

2. 生物制剂　干扰素（Interferon）口服无效，需注射给药。干扰素既有抗病毒作用，又有免疫调节作用，临床用于多种病毒感染性疾病。应用时可发生流感综合征。

胸腺肽 α_1 为一组免疫活性肽，用于慢性肝炎、艾滋病和其他病毒性感染和肿瘤治疗。

【自测习题】

一、填空题

1. 当前抗 HIV 药主要有：____________、____________、____________三类。
2. 抗流感病毒药物主要有：________、________、________等。
3. 阿昔洛韦的前体药为________，阿昔洛韦的代谢产物为________，更昔洛韦为________的同等物。
4. 抗肝炎病毒核苷类似药主要包括________、________、________等。
5. 抗肝炎病毒生物制剂主要包括________、________等。
6. 利巴韦林与干扰素联用治疗________；气雾剂用于治疗________；静脉注射治疗________；局部外用治疗________。

二、选择题

单项选择题

1. 可与扎西他滨联用的药物是

A. 齐多夫定　　B. 司他夫定　　C. 去羟肌苷
D. 异烟肼　　E. 氨基糖苷类抗生素

2. 不宜与齐多夫定合用的药物是

A. 扎西他滨　　B. 司他夫定　　C. 拉米夫定

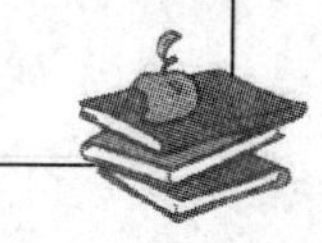

D. 去羟肌苷　　E. 利托那韦

3. 流感病毒神经氨酸酶抑制剂是

A. 金刚乙胺　　B. 盐酸阿比多尔　　C. 奥司他韦

D. 地他韦啶　　E. 利托那韦

4. 静注给药治疗单纯疱疹病毒所致感染常用的药物是

A. 曲氟尿苷　　B. 膦甲酸钠　　C. 碘苷

D. 阿昔洛韦　　E. 伐昔洛韦

5. 口服主要用于治疗慢性乙型肝炎和 HIV 的药物是

A. 利巴韦林　　B. 阿德福韦酯　　C. 司他夫定

D. 扎那米韦　　E. 拉米夫定

三、配伍题

A. 齐多夫定　　B. 拉米夫定　　C. 扎西拉滨

D. 扎那米韦　　E. 司他夫定

1. 与司他夫定合用呈互相拮抗作用的药是

2. 适用于齐多夫定不能耐受或治疗无效的药是

A. 齐多夫定　　B. 奈韦拉平　　C. 利托那韦

D. 沙奎那韦　　E. 奈非那韦

3. 以假底物形式竞争 HIV 逆转录酶，抑制 DNA 链增长，阻碍病毒复制和增殖的药物是

4. 可直接结合反转录酶，破坏催化位点的药是

A. 金刚乙胺　　B. 扎那米韦　　C. 奥司他韦

D. 奥塞米韦　　E. 盐酸阿比多尔

5. 主要用于甲型流感的预防和治疗，综合疗效优于利巴韦林，癫痫病患者禁用的药物是

6. 口服无效，一般采用鼻内或吸入用预防和治疗甲型和乙型流感的药物是

A. 更昔洛韦　　B. 伐昔洛韦　　C. 喷昔洛韦

D. 阿糖腺苷　　E. 曲氟尿苷

7. 阿昔洛韦的前体药物是

8. 阿昔洛韦代谢物，适用于严重带状疱疹治疗的药物是

9. 阿昔洛韦的同系药，但对巨细胞病毒作用更好的药物是

A. 利巴韦林　　B. 阿德福韦酯　　C. 阿昔洛韦

D. 拉米夫定　　E. 乙肝疫苗

10. 口服治疗甲型和丙型肝炎，应与干扰素联用的药物是

11. 可作拉米夫定耐药后的治疗药物是

12. 产后应立即给新生儿使用的药物是

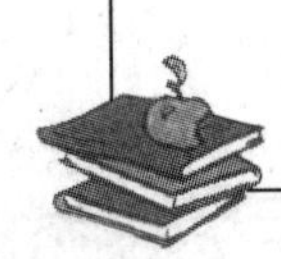

四、判断题

1. 司他夫定用于不能耐受齐多夫定或其治疗无效的患者，但两者不能合用。
2. 扎那米韦口服无效，采用鼻内给药或吸入给药。
3. 碘苷只局部治疗眼部或皮肤疱疹病毒和牛痘病毒。
4. 奥司他韦（达菲）是目前防治流感病毒的有效药物。
5. 扎西他滨、司他夫定及去羟肌苷均可致外周神经炎。

五、简答题

1. 扎西他滨不能与哪些药物联用，为什么？
2. 简述齐多夫定的临床应用。
3. 简述奥司他韦的临床应用。
4. 简述阿昔洛韦的临床应用。

【参考答案】

一、填空题

1. 核苷反转录酶抑制剂　非核苷反转录酶抑制剂　蛋白酶抑制剂
2. 奥司他韦　金刚烷胺　金刚乙胺　扎那米韦
3. 伐昔洛韦　喷昔洛韦　阿昔洛韦
4. 拉米夫定　利巴韦林　恩替卡韦
5. 干扰素　胸腺肽
6. 甲型和丙型肝炎　甲型或乙型流感　流行性出血热和麻疹并发肺炎　带状疱疹

二、选择题

1. A　2. B　3. C　4. D　5. E

三、配伍题

1. A　2. E　3. A　4. B　5. A　6. B　7. B　8. C　9. A　10. A
11. B　12. E

四、判断题

1. √　2. √　3. √　4. √　5. √

五、简答题

1. 扎西他滨主要不良反应为剂量依赖性外周神经炎，不能与有同样的不良反应的药物同时服用，这些药物主要有司他夫定、去羟胸苷、异烟肼及氨基糖苷类抗生素。

2. 齐多夫定主要用于艾滋病感染治疗，常与拉米夫定、去羟肌苷合用，但不能与司他夫定合用，否则产生拮抗作用。患者有并发症时，应同时与对症的药物联用，该药降低 HIV 感染的发病率，延缓病程，延长存活期，也能治疗 HIV 诱发的痴呆和血栓性血小板减少症。

3. 奥司他韦能抑制甲型和乙型流感病毒，是目前治疗流行性感冒的有效药物，在服奥司他韦 48h 内不能接种流感疫苗，否则会使后者作用减弱或失去接种效果。

4. 阿昔洛韦口服或静注用药治疗单纯或带状疱疹病毒感染；局部用药治疗单纯疱疹性角膜炎、皮肤和黏膜病毒感染、生殖器疱疹和带状疱疹，也可用于 EB 病毒感染、艾滋病患者并发水痘、带状疱疹等。

（钱之玉）

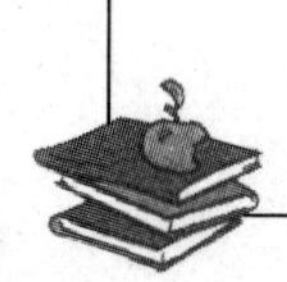

CHAPTER 第十三章

抗结核病药和抗麻风病药

【学习要点】

1. 掌握抗结核病药物的分类及各类有哪些常用药物；掌握异烟肼抗结核作用的特点、机制、体内过程、临床应用及不良反应；掌握利福平的抗菌谱、抗菌机制、体内过程、临床应用、不良反应。掌握结核病化学治疗的原则。

2. 熟悉吡嗪酰胺、乙胺丁醇、链霉素以及对氨水杨酸抗结核作用的特点。

3. 了解抗麻风病药物的发展概况。

【要点精讲】

一、抗结核病药

抗结核病药分为第一线和第二线抗结核病药。第一线抗结核病药疗效好，不良反应少，常用药物包括异烟肼、利福平、链霉素、乙胺丁醇和吡嗪酰胺等。第二线抗结核病药疗效低，毒性较大，仅在细菌对第一线药耐药时或病人不能使用第一线抗结核病药时用，如对氨水杨酸、卡那霉素、环丙沙星、乙硫异烟胺等。

异烟肼（Isoniazid）是治疗结核病的首选药。异烟肼穿透力强，能透入细胞内、结核纤维化或干酪样病灶内。有明显的肝药酶抑制作用。异烟肼仅对结核杆菌有效，对增殖期结核杆菌较静止期作用强，对细胞内、外的结核杆菌均有效。其抗菌机制可能是抑制分枝杆菌细胞壁分枝菌酸的合成。单用异烟肼易产生耐药性，临床常与其他抗结核病药联合用于治疗各种类型的结核病，单用可作预防结核病应用。大剂量时异烟肼易引起周围神经炎及中枢神经系统症状，可用维生素 B_6减轻神经毒性。癫痫、精神病患者及嗜酒者慎用。其他不良反应还有肝损伤、过敏反应以及口干、上消化道不适等。

利福平（Rifampin）是常用的一线抗结核病药，其衍生物利福喷汀和利福定的抗菌谱、抗菌机制等均与利福平相同。利福平口服吸收好，但个体差异性大，受食物影响。主要在肝脏代谢，有肝药酶诱导作用。利福平抗菌谱较广，对结核杆菌、麻风杆菌、革兰阳性菌尤其耐药性金黄色葡萄球菌有强大的抗菌作用；对革兰阴性菌、某些病毒如呼吸道合胞病

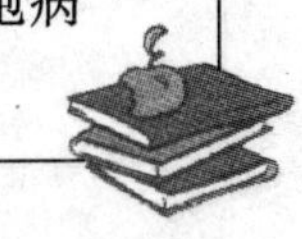

毒、以及沙眼衣原体也有抑制作用。对结核杆菌的抗菌强度与异烟肼相当。其抗菌机制是由于特异性地结合于敏感微生物的 DNA 依赖性 RNA 多聚酶的 β 亚单位，抑制了该酶的活性，减少细菌 RNA 的合成。单用利福平耐药性迅速产生，临床常与其他抗结核病药联合应用于各类结核病的治疗，也可用于治疗麻风病、耐药金黄色葡萄球菌及其他敏感菌的感染以及严重的胆道感染。常见不良反应有胃肠反应，少数人可有过敏反应、肝损伤。禁用于严重肝功能不全、胆道阻塞者及妊娠早期。

链霉素（Streptomycin）不易透过细胞膜，也不易透入结核的纤维化、干酪样化及厚壁空洞等病灶内，主要对细胞外结核杆菌有效；不易透过血脑屏障，对结核性脑膜炎效果差。单用时结核杆菌易产生耐药性，且由于长期应用使耳毒性加重，目前临床多与其他抗结核病药联合用药治疗重症结核病，如播散性结核、结核性脑膜炎等。

吡嗪酰胺（Pyrazinamide）抗结核杆菌作用弱于异烟肼、利福平和链霉素，在酸性环境中其抗菌作用较强。与异烟肼和利福平合用有显著的协同作用。结核杆菌对单用本药迅速产生耐药性，但与其他抗结核病药无交叉耐药现象。目前临床常在抗结核病联合用药（三联或四联）时加用低剂量吡嗪酰胺，治疗对其他抗结核病药疗效不佳的结核病患者。剂量大时可发生肝损伤，禁用于肝功能异常者。因抑制尿酸排泄，有痛风病史者慎用。

乙胺丁醇（Ethambutol）仅对结核杆菌有效，抗结核杆菌作用比异烟肼、利福平和链霉素弱。单用可产生耐药性，但较缓慢。常与其他抗结核病药联合应用治疗各型结核病，尤其适用于对异烟肼和链霉素治疗效果不好的结核病患者。较为严重的毒性反应为球后视神经炎，停药可恢复。

对氨水杨酸（*para*－Aminosalicylic Acid，PAS）为第二线抗结核病药，对结核杆菌仅有抑制作用，抗菌作用弱。耐药性产生缓慢。常见胃肠道反应、过敏反应。

治疗结核病的原则有：早期用药；联合用药；长期、全疗程、规律用药。

二、抗麻风病药

麻风杆菌属于分枝杆菌属，除了利福平可用于麻风病的治疗外，氨苯砜（Dapsone）是目前治疗麻风病的首选药物，能选择性地作用于麻风杆菌，对麻风杆菌有较强的抗菌作用，对其他微生物几无作用。

利福平杀灭麻风杆菌的作用较氨苯砜快，毒性小，一般作氨苯砜联合应用的药物使用。

沙利度胺（Thalidomide）具有免疫调节、稳定溶酶体膜作用及非特异性抗炎作用，对麻风反应及某些皮肤病有效。本药对麻风病并无治疗作用，主要与抗麻风药合用以减少麻风反应。临床适用于各型麻风反应如发热、结节红斑、淋巴结肿大、关节肿痛等，光敏性皮肤病如多形性日光疹，日光性痒疹。也可用于结节性痒疹、盘状红斑狼疮、白塞病、泛发扁平苔藓、坏疽性脓皮病等皮肤病的治疗。该药有强的致畸作用，故禁用于孕妇。

【自测习题】

一、填空题

1. 目前我国应用的第一线抗结核病药有________、________、________、

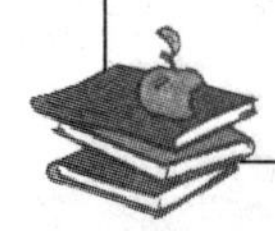

________、________。

2. 异烟肼引起神经毒性可表现为________和________，采用________可减轻该毒性。

3. 结核病化学治疗的基本原则有________、________、________。

4. 可用于治疗麻风病的药物有________、________、________。

5. 利福平对________、________、________、________、________、________等病原微生物有抑制作用。

6. 异烟肼的抗菌机制是____。

7. 第一线抗结核病药的特点有________、________、________________。

8. 第二线抗结核病药物有________、________、________、________等。

二、选择题

单项选择题

1. 利福平的抗菌机制是
   A. 抑制细菌细胞壁合成　B. 抑制细菌 mRNA 合成
   C. 抑制细菌蛋白质合成　D. 增强细菌胞浆膜通透性
   E. 抑制细菌 DNA 合成
2. 抗结核作用最强的药物是
   A. 异烟肼　B. 乙胺丁醇　C. 链霉素
   D. 吡嗪酰胺　E. 氧氟沙星
3. 异烟肼抗结核杆菌的主要作用机制是
   A. 抑制结核杆菌 DNA 回旋酶
   B. 抑制结核杆菌 RNA 多聚酶
   C. 抑制结核杆菌细胞壁分枝菌酸合成
   D. 抑制结核杆菌蛋白质的合成
   E. 抑制结核杆菌二氢蝶酸合酶
4. 无抗结核杆菌作用的药物是
   A. 氧氟沙星　B. 吡嗪酰胺　C. 利福喷汀
   D. 乙胺丁醇　E. 诺氟沙星
5. 下列药物中抗结核杆菌作用最强的药物是
   A. 链霉素　B. 利福平　C. 乙胺丁醇
   D. 吡嗪酰胺　E. 卡那霉素
6. 结核病的首选药是
   A. 异烟肼　B. 链霉素　C. 乙胺丁醇
   D. 氧氟沙星　E. 吡嗪酰胺
7. 抗结核病药中疗效较差的药物是
   A. 利福平　B. 利福定　C. 利福喷汀
   D. 异烟肼　E. 乙胺丁醇
8. 治疗麻风病的首选药是
   A. 利福喷汀　B. 利福平　C. 沙利度胺
   D. 氨苯砜　E. 利福定

9. 有关沙利度胺说法正确的是
   A. 是治疗麻风病的首选药
   B. 对麻风病有显著疗效
   C. 有明显的致畸作用，不宜与氨苯砜合用
   D. 对麻风杆菌有强大的抗菌作用
   E. 对麻风反应和某些皮肤病有良好的治疗作用

多项选择题

10. 利福平的特点有
   A. 长期用药可损伤肝脏
   B. 橘红色的药物和代谢物可通过粪、尿、泪、汗、痰及乳汁排泄
   C. 连续用药可使其半衰期延长
   D. 代谢物乙酰利福平有一定的抗菌活性
   E. 为肝药酶诱导剂
11. 异烟肼的特点有
   A. 是目前治疗各类结核病的首选药
   B. 单独使用易产生耐药性，与其他抗结核病药合用可防止或延缓耐药性产生
   C. 为预防结核可单独使用
   D. 利福平可增强异烟肼的肝毒性
   E. 肝功能不良、癫痫及精神病患者慎用
12. 链霉素的抗结核作用特点有
   A. 抗结核作用较强
   B. 长期大量用药易发生耳毒性
   C. 极易产生耐药性
   D. 肝、肾功能不良者慎用
   E. 易穿透细胞膜
13. 吡嗪酰胺的作用特点有
   A. 在碱性环境中作用增强
   B. 作用不及异烟肼和利福平，属二线抗结核药
   C. 单用易产生耐药性
   D. 可诱发痛风
   E. 有肝毒性
14. 对氨水杨酸的特点有
   A. 对结核杆菌的抑制作用远不及异烟肼、利福平等
   B. 单用易产生耐药性
   C. 常见胃肠刺激症状
   D. 为防止结晶尿可合用碳酸氢钠
   E. 可干扰甲状腺摄碘，使腺体肿大
15. 对氨苯砜的叙述正确的是
   A. 是目前治疗麻风病的首选药
   B. 主要优点是作用强、疗程短、毒性小

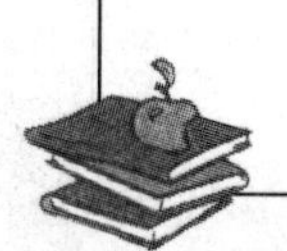

C. 通过抑制细菌二氢蝶酸合酶（二氢叶酸合成酶）发挥作用

D. 较易发生溶血和发绀

E. 与利福平合用可减少耐药性

16. 有关异烟肼引起的神经系统毒性，正确的有

A. 可引起中枢毒性如眩晕、失眠甚至精神病

B. 可引起周围神经炎

C. 神经毒性与增加维生素 B_6排泄，抑制其利用有关

D. 大量用药或快代谢型者易出现神经毒性

E. 嗜酒者、儿童、营养不良者易出现神经毒性

17. 异烟肼的体内过程特点有

A. 口服易吸收，吸收后迅速分布于全身各组织器官中

B. 脑脊液、胸腹腔及关节腔内均可达有效浓度

C. 能进入细胞内和纤维化或干酪样结核病灶内

D. 主要在肝内乙酰化而失活

E. 个体乙酰化速度虽有差异，但并无实际意义

18. 乙胺丁醇的特点有

A. 仅对结核杆菌有效

B. 耐药性产生较慢，故可单独使用

C. 可干扰细菌 RNA 合成

D. 可能引起球后视神经炎

E. 痛风病人慎用

三、配对题

1. 利福平	A. 可引起周围神经炎
2. 异烟肼	B. 主要用于抗细胞外结核杆菌
3. 链霉素	C. 无抗麻风杆菌作用，但可用于麻风反应
4. 乙胺丁醇	D. 是治疗麻风病的首选药物
5. 吡嗪酰胺	E. 属于第二线抗结核病药
6. 氨苯砜	F. 可引起球后视神经炎
7. 沙利度胺	G. 抑制 DNA 依赖性 RNA 多聚酶
8. 对氨水杨酸	H. 在酸性环境中抗菌作用增强

四、判断题

1. 利福平对耐药金黄色葡萄球菌感染疗效好。
2. 异烟肼可诱导肝药酶加速自身代谢。
3. 细菌对乙胺丁醇不产生耐药性。
4. 链霉素对结核性脑膜炎治疗效果好。
5. 治疗结核感染应单独使用异烟肼或利福平，以防止肝毒性的发生。
6. 抗结核病药在使用中应间歇应用以减少不良反应的发生。
7. 氨苯砜是治疗麻风病的首选药。

8. 沙利度胺易引起畸胎，故不宜用于孕妇。

五、简答题

1. 为什么异烟肼是目前治疗各种结核病的首选药？其主要优缺点是什么？
2. 异烟肼的体内过程有何特点？这些特点有何临床意义？
3. 大剂量长期使用异烟肼可能产生哪些不良反应？如何防治？
4. 利福平的抗菌谱和抗菌机制如何？其体内过程有何特点？
5. 治疗结核病时为什么常常联合用药？

【参考答案】

一、填空题

1. 异烟肼、利福平、链霉素、乙胺丁醇　吡嗪酰胺
2. 周围神经炎　中枢神经系统症状　维生素 B_6
3. 早期用药　联合用药　长期、全疗程、规律用药
4. 氨苯砜　利福平　沙利度胺
5. 结核杆菌　麻风杆菌　革兰阳性菌尤其耐药性金黄色葡萄球菌　革兰阴性菌　某些病毒　沙眼衣原体
6. 抑制分枝杆菌细胞壁专有成分——分枝菌酸的合成
7. 疗效好　不良反应少　病人耐受性良好
8. 对氨水杨酸　卡那霉素　环丙沙星　乙硫异烟胺

二、选择题

1. B　2. A　3. C　4. E　5. B　6. A　7. E　8. D　9. E　10. ABDE　11. ABCDE　12. ABC　13. CDE　14. ACDE　15. ACDE　16. ABCE　17. ABCD　18. ACDE

三、配对题

1. G　2. A　3. B　4. F　5. H　6. D　7. C　8. E

四、判断题

1. √　2. ×　3. ×　4. ×　5. ×　6. ×　7. √　8. √

五、简答题

1. 与其他抗结核病药相比较，异烟肼有口服方便、价格低廉、疗效高、毒性小等多方面的优点，异烟肼是治疗各类结核的首选药。但异烟肼单独应用易产生耐药性，故常与其他抗结核药联合应用。

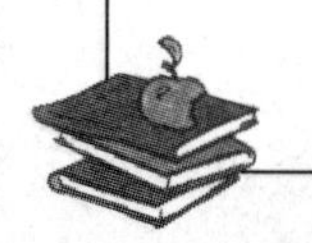

2. 异烟肼的体内过程特点及其临床意义：

体内过程特点	临床意义
口服容易吸收	口服用药方便
分布广泛，肾脏组织、胸腹水、关节腔、脑脊液中均有较高含量	对相应部位的结核杆菌有效
易穿透细胞膜	可作用于细胞内的结核杆菌
能渗入结核的纤维化或干酪样病灶内	可作用于该部位的结核杆菌
主要在肝脏经乙酰化而代谢失活	代谢快慢有种族和遗传的差别，临床应注意调整给药方案

3. 大剂量长期使用异烟肼可引起的不良反应及防治措施：

不良反应	防治措施
神经系统毒性（周围神经炎、中枢神经系统症状）	癫痫、精神病患者、嗜酒者及孕妇慎用；可用等剂量的维生素 B_6 对抗
肝损伤	用药期间应定期检查肝功能；肝功能不良者慎用
嗜酸性粒细胞增加、血小板减少、粒细胞减少	定期查血常规

4. 利福平的抗菌谱、抗菌机制及体内过程：

抗菌谱	广，对结核杆菌、麻风杆菌、革兰阳性菌尤其是耐药性金黄色葡萄球菌有强大的抗菌作用；对革兰阴性菌、某些病毒和沙眼衣原体也有抑制作用
抗菌机制	与依赖 DNA 的 RNA 多聚酶的 β 亚单位牢固结合，阻止该酶与 DNA 连接，阻断 RNA 的转录过程，从而抑制细菌 RNA 的合成
体内过程	①口服吸收好，但个体差异性大，受食物影响；②体内分布广泛，穿透力强，能进入细胞内、结核空洞内和痰液中；③主要在肝脏代谢，有肝药酶诱导作用；④可经胆汁、尿、泪、汗、唾液等多途径排泄，排泄物、分泌物可被红染

5. 大部分结核杆菌在首次接触异烟肼、利福平、乙胺丁醇及链霉素等抗结核病药治疗时均很敏感，但由于：①结核病的药物治疗疗效出现缓慢；②结核杆菌对单用某种抗结核病药易产生耐药性；③在长期大剂量用药过程中，各类抗结核病药又容易产生毒性反应。因此，为增强疗效、降低药物毒性反应、缩短疗程、防止或延缓细菌耐药性的产生，在结核病治疗中特别强调采用两种以上的抗结核病药进行二联、三联甚至四联等联合用药的原则。

（张轩萍）

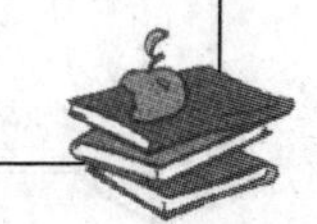

CHAPTER 第十四章

抗寄生虫药

【学习要点】

1. 掌握杀灭各期疟原虫的代表药物及其药理作用；掌握吡喹酮的药理作用和临床应用。掌握杀灭肠内、肠外阿米巴原虫的代表药物及其药理作用。

2. 熟悉广谱抗肠蠕虫药甲苯咪唑、阿苯达唑的驱虫作用。

3. 了解疟原虫、阿米巴原虫、血吸虫的生活史。

【要点精讲】

一、抗疟药

（一）主要用于控制症状的药物

氯喹（Chlorquine）在红细胞中的浓度比血浆浓度高约 10 ~ 20 倍，而被疟原虫侵入的红细胞又比正常红细胞高出 25 倍。主要作用于红细胞内期裂殖体，是控制疟疾临床症状的首选药，具有作用强、起效快、疗效持久的特点。因恶性疟原虫无红细胞外期，故可根治恶性疟。作用机制为影响疟原虫 DNA 的复制、RNA 转录和蛋白质合成。治疗量可出现头晕、胃肠道反应、剥脱性皮炎、粒细胞减少等不良反应。长期大剂量应用可发生角膜浸润、视力模糊等眼毒性和肝肾损害。偶见心肌损害。恶性疟原虫对抗疟药特别是氯喹产生耐药性，而且耐氯喹的虫株对乙胺嘧啶和周效磺胺有交叉耐药性。

奎宁（Quinine）对各种疟原虫的红细胞内期裂殖体有杀灭作用，能控制临床症状，但效力不如氯喹，体内消除快，易复发，毒性较大，不作为常规药物使用。对红细胞外期无效，对配子体也无明显作用。主要用于耐氯喹或耐多种药物的恶性疟，特别是严重的脑型疟。不良反应主要为金鸡纳反应、心肌抑制作用、特异质反应。

甲氟喹（Mefloquine）可杀灭疟原虫红细胞内期裂殖体。用于控制症状，起效较慢。单独或与长效磺胺和乙胺嘧啶合用，对耐多药恶性疟虫株感染有一定疗效。用于症状抑制性预防，每 2 周给药一次。半数患者可出现中枢神经系统反应。

青蒿素（Artemisinin）对红细胞内期裂殖体有强大迅速的杀灭作用，对红细胞外期无

效。用于治疗间日疟和恶性疟，症状控制率可达100%。脂溶性高，能通过血脑屏障，可用于抢救凶险的脑型疟。但复发率较高，口服给药的近期复发率达30%，这可能与药物在体内消除快，代谢物无抗疟活性有关。与伯氨喹合用，可使复发率降至10%。与氯喹有低度交叉耐药性，对耐氯喹虫株感染仍有良好疗效。也可诱发耐药性，但较氯喹慢。与周效磺胺或乙胺嘧啶合用，可延缓耐药性的发生。不良反应较少，偶有恶心、呕吐、四肢麻木、心动过速，停药后消失。

咯萘啶（Pyronaridine）对间日疟原虫和恶性疟原虫的红细胞内期裂殖体均有杀灭作用，抗疟疗效显著，尤其为对氯喹有抗药性的感染亦有效。适用于治疗各种疟疾，包括脑型疟和凶险疟疾危重患者的治疗。与周效磺胺或伯氨喹合用可增强疗效，延缓抗药性的产生，防止复燃。不良反应较氯喹轻。肌注的大多数病例无明显反应。

哌喹（Piperaquine）为长效预防疟疾的药物，口服吸收后贮存于肝脏，以后缓慢释放进入血液，故作用持久。主要用于疟疾的症状性预防，对恶性疟或间日疟有很好的预防作用，可降低发病率并控制流行。

（二）主要用于控制复发和传播的药物

伯氨喹（Primaquine）对间日疟红细胞外期迟发型子孢子（休眠子）和各种疟原虫的配子体有较强的杀灭作用，是根治间日疟和阻断各型疟疾传播的药物。疟原虫对伯氨喹很少产生耐药性。与氯喹合用，可提高疗效，减少耐药株的产生。毒性较大，治疗量可引起疲倦、头昏、恶心、呕吐和腹泻，少数人出现药热、粒细胞减少等。少数特异质患者可发生溶血性贫血和高铁血红蛋白血症。

（三）主要用于病因性预防的抗疟药

乙胺嘧啶（Pyrimethamine）对恶性疟和间日疟的红细胞外期速发型子孢子有较强的抑制作用；每周服药一次，可起到病因性预防作用。不能直接杀灭配子体，但按蚊吸入含乙胺嘧啶的血液时，可阻止疟原虫在蚊子体内的增殖，起到控制传播的作用。作用机制为抑制疟原虫的二氢叶酸还原酶，使二氢叶酸不能转变成四氢叶酸，阻碍DNA的合成，抑制疟原虫的生长繁殖。与半衰期相近的周效磺胺合用，可从两个不同环节抑制叶酸的合成，发挥协同作用，延缓耐药性的产生。治疗量不良反应少。长期大量应用，会干扰人体叶酸代谢，可致巨幼红细胞性贫血或白细胞减少症。

二、抗阿米巴病药

（一）作用于肠内、外阿米巴病药

甲硝唑（Metronidazole）口服生物利用度可达90%～100%。广泛分布于各组织和体液中，且能通过血脑屏障和胎盘。对组织内和肠腔内阿米巴大滋养体均有很强的杀灭作用，为目前治疗阿米巴病的首选药物。对阴道滴虫亦有直接杀灭作用，是治疗滴虫病的特效药。有抗贾第鞭毛虫作用，是目前治疗贾第鞭毛虫病最有效的药物，治愈率在90%以上。对厌氧性革兰阳性和阴性杆菌和球菌都有较强的杀灭作用，尤其对脆弱杆菌敏感。耐药菌株少。长期应用不诱发二重感染，不良反应少而轻，最常见者为恶心和口腔金属味。少数患者可出现白细胞暂时性减少。

替硝唑（Tinidazole）疗效优于甲硝唑，不良反应少，特别适用于经甲硝唑治疗效果不显著或因不良反应难以接受甲硝唑治疗的患者。具有生物利用度高、血药浓度达峰快、半衰期长和维持时间长的优点。

奥硝唑（Ornidazole）是继甲硝唑、替硝唑之后的第三代新型硝基咪唑类衍生物。具有良好的抗厌氧菌、抗阿米巴原虫、抗阴道毛滴虫和贾第鞭毛虫的作用。原药和中间代谢物均有活性，作用于厌氧菌、阿米巴原虫、贾第鞭毛虫和阴道毛滴虫细胞的 DNA，使其螺旋结构断裂或阻断其转录复制而致死亡。

依米丁（Emetine）和**去氢依米丁**（Dehydroemetine）对组织中的阿米巴滋养体有直接杀灭作用。治疗浓度对包囊无杀灭作用，对慢性阿米巴痢疾和带虫者基本无效。由于毒性较大，故仅在急性阿米巴痢疾和肠外阿米巴病病情严重、甲硝唑疗效不满意时才考虑使用。

（二）主要作用于肠腔内阿米巴病药

喹碘方（Chiniofon）、**氯碘羟喹**（Clioquinol）、**双碘喹啉**（Diiodohydroxyquinoline）主要用于治疗肠腔内阿米巴，尤以轻型痢疾及无症状带虫者，而对组织内阿米巴无效。有直接杀灭阿米巴作用，口服吸收较少，广泛用作肠腔内抗阿米巴药，用于排包囊者，或与甲硝唑合用于急性阿米巴痢疾。

（三）主要作用于肠腔外阿米巴病药

氯喹（Chlorquine）口服吸收后在肝、肾、脾、肺内的浓度较血浆内高数百倍，适用于肠腔外阿米巴病，如阿米巴肝脓肿、肺脓肿，常用于甲硝唑无效或禁忌的病人。

（四）主要杀灭包囊的抗阿米巴病药

二氯尼特（Diloxanide）是目前最有效的杀包囊药。口服后主要靠其未吸收部分杀灭阿米巴原虫。其机制为阻断虫体蛋白合成，主要杀灭阿米巴原虫的囊前期，故对无症状或仅有轻微症状的排包囊者有良好疗效。对中度或重度肠内、肠外阿米巴病常与其他药物联合应用。

三、抗滴虫病药

甲硝唑（Metronidazole）为治疗滴虫病最有效的药物。

乙酰胂胺（Acetarsol）用于抗甲硝唑株滴虫感染。有轻度局部刺激作用，使阴道分泌物增多。

四、抗血吸虫病药

吡喹酮（Praziquantel）为广谱抗血吸虫药和驱绦虫药，尤以对多种血吸虫有杀灭作用。是目前治疗血吸虫病的首选药，对成虫作用强，童虫作用弱。抗虫机制：①使虫体肌肉兴奋、收缩，产生痉挛性麻痹；②使虫体皮层破溃，导致有宿主免疫功能参与的损伤。对哺乳动物细胞膜则无上述作用，由此表现出作用的高度选择性。对急性、慢性和晚期血吸虫病均为首选药物。

硝硫氰胺（Nithiocyanamine）口服易吸收，体内分布广。形成肝肠循环，消除较慢，连续给药可致蓄积中毒。对三种血吸虫均有杀灭作用，对钩虫、姜片虫及蛔虫亦有效。机制是干扰虫体三羧酸循环与糖原代谢而杀灭成虫。用于各型血吸虫病，对急性血吸虫病病人退热较快，有确切疗效，对慢性血吸虫病效果也好。还可用于钩虫病、姜片虫病等。对肝脏有损害，有精神病史及神经官能症、妊娠期和哺乳期妇女禁用。

五、抗丝虫病药

乙胺嗪（Diethylcarbamazine）对班氏丝虫和马来丝虫的微丝蚴均有杀灭作用，能迅速使虫体从血液中减少或消失。对淋巴系统中的成虫也有毒杀作用，但疗效稍差，需较大剂量或较长疗程。与卡巴胂合用，可提高对成虫的疗效。临床用于班氏丝虫病及马来丝虫病的治疗，也可用于嗜伊红细胞增多症的治疗。

六、驱肠虫药

（一）驱肠线虫药

甲苯达唑（Mebendazole，甲苯咪唑）对蛔虫、蛲虫、鞭虫、钩虫的成虫及幼虫均有较好疗效。对钩虫卵、蛔虫卵和鞭虫卵有杀灭作用，具有控制传播的重要意义。作用机制为选择性地使线虫的体被和肠细胞中的微管消失，抑制虫体对葡萄糖的摄取，妨碍虫体生长发育，显效缓慢。

阿苯达唑（Albendazole）对肠道寄生虫，如蛔虫、蛲虫、钩虫、鞭虫、绦虫和粪类圆线虫等有驱杀作用。对肠道外寄生虫病，如包虫病（棘球蚴病）、囊虫症、旋毛虫病以及华支睾吸虫病、肺吸虫病等也有较好疗效，机制与甲苯达唑相同。

左旋咪唑（Levamisole）可选择性地抑制虫体肌肉中的琥珀酸脱氢酶，影响无氧代谢，减少能量的产生。虫体肌肉麻痹后随粪便排出体外。主要用于驱蛔虫及钩虫。

哌嗪（Piperazine）对蛔虫和蛲虫有较强的驱除作用。主要能阻断神经肌接头处的胆碱受体，致虫体发生弛缓性麻痹而随肠蠕动排出。

恩波维铵（Pyrvinium embonate）有杀蛲虫作用，其原理为干扰肠虫的呼吸酶系统，抑制需氧呼吸，并阻碍肠虫对葡萄糖的吸收，影响虫体的生长和繁殖。为治疗蛲虫病的首选药。

（二）驱绦虫药

吡喹酮（Praziquantel）对牛肉绦虫、猪肉绦虫、阔节裂头绦虫和短膜壳绦虫都有良好的疗效。驱绦虫为首选药，亦可用于姜片虫病的治疗。引起颅内压升高的反应较重。

氯硝柳胺（Niclosamide）对牛肉绦虫、猪肉绦虫、阔节裂头绦虫和短膜壳绦虫感染都有良好疗效，尤以对牛肉绦虫的疗效为佳。主要抑制绦虫线粒体内 ADP 的无氧磷酸化和抑制葡萄糖摄取，从而杀死其头节和近端节片，但不能杀死节片中的虫卵。

【自测习题】

一、名词解释

1. 红细胞内期　2. 金鸡纳反应　3. 肠外阿米巴病

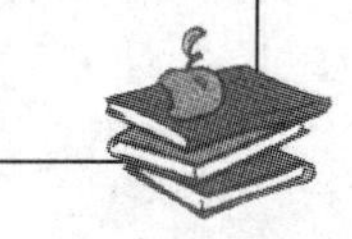

二、选择题

单项选择题

1. 有关氯喹的叙述正确的是

   A. 抗疟作用强、缓慢、持久　B. 对疟原虫的红内期有杀灭作用
   C. 对疟原虫的原发性红外期有效　D. 对疟原虫的继发性红外期有效
   E. 杀灭血中配子体

2. 对红细胞内期裂殖体有杀灭作用兼有抗阿米巴原虫作用的抗疟药是

   A. 乙胺嘧啶　B. 伯氨喹　C. 氯喹
   D. 青蒿素　E. 甲氟喹

3. 主要用于根治良性疟和阻断传播的药物是

   A. 伯氨喹　B. 氯喹　C. 奎宁
   D. 乙胺丁醇　E. 青蒿素

4. 伯氨喹引起急性溶血性贫血，其原因是红细胞内缺乏

   A. 腺苷酸环化酶　B. 二氢叶酸还原酶
   C. 葡萄糖-6-磷酸脱氢酶　D. 谷胱甘肽还原酶
   E. 磷酸二酯酶

5. 广谱驱肠虫药是

   A. 乙胺嗪　B. 甲苯达唑　C. 吡喹酮
   D. 哌嗪　E. 硝硫氰胺

6. 治疗各种人类血吸虫病的首选药物

   A. 乙胺嗪　B. 酒石酸锑钾　C. 吡喹酮
   D. 左旋咪唑　E. 喹诺酮

多项选择题

7. 主要用于控制症状的抗疟药包括

   A. 乙胺嘧啶　B. 氯喹　C. 奎宁
   D. 青蒿素　E. 哌喹

8. 关于氯喹抗疟原虫的叙述正确的是

   A. 红细胞内药物浓度比血浆内高10~20倍
   B. 对红细胞内期裂殖体有杀灭作用
   C. 具有作用强、起效快、疗效持久的特点
   D. 是从金鸡钠树皮中提取的生物碱
   E. 作用机制为抑制疟原虫的二氢叶酸还原酶

9. 氯喹的药理作用有

   A. 抗疟作用　B. 抗肠外阿米巴病作用　C. 免疫抑制作用
   D. 心肌兴奋作用　E. 子宫兴奋作用

10. 有关奎宁的叙述正确的有

    A. 最早用于治疗疟疾的药物　B. 有心肌抑制作用
    C. 主要用于耐氯喹或耐多药的恶性疟　D. 可发生特异质反应
    E. 对各种疟原虫的红内期裂殖体均有杀灭作用

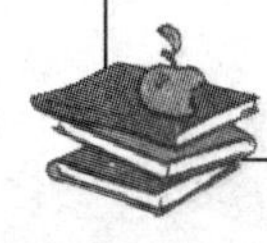

11. 长期大剂量应用氯喹可引起

A. 窦房结抑制　B. 角膜浸润、视力模糊　C. 心肌损害

D. 金鸡纳反应　E. 阿－斯综合征

12. 关于乙胺嘧啶的叙述正确的是

A. 用于病因性预防的首选药

B. 作用于各种疟原虫红细胞外期速发型子孢子

C. 对红细胞内期已成熟裂殖体有抑制作用

D. 直接杀灭人体血液中的配子体

E. 抑制疟原虫二氢叶酸还原酶的活性

13. 伯氨喹抗疟原虫的特点是

A. 对配子体有较强的杀灭作用　B. 能有效地控制良性疟复发

C. 能有效地中断各型疟疾的传播　D. 对恶性疟红内期裂殖体无效

E. 对良性疟红内期裂殖体有效强的杀灭作用

14. 可使红细胞内缺乏葡萄糖－6－磷酸脱氢酶者引起急性溶血性贫血的药物是

A. 磺胺嘧啶　B. 乙胺嘧啶　C. 氯喹

D. 伯氨喹　E. 对乙酰氨基酚

15. 甲硝唑的药理作用有

A. 抗阿米巴作用　B. 抗滴虫作用　C. 抗厌氧菌作用

D. 抗贾第鞭毛虫作用　E. 抗血吸虫作用

16. 甲苯达唑驱虫作用的特点包括

A. 高效　B. 广谱　C. 起效快

D. 不良反应少见　E. 对蛔虫卵、钩虫卵、鞭虫卵有杀灭作用

三、配对题

1. 治疗疟疾复发率高，近期复发率可达30%的是　A. 乙胺嘧啶
2. 控制疟疾临床症状的首选药是　B. 青蒿素
3. 对疟原虫配子体有较强杀灭作用的是　C. 甲硝唑
4. 疟疾病因性预防的首选药是　D. 伯氨喹
5. 对肠内、外阿米巴均有较强杀灭作用的是　E. 氯喹

6. 治疗血吸虫病的首选药物　A. 甲苯达唑
7. 治疗阿米巴肝炎而甲硝唑无效的药物　B. 氯喹
8. 驱绦虫的首选药　C. 甲硝唑
9. 治疗阴道滴虫病的常用药物　D. 乙胺嗪
10. 治疗丝虫病的药物　E. 吡喹酮

四、简答题

1. 抗疟药如何分类，各有哪些代表药物？
2. 青蒿素在药理作用方面有何特点？
3. 抗阿米巴药可分为哪几类，各类的代表药物是哪些？

4. 无症状排包囊者选用何药治疗？

5. 用氯硝柳胺治疗猪肉绦虫时，应注意哪些问题？

【参考答案】

一、名词解释

1. 红细胞内期：从肝细胞逸出的裂殖子进入血流，一部分被吞噬细胞吞噬杀灭，一部分侵入红细胞并在其内发育增殖，称为红细胞内期。

2. 金鸡纳反应：使用奎宁后表现为恶心、呕吐、耳鸣、头痛、听力和视力减退、精神不振等，甚至发生暂时性耳聋，这种不良反应称为金鸡纳反应。

3. 肠外阿米巴病：阿米巴大滋养体可经血流至肝、肺和其他器官引起阿米巴炎症和脓肿，统称为肠外阿米巴病。

二、选择题

1. B 2. C 3. A 4. C 5. B 6. C 7. BCDE 8. ABC 9. ABC 10. ABCDE 11. ABCE 12. ABE 13. ABCD 14. ADE 15. ABCD 16. ABDE

三、配对题

1. B 2. E 3. D 4. A 5. C 6. E 7. B 8. E 9. C 10. D

四、简答题

1. 根据作用环节及临床应用可将抗疟药分为以下几类：

分类	作用特点及用途	代表药
主要用于控制症状的药物	杀灭红内期疟原虫	氯喹、奎宁、青蒿素等
主要用于控制复发和传播的药物	杀灭各型疟原虫的配子体；杀灭间日疟红细胞外期迟发型子孢子	伯氨喹
主要用于病因性预防的药物	杀灭红细胞外期速发型子孢子	乙胺嘧啶

2. 青蒿素在药理作用方面有如下特点：

（1）青蒿素对红内期裂殖体有强大而快速的杀灭作用，能迅速控制临床发作及症状，具有高效、速效和低毒的特点。

（2）脂溶性高，易透过血脑屏障，对凶险的脑型疟疾有良好抢救效果。

（3）最大的缺点是复发率高，口服给药时近期复发率可达 30% 以上。与伯氨喹合用，可使复发率降至 10% 左右。

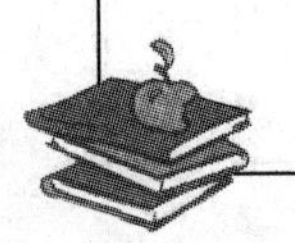

3．抗阿米巴病药根据在体内分布及对原虫作用方式的不同分为三类：

分类	代表药
作用于肠内、外阿米巴病药	甲硝唑、替硝唑
主要作用于肠腔内阿米巴病药	卤化喹啉类，如喹碘方、氯碘羟喹和双碘喹啉
主要作用于肠腔外阿米巴病药	氯喹

4．无症状排包囊者选用二氯尼特治疗。二氯尼特是目前最有效的杀包囊药。对于急性阿米巴痢疾，在甲硝唑控制症状后再用二氯尼特肃清肠腔内的小滋养体，可有效地预防复发。单独使用本品对肠外阿米巴病无效，与甲硝唑合用治疗阿米巴肝脓肿，可根除再感染。

5．用氯硝柳胺治疗猪肉绦虫时应注意的问题有：

氯硝柳胺主要抑制绦虫线粒体内 ADP 的无氧磷酸化和抑制葡萄糖摄取，从而杀死其头节和近端节片，但不能杀死节片中的虫卵。为防止服药后产生呕吐，引起节后碎虫卵倒流入胃及十二指肠，导致囊虫病，故应在服用前先服用镇吐药，服药后 2h 再用硫酸镁导泻。

（季　晖）

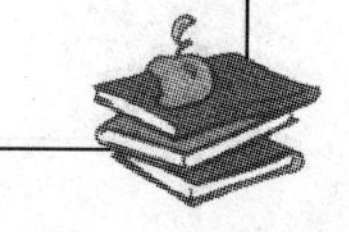

CHAPTER 第十五章

抗恶性肿瘤药

【学习要点】

1. 掌握抗肿瘤药物的分类和各类常用药物的药理作用、临床应用和主要不良反应。
2. 熟悉常用抗肿瘤药物的作用机制。
3. 了解肿瘤细胞产生抗药性的机制。

【要点精讲】

一、抗恶性肿瘤药的分类及作用机制

（一）抗恶性肿瘤药物的分类

表 15－1　抗肿瘤药物的分类

类别	作用机制	药物
细胞毒类药物	破坏 DNA 化学结构的药物	烷化剂：氮芥、环磷酰胺、塞替派、亚硝脲类和甲基磺酸酯类（白消安） 铂类化合物：顺铂、卡铂和草酸铂 丝裂霉素、博来霉素 多柔比星、表柔比星、吡柔比星
	影响核酸合成的药物	二氢叶酸还原酶抑制剂：甲氨蝶呤、培美曲塞 胸腺核苷合成酶抑制剂：氟尿嘧啶、卡培他滨 嘌呤核苷合成酶抑制剂：巯嘌呤、硫鸟嘌呤 核苷酸还原酶抑制剂：羟基脲 DNA 多聚酶抑制剂：阿糖胞苷、吉他西滨
	干扰核酸转录的药物	放线菌素 D、阿克林霉素、普卡霉素
	拓扑异构酶抑制剂	依立替康、拓扑替康、羟喜树碱；依托泊苷、替尼柏苷
	作用于微管蛋白的药物	紫杉醇类、长春碱类、高三尖杉酯碱
	其他细胞毒药物	L－门冬酰胺酶

续表

类别	作用机制	药物
激素类	抗雌激素	他莫昔芬、托瑞米芬、依西美坦
	芳香化酶抑制剂	安鲁米特、福美坦、来曲唑、阿那曲唑
	孕激素	甲羟孕酮、甲地孕酮
	性激素	雄性激素：甲睾酮、丙酸睾酮 雌激素：己烯雌酚
	抗雄激素	氟他胺
	黄体生成素释放激素激动剂/拮抗剂	戈舍瑞林、醋酸亮丙瑞林
生物反应调节剂		干扰素、白介素-2、胸腺肽类
单克隆抗体		利妥昔单抗、西妥昔单抗、曲妥珠单抗、贝伐单抗
其他	细胞分化诱导剂	维A酸类和亚砷酸等
	新生血管生成抑制剂	贝伐单抗、沙利度胺、恩度、参一胶囊
	表皮生长因子受体抑制剂	易瑞沙、厄罗替尼
	基因治疗疫苗	
辅助药	升血药、止吐药、镇痛药、抑制破骨细胞药	

（二）细胞周期与抗恶性肿瘤药物的作用机制

1. 药物对细胞周期的作用 根据抗肿瘤药物对肿瘤细胞增殖周期时相的敏感性，可分为两大类。

（1）细胞周期非特异性药物（cell cycle nonspecific agents，CCNSA） 主要能抑制或杀灭增殖周期各期的细胞，甚至包括 G_0 期细胞。如烷化剂、抗肿瘤抗生素及铂类化合物等。此类药物对恶性肿瘤细胞的作用往往较强，能迅速杀死肿瘤细胞。

（2）细胞周期特异性药物（cellcycle specific agents，CCSA） 仅对增殖周期的某一期作用较强，如主要作用于S期的抗代谢药物，作用于M期细胞的干扰微管蛋白功能药物。此类药物对肿瘤细胞的作用往往较弱，需要一定时间才能发挥其杀伤作用。

2. 抗恶性肿瘤药的作用机制 大多数抗肿瘤药物是通过作用于肿瘤细胞增殖周期中蛋白质合成的不同阶段，杀伤癌细胞，阻止其分裂繁殖。

（1）细胞毒类抗肿瘤药 细胞毒类药物能够直接抑制肿瘤细胞生长或增殖，作用机制包括抑制肿瘤细胞核酸生物合成、阻止DNA复制及RNA合成等。此类药物在杀灭或抑制肿瘤细胞的同时，也会对机体的正常细胞，尤其是代谢旺盛的细胞产生影响，在常用剂量下就会出现不良反应。

①抑制核酸生物合成 药物分别在不同环节抑制DNA的生物合成，有些药物也影响RNA的合成。根据药物主要干扰生化环节或所抑制的靶酶的不同，又可分为：

胸苷酸合成酶抑制剂	5-氟尿嘧啶等
DNA 多聚酶抑制剂	阿糖胞苷等
核苷酸还原酶抑制剂	羟基脲等
二氢叶酸还原酶抑制剂	甲氨蝶呤等
嘌呤核苷酸互变抑制剂	巯嘌呤

②直接破坏 DNA 并阻止其复制　主要破坏 DNA 结构或抑制拓扑异构酶活性，影响 DNA 复制和修复功能。此类药物有烷化剂、某些抗癌抗生素和铂类药物，其与核酸碱基形成共价键，使 DNA 链内或链间交叉联结，导致 DNA 链断裂，抑制 DNA 复制。喜树碱类和鬼臼毒素衍生物以拓扑异构酶为靶点，引起 DNA 单链或双链断裂。

③干扰转录过程和阻止 RNA 合成　药物可嵌入 DNA 碱基对之间，与 DNA 结合成复合物，阻碍 RNA 转录酶的功能，干扰转录过程，阻碍 mRNA 合成，又称为 DNA 嵌入剂。如多柔米星等蒽环类抗生素和放线菌素 D。

（2）影响蛋白质合成　长春碱类和紫杉醇类等抑制微管蛋白活性；三尖杉生物碱类干扰核蛋白体功能；L-门冬酰胺酶影响氨基酸供应，进而影响蛋白质合成。

（3）影响激素平衡　药物通过影响激素平衡从而抑制某些激素依赖性肿瘤。如糖皮质激素、雌激素、雄激素等激素类或其拮抗药。

3. 肿瘤的耐药性及其机制　肿瘤化学治疗最大障碍之一是肿瘤细胞对药物的耐药性。其中最常见的耐药性是多药耐药性（multidrug resistance，MDR）。MDR 是指肿瘤细胞对一种药物产生耐药性后，同时对结构与作用机制不同的其他抗肿瘤药物也产生交叉耐药性。肿瘤细胞的遗传学变化是其耐药性产生的基础，MDR 多出现于天然来源的分子质量相对较大的亲脂性药物，如长春花碱类、鬼臼毒素类、紫杉醇类、蒽环类抗生素、丝裂霉素和放线菌素 D 等，也包括一些合成药物如米托蒽醌。

MDR 产生的机制相当复杂，耐药细胞膜上多出现一种称为 P-糖蛋白（P-gp）的跨膜蛋白，P-gp 利用 ATP 的能量将多种异物分子（包括药物）排出细胞外，降低细胞内药物浓度。此外，多药耐药相关蛋白、凋亡调控基因、谷胱甘肽 S 转移酶、蛋白激酶 C 和拓扑异构酶 II 等亦起重要作用，而导致抗癌药物泵出增加、细胞解毒功能增强以及抗癌药物靶酶和凋亡异常等，肿瘤细胞通过这些改变从而保护自身免受抗癌药物的破坏。

二、细胞毒类抗肿瘤药物

细胞毒类抗肿瘤药物是指能够直接抑制肿瘤细胞生长或增殖的一类化疗药物，作用机制包括抑制肿瘤细胞核酸或蛋白质的合成、干扰微管系统、抑制拓扑异构酶等。

细胞毒类抗肿瘤药物是目前治疗恶性肿瘤的主要手段之一，具有以下不同于普通药物的特点：①临床主要用于晚期恶性肿瘤患者，患者生存期通常较短；②在杀灭或抑制肿瘤细胞的同时，也会对机体的正常细胞（尤其是代谢旺盛的细胞）产生影响，通常在药效剂量下就会导致患者出现不良反应。

（一）影响核酸生物合成的药物

这类药物主要通过干扰核酸代谢而影响 DNA 的合成，达到抑制或杀灭癌细胞，又称为抗代谢药。本类药物是细胞周期特异性药物，主要作用于合成 DNA 的 S 期细胞，但由于造血细胞、胃肠道黏膜上皮细胞及肝脏等正常组织的核酸代谢也比较旺盛，所以也会受到这类药物影响，因此，用药过程中要密切注意血常规，对于严重贫血、肝功能障碍患者要慎用。

氟尿嘧啶（Fluorouracil，5－FU）为嘧啶拮抗药，在细胞内转化为氟尿嘧啶核苷和氟尿嘧啶脱氧核苷，后者可抑制胸腺嘧啶核苷合成酶，从而阻断尿嘧啶脱氧核苷转变为胸腺嘧啶脱氧核苷，干扰 DNA 的生物合成。主要杀灭细胞增殖周期中的 S 期。是治疗消化道肿瘤和乳腺癌的基本药物。不良反应主要为消化道反应。

巯嘌呤（6－巯基嘌呤，6－MP）在体内先经酶催化转变成硫代肌苷酸，竞争性阻止肌苷酸转变为腺嘌呤核苷酸和鸟嘌呤核苷酸，阻碍 DNA 合成，也影响 RNA 合成。主要作用于 S 期细胞。用于急性淋巴细胞白血病的维持治疗。本品易产生耐药性，与泼尼松、甲氨蝶呤等合用，可提高疗效。大剂量用于治疗绒毛膜上皮癌和恶性葡萄胎。常见骨髓抑制和消化道黏膜损害，少数病人可出现黄疸和肝功能损害。偶见高尿酸症。

甲氨蝶呤（氨甲蝶呤，MTX）化学结构与叶酸相似，对二氢叶酸还原酶具有强大而持久的抑制作用。对 S 期影响最大，属周期特异性药物。MTX 药物与酶结合后，使二氢叶酸（FH_2）不能变成四氢叶酸（FH_4），使脱氧胸苷酸（dTMP）合成受阻，DNA 合成障碍。MTX 也可阻止嘌呤核苷酸的合成。临床主要用于儿童急性白血病和绒毛膜上皮癌。甲酰四氢叶酸能拮抗 MTX 治疗中的毒性反应。现一般主张先用大剂量 MTX，以后再用甲酰四氢叶酸作为救援剂，以保护骨髓正常细胞。不良反应包括消化道反应；骨髓抑制明显；长期大量用药可致肝、肾功能损害；妊娠早期应用可致畸胎、死胎。

阿糖胞苷（Cytarabine，AraC）在胃肠道易破坏，通常注射给药。阿糖胞苷抑制 DNA 多聚酶的活性而影响 DNA 合成，也可掺入 DNA 中干扰其复制，使细胞死亡。S 期细胞对之最敏感，属周期特异性药物。用于治疗成人急性粒细胞或单核细胞性白血病，对慢性粒细胞性白血病及消化道癌亦有效。不良反应主要为骨髓抑制和胃肠道反应、脱发、皮疹和肝功能损害。

羟基脲（Hydroxycabamide，Hydroxyurea，HU）抑制核苷酸还原酶，阻止胞苷酸转变为脱氧胞苷酸，从而抑制 DNA 合成，能选择性地作用于 S 期细胞。用于慢性粒细胞性白血病。对转移性黑色素瘤有暂时缓解作用。本品常作为同步化药物以提高肿瘤对化疗药物的敏感性，因其可使肿瘤细胞集中于 G_1 期。不良反应主要为骨髓抑制。尚有胃肠道反应、致畸等。孕妇忌用，肾功能不良者慎用。

（二）直接破坏 DNA 阻止其复制的药物

1. 烷化剂　烷化剂（Alkylatingagents）所含烷基能与细胞的 DNA、RNA 或蛋白质中亲核基团起烷化作用，形成交叉联结，从而抑制 DNA 复制和转录；也会导致基因错码，或引起咪唑环开裂、鸟嘌呤脱落、DNA 链断裂等，造成 DNA 功能和结构的损害，甚至引起细胞死亡。这类药属细胞周期非特异性药物。虽对肿瘤细胞作用较强，但选择性低，对人体正常生长较快的组织影响较大。烷化剂能选择性的抑制 B 淋巴细胞，大剂量也能抑制 T 淋巴细胞，所以对体液免疫和细胞免疫有抑制作用。烷化剂的临床应用及不良反应见表 15－2。

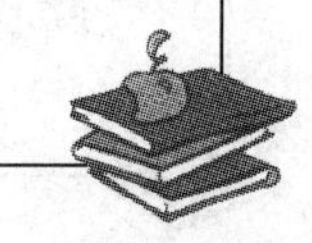

表 15－2　烷化剂的临床应用及不良反应

药物	不良作用	临床应用
氮芥（氮芥类）	骨髓抑制	霍奇金病（MOPP 原始纪录）
环磷酰胺（氮芥类）	骨髓抑制；不孕；免疫抑制；脱发；出血性膀胱炎	霍奇金病；多发性骨髓癌；乳癌、卵巢癌
异环磷酰胺（氮芥类）	出血性膀胱炎；骨髓抑制；免疫抑制；脱发	睾丸和卵巢癌症；肺癌和肉瘤
左旋溶肉瘤素（苯丙氨酸芥类）	骨髓抑制	多发性骨髓瘤；卵巢和乳房癌症
苯丁酸氮芥（氮芥类）	骨髓抑制；闭经	慢性淋巴细胞白血病；巨球蛋白血症
丝裂霉素	骨髓抑制；肾、肝、肺毒性	胃和胰腺的腺癌；乳癌；非小细胞性肺癌
卡莫司汀、洛莫司汀、司莫司汀、（亚硝酸脲类）	较强的骨髓抑制（治疗 4～6 周发生延迟性白细胞减少和血小板减少）	中枢神经系统肿瘤；霍奇金病；恶性黑素瘤；多发性骨髓瘤
达卜巴嗪	骨髓抑制；恶心、呕吐；流感样病症	恶性黑素瘤；霍奇金病；软组织肉瘤
普卡巴嗪	骨髓抑制；恶心；瞌睡；肺超敏	霍奇金病；脑瘤
塞替派	骨髓抑制	局限性膀胱癌（肿瘤内注射）；癌样脑脊膜炎
白消安（烷基磺）	骨髓抑制；肺纤维化	慢性骨髓白血病；高剂量化疗
顺铂、卡铂	多发性神经病；骨髓抑制	睾丸、卵巢、肺部癌症、固体瘤

盐酸氮芥（Chlormethine Hydrochloride，HN_2）是最早应用的烷化剂，选择性低、局部刺激性强，故只能静脉注射。作用迅速短暂，仅持续数分钟，但对骨髓组织抑制却较持久。利用其速效的特点，目前作为纵隔压迫症状明显的恶性淋巴瘤的化疗，以及区域动脉内给药或半身化疗（压迫主动脉阻断下身循环）治疗头颈部肿瘤，以提高肿瘤局部的药物浓度和减少毒性反应。本品毒性大，主要为骨髓抑制和胃肠道反应。

环磷酰胺（Cyclophosphamide，Endoxan，Cytoxan，CTX）在体外无活性，中间代谢产物 4－醛基环磷酰胺在组织内形成有强大烷化作用的磷酰胺氮芥，与 DNA 发生烷化，形成交叉联结，破坏其结构和功能，可杀伤各期细胞，属周期非特异性药物。CTX 抗肿瘤作用强且广谱，对恶性淋巴瘤疗效显著，对急性淋巴性白血病、慢性粒细胞性白血病、多发性骨髓瘤、卵巢癌、乳腺癌等也有效。也常用作免疫抑制剂治疗自身免疫性疾病。不良反应主要有胃肠道反应、骨髓抑制、尿路刺激和脱发。用药期间应补充足量液体和碱化尿液，亦可与巯乙基磺酸钠合用以减轻 CTX 的毒性。

2. 抗生素类

丝裂霉素（Mitomycin C）属周期非特异性药物。抗瘤谱广，可用于胃癌、肺癌、乳腺癌、慢性粒细胞白血病等。主要不良反应是骨髓抑制，尤血小板下降明显。其次为消化道反应、肾毒性、肺毒性。

博来霉素（Bleomycin）作用于 G_2 及 M 期，延缓 S/G_2 边界期及 G_2 期时间。主要用于鳞状上皮癌，对淋巴瘤、睾丸癌等也有效。最严重不良反应是肺纤维化，约 1/3 患者见发热、脱发等。

3. 铂类

顺铂（Cisplatin）口服无效。进入体内后，先将所含氯解离，然后与DNA链上的碱基形成交叉联结，从而破坏DNA的结构和功能。属细胞周期非特异性药物。顺铂抗瘤谱广，对卵巢癌、睾丸癌、肺癌、鼻咽癌、食管癌、膀胱癌等有效。与博来霉素及长春碱联合化疗，可根治睾丸肿瘤。主要不良反应有消化道反应、骨髓抑制、周围神经炎、耳毒性，大剂量或连续用药可致严重的肾毒性。

卡铂（碳铂，Carboplatin，CBP）作用机制同顺铂，但抗瘤活性较强，毒性较低。主要用于治疗小细胞肺癌、头颈部鳞癌、卵巢癌及睾丸肿瘤等。主要不良反应为骨髓抑制。

4. 抑制拓扑异构酶的药物

（1）抑制拓扑异构酶I药　喜树碱（Camptothecine，CPT）类主要作用靶点为DNA拓扑异构酶I，干扰DNA结构和功能。属细胞周期非特异性药物，对S期作用强于G_1和G_2期。喜树碱类对胃癌、绒毛膜上皮癌、恶性葡萄胎、急性及慢性粒细胞性白血病等有一定疗效，对膀胱癌、大肠癌及肝癌等亦有一定疗效。

伊立替康（Irinotecan，CPT－11）为半合成喜树碱的衍生物。可抑制TopoI，使DNA单链断裂，从而阻断DNA复制，由此产生细胞毒性，并特异性作用于S期。主要用于晚期直肠癌的治疗。可作为二线药物用于5－FU化疗失败的患者，与5－FU/FA联合治疗既往未接受化疗的晚期大肠癌患者。主要不良反应为骨髓抑制及迟发性腹泻等。

拓扑替康（Topotecan）作用机制同伊立替康，特异性的作用于S期细胞。主要用于小细胞肺癌，晚期转移性卵巢癌经一线药物化疗失败者。不良反应主要为血液及消化系统毒性。

（2）抑制拓扑异构酶II药　1880年从美洲鬼臼树脂中首次得到鬼臼毒，后发现其可引起皮肤明显的细胞学改变，对微管和肿瘤细胞具有抑制作用，但毒性较大。一系列的鬼臼衍生物如依托泊苷和替尼泊苷等已用于临床。

（三）嵌入DNA中干扰转录过程的药物

多柔比星（Doxorubicin，阿霉素，Adriamycin，ADM）口服无效。有一个蒽环平面，能嵌入DNA碱基对之间，并紧密结合到DNA上，阻止RNA转录过程，也能阻止DNA复制。属细胞周期非特异性药物，但S期细胞对其更敏感。抗瘤作用强，抗瘤谱广。常用于治疗各种实体瘤如乳腺癌、小细胞肺癌、卵巢癌、胃癌、肝癌、膀胱癌等。最严重的毒性反应为心脏毒性，可引起心肌退行性病变和心肌间质水肿。此外有骨髓抑制、消化道反应、皮肤色素沉着及脱发等不良反应。

三、抑制蛋白质合成的药物

（一）抑制有丝分裂的药物

长春碱（Vinblastine Sulfate，VLB）可使细胞有丝分裂停止于中期。其与纺锤丝微管蛋白结合，使其变性，从而影响微管的装配和纺锤丝的形成。对有丝分裂的抑制作用，VLB强于长春新碱。VLB主要用于治疗恶性淋巴瘤、绒毛膜上皮癌和何杰金病。VLB可引起消化道反应、骨髓抑制及脱发等。

长春新碱（Vincristine，VCR）药理作用同长春碱。神经毒性较重。主要应用于急慢性白血病、恶性淋巴瘤，也用于乳腺癌、支气管肺癌等。长春新碱骨髓抑制作用轻微，与多种抗肿瘤药物有协同作用。

（二）阻止微管聚合药

长春瑞滨（Vinorelbine）选择性作用于有丝分裂的微管，抑制微管蛋白的聚合，并使分裂期微管崩解，仅在高浓度下影响轴突微管，故神经毒性低。主要用于非小细胞肺癌、转移性乳腺癌、难治性淋巴瘤、卵巢癌等。可致粒细胞减少，中度贫血等。

长春地辛（Vindesine）抗瘤谱较广，对非小细胞肺癌、小细胞肺癌等有效。主要不良反应为骨髓抑制、胃肠道反应及神经毒性等。

（三）阻止微管解聚药

紫杉醇（Paclitaxel，Taxol，PTX）主要作用于微管蛋白，阻止微管蛋白解聚，稳定微管，导致细胞在有丝分裂时不能形成纺锤体和纺锤丝，抑制了细胞分裂和增殖，而发挥抗肿瘤作用。静脉给药用于治疗卵巢癌、乳腺癌、其他部位的实体瘤和白血病。对抗铂性卵巢癌有效；与环磷酰胺、多柔比星或顺铂联合化疗，治疗小细胞肺癌；对食管癌、尿路移行上皮癌、头颈部鳞癌、黑色素瘤等有效。可出现严重的急性过敏反应，此与注射剂中的助溶剂聚氧乙基蓖麻油（Cremophor EL）有关，可先用地塞米松和组胺 H_1、H_2受体拮抗剂防治。紫杉醇的限量毒性为骨髓抑制，较大剂量时可见神经系统毒性。

（四）蛋白质合成抑制药

高三尖杉酯碱（Homoharringtonine）抑制真核细胞蛋白质合成的起始阶段，抑制DNA 聚合酶的活性，导致 DNA 合成下降，蛋白质的合成抑制。对急性粒细胞性白血病疗效较好，对急性单核细胞白血病亦有效。不良反应有骨髓抑制、胃肠道反应及心脏毒性等。

四、内分泌药物

一些肿瘤如乳腺癌、前列腺癌、甲状腺癌、宫颈癌、卵巢肿瘤、睾丸肿瘤等均与相应的激素失调有关，应用某些激素或其拮抗药改变失调状态，对特定的肿瘤可抑制其生长。激素类药物的临床应用和不良反应见表 15－3。

表 15－3　激素类药物的临床应用和不良反应

药物	不良反应	临床应用
抗雌激素类：他莫昔芬	潮红；短暂和中等程度的血栓性血细胞减少和白细胞减少；阴道出血；皮疹；高钙血症；高剂量长期治疗后视网膜病变和角膜混浊；子宫癌	乳腺癌
孕激素类：甲羟孕酮	液体潴留；增重；高钙血症；胆汁阻塞性黄疸；低血压	转移性乳腺癌；子宫内膜癌

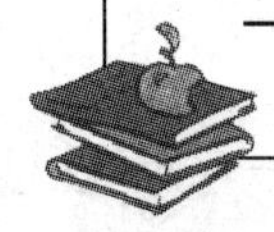

续表

药物	不良反应	临床应用
雄激素类：氟羟甲睾酮、丙酸睾酮、丙酸甲雄烷醇酮	女性男性化；水钠潴留；高钙血症；氟羟甲睾酮有可能引起胆汁阻塞性黄疸	晚期乳腺癌、尤骨转移者
抗雄激素类：氟他米特、氯羟基甲烯孕酮	男子女性型乳房；阳痿；肝功能上升	转移性前列腺癌
抗肾上腺素类：氨基苯己哌啶酮	斑丘疹；恶心；嗜睡；血栓性血细胞减少	转移性乳腺癌
黄体激素释放激素类似物：亮丙瑞林、瑞林	男子女性型乳房；阳痿；潮红；恶心腹泻；肿瘤；脱发	转移性前列腺癌和乳腺癌

他莫昔芬（三苯氧胺，Tamoxifene，TAM）通过拮抗雌激素与雌激素受体（ER）结合，阻止肿瘤细胞DNA和mRNA合成，抑制肿瘤细胞增殖。用于雌激素受体/孕激素受体（ER/PR）阳性的女性乳腺癌，辅助治疗能提高治愈率，减少对侧乳腺发生乳腺癌的几率。也用于卵巢癌、子宫内膜癌和内膜异位症的治疗。常见不良反应有胃肠道反应；阴道出血、月经失调；骨髓抑制和过敏反应等。

芳香化酶（Aromatase）是细胞色素P450酶系的一种，广泛存在于卵巢、肝脏、肌肉、脂肪和肿瘤组织中，能将雄激素转化为雌激素。绝经期妇女的雌激素主要来源是雄激素，因而对于绝经后妇女，通过抑制芳香化酶，即可减少体内雌激素的产生，从而可能达到治疗乳腺癌的目的。其相对抑制强度依次为来曲唑、阿纳托司唑、依西美坦、福美司坦、氨鲁米特。

氨鲁米特（氨基导眠能，Aminoglutethimide，AG）可在肾上腺皮质和腺体外组织两个不同部位阻断雄激素的生物合成，从而起到药物肾上腺切除作用。在腺体内主要阻止肾上腺中的胆固醇转变为孕烯醇酮，从而抑制肾上腺皮质中自体激素的生物合成。在周围组织中具有强力的芳香化酶抑制作用，可阻止雄激素转变为雌激素。主要用于绝经后晚期乳腺癌，雌激素受体阳性效果更好。

五、分子靶向治疗

针对肿瘤特异性分子变化，例如细胞受体、关键基因和调控分子等为靶点的治疗，称之为分子靶向治疗（molecular targeted therapy）。肿瘤分子靶向治疗药物按作用的位置和方式不同可以分为三类，一是作用于肿瘤细胞的表皮生长因子（EGF）的药物如Herceptin等；二是作用于血管细胞的血管表皮生长因子（VEGF）的药物如Avastin等；三是用靶向抗体作载体，将药物运送到肿瘤细胞周围，高效力杀死肿瘤细胞，如Mylotarg、Zevalin、Bexxar。按照分子靶向治疗药物分子大小可以分为大分子单克隆抗体和小分子化合物。

（一）针对EGFR信号传导小分子化合物

FDA批准上市的信号传导药物见表15-4。

表 15-4 FDA 批准上市的信号传导药物

药物	商品名	适应证
伊马替尼（Imatinib）	格列卫（Glivec，Gleevec）	慢性粒细胞白血病，GIST
吉非替尼（Gefitinib）	易瑞沙（Iressa）	NSCLC
埃罗替尼（Erlotinib）	Tarceva	NSCLC，胰腺癌
索拉非尼（Sorafenib）	Nexevar	肾癌、肝癌
Sunitinib	Sutent	肾癌、GIST
范得他尼（Vandetanib）	Zactima	甲状腺癌

伊马替尼（Imatinib Mesylate，Glivic，Gleevec，格列卫）是表皮生长因子信号传导抑制剂。伊马替尼能选择性地抑制 Bcr-Abl 酪氨酸激酶，抑制 Bcl-Abl 阳性细胞系和 Ph 染色体阳性的慢性粒细胞白血病病人的白血病细胞增殖，并诱导其凋亡。用于治疗费城染色体（Ph）阳性的慢性白细胞白血病；也适于治疗 c-kit（CD117）阳性不能手术切除的和（或）转移性恶性胃肠道间质瘤（GIST）。

（二）抗肿瘤单克隆抗体

部分 FDA 批准的治疗肿瘤的单克隆抗体见表 15-5。

表 15-5 部分 FDA 批准的治疗肿瘤的单克隆抗体

名称	商品名	靶点	抗体类型	适应证	批准年份
利妥昔单抗（美罗华）	Rituxan，Mabthera	CD20	嵌合抗体	B 细胞淋巴瘤	1997
曲妥珠单抗（赫赛汀）	Herceptin	Her-2/neu	人源化	乳腺癌	1998
吉妥珠单抗奥唑米星（麦罗塔）	Mylotarg	CD33		CD33 阳性的急性髓性白血病	2000
泽娃灵（Ibritumomab）	Zevalin	CD20	90Y-鼠单抗	对 Rituxan 耐药的低分化 B 细胞淋巴瘤。	2002
西妥昔单抗	Erbitux	EGFR	嵌合抗体	大肠癌	2004
贝伐单抗	Avastin	VEGF	人源化	大肠癌	2004

利妥昔单抗（Rituximab，Rituxan，Mabthera，美罗华）为一种人源化单克隆抗体，能与人 B 淋巴细胞表面抗原 CD20 很强的紧密结合，并具有高度专一性。通过补体依赖的细胞毒作用和抗体依赖细胞的细胞毒作用介导发挥细胞毒效应，从而破坏肿瘤细胞。主要用于治疗 CD20 阳性的非霍奇金淋巴瘤，是个体化靶向治疗的典范。

曲妥珠单抗（Trastuzumab，赫赛汀，Herceptin）是一种针对细胞核 Her-2 基因调控细胞表面的糖蛋白而研制的重组 DNA 人源化 IgG1 型单克隆抗体。主要用于治疗有人类表皮生长因子受体（EGFR-2，Her-2）异常表达的晚期肿瘤，如乳腺癌、卵巢癌、肺癌、胃癌等，以及早期乳腺癌的辅助治疗。

西妥昔单抗（Cetuximab，Erbitux，爱必妥，C225）是一重组的人鼠嵌合单克隆抗体。

可与人的正常细胞及肿瘤细胞的 EGFR 的胞外激酶特异性结合，竞争性抑制 EGFR 和其他配体的结合，从而阻断受体相关激酶的磷酸化作用，抑制细胞生长，诱导凋亡，减少金属蛋白激酶和血管内皮生长因子的产生。临床用于 EGFR 阳性的晚期大肠癌，作为二线应用；也用于复发或转移性头颈部鳞癌。

贝伐单抗（Avastin）是一种重组的人源化 IgGl 单克隆抗体，可与血管内皮生长因子（VEGF）结合，阻碍 VEGF 与其受体在内皮细胞表面相互作用。体外的血管生成模型显示 VEGF 与其受体作用可导致内皮细胞增殖和新的血管形成。主要用于治疗大肠癌、非小细胞肺癌和乳腺癌。

六、抗肿瘤药物的合理应用

合理用药是肿瘤化疗成败的关键，根据细胞增殖动力学和抗肿瘤药物的作用机制，而设计用药方案以达到提高疗效、降低毒性、延缓或避免耐药性产生的目的。

（一）抗肿瘤药物的给药方法

（1）大剂量间隙给药；

（2）短期连续给药；

（3）序贯给药；

（4）同步化后给药。

（二）抗恶性肿瘤药的联合应用

联合用药是肿瘤化疗中极为常用的方法，按照化疗药物杀灭肿瘤细胞遵循“一级动力学”即按比率杀灭的原理，根治性化疗必须由作用机制不同、毒性反应各异、而且单药使用有效的药物组成联合化疗方案，运用足够的剂量和疗程，尽量缩短间隙期，以求完全杀灭体内的肿瘤细胞。其他不能根治的恶性肿瘤也需在局部治疗（手术治疗和放射治疗）的基础上，联合用药以期提高病人的生存率，改善生活质量，延长寿命。

联合用药有先后使用几种不同药物的序贯疗法，也有同时采用几种药物的联合疗法，虽然通常认为联合用药较好，但是并非所有的联合用药都比单种药物治疗为优。要从抗肿瘤作用生化原理、药物的敏感性、细胞周期增殖动力学以及药代动力学关系等方面综合考虑联合用药的问题。

（三）抗恶性肿瘤药的毒性反应

抗恶性肿瘤药的毒性反应可分为近期毒性和远期毒性两种。近期毒性又可分为共有的毒性反应和特有的毒性反应。前者出现较早，大多发生于增殖迅速的组织，如骨髓、胃肠道黏膜和毛囊等，因此出现了骨髓抑制、消化道反应及脱发等；后者发生较晚，常发生于长期大量用药后，可累及肺、心、肝、肾等重要器官。远期毒性主要见于长期生存的患者，包括第二个原发恶性肿瘤、不育和致畸。

降低药物的毒性反应，一是要减少毒性的重叠，如大多数抗恶性肿瘤药物有抑制骨髓作用，而泼尼松和博来霉素等无明显抑制骨髓作用，将它们与其他药物合用，以提高疗效并减少骨髓的毒性发生。二是联合化疗以降低药物的毒性，如用巯乙磺酸钠可预防环磷酰胺引起的出血性膀胱炎；用甲酰四氢叶酸钙可减轻甲氨蝶呤的骨髓毒性。

【自测习题】

一、名词解释

1. 细胞周期特异性药物　　2. 分子靶向治疗

二、填空题

1. 氟尿嘧啶主要不良反应为________。

2. 甲氨蝶呤临床用于__________________________。

3. 羟基脲能抑制________，阻止胞苷酸转变为脱氧胞苷酸，从而抑制DNA的合成。用于________________，主要不良反应为________。

4. 阿糖胞苷抑制________的活性，从而影响DNA合成。也可掺入DNA中，干扰其复制，使细胞死亡。________期细胞对之敏感，属________药物。

5. 环磷酰胺是周期________，较其他烷化剂的选择性________，抗瘤谱________，毒性也较________，是目前广泛应用的烷化剂。

6. 破坏DNA结构和功能的抗肿瘤抗生素有________、________。

7. 白消安在体内解离后起烷化作用，对________有显著疗效，缓解率可达80%~90%。

8. 长春新碱的主要不良反应为________________。

9. 放线菌素D抗瘤谱较________，主要用于________和________的治疗，对霍奇金病和恶性淋巴瘤、肾母细胞瘤、骨骼肌肉瘤及神经母细胞瘤也有一定疗效。

10. L-门冬酰胺酶主要用于治疗________。

三、选择题

单项选择题

1. 对骨髓毒性很低，但肺毒性严重的抗肿瘤抗生素是
   A. 放线菌素　　B. 柔红霉素　　C. 博来霉素
   D. 多柔比星　　E. 丝裂霉素

2. 阻碍细胞有丝分裂的抗癌药是
   A. 阿霉素　　B. 氟尿嘧啶　　C. 长春新碱
   D. 甲氨蝶呤　　E. 以上都不是

3. 为了减轻甲氨蝶呤的毒性反应所用的援救剂是
   A. 叶酸　　B. 维生素B　　C. 磷酸亚铁
   D. 甲酰四氢叶酸　　E. 维生素C

4. 用于治疗白血病，骨髓抑制轻微，而神经毒性明显的药物是
   A. 放线菌素D　　B. 硫唑嘌呤　　C. 长春新碱
   D. 苯丁酸氮芥　　E. 羟基脲

5. 甲氨蝶呤抗肿瘤的主要机制是
   A. 抑制肿瘤细胞的蛋白质合成

B. 抑制二氢叶酸还原酶
C. 阻碍肿瘤细胞的嘌呤合成代谢
D. 干扰肿瘤细胞的 RNA 转录
E. 阻止转录细胞的 DNA 复制

6. 主要用于卵巢癌、乳腺癌治疗的微管解聚抑制药是
A. 紫杉醇　　B. 放线菌素 D　　C. 阿糖胞苷
D. 氟尿嘧啶　　E. 长春碱

7. 用于治疗儿童急性白血病的抗叶酸药
A. 环磷酰胺　　B. 甲氨蝶呤　　C. 氟尿嘧啶
D. 阿糖胞苷　　E. 巯嘌呤

8. S 期特异性药物是
A. 氮芥　　B. 塞替派　　C. 甲氨蝶呤
D. 长春新碱　　E. 丝裂霉素

9. 使用长春新碱后肿瘤细胞多处于
A. G_2 期　　B. M 期前期　　C. M 期中期
D. M 期后期　　E. M 期末期

10. 无骨髓抑制作用的药物是
A. 环磷酰胺　　B. 甲氨蝶呤　　C. 氟尿嘧啶
D. 阿糖胞苷　　E. 雄激素

11. 环磷酰胺在体内转化为烷化作用强的代谢物是
A. 4－羟基环磷酰胺　　B. 醛磷酰胺　　C. 氮芥
D. 磷酰胺氮芥　　E. 丙烯醛

12. 烷化剂中易发生出血性膀胱炎的抗癌药是
A. 氮芥　　B. 环磷酰胺　　C. 白消安
D. 氮甲　　E. 卡介苗

13. 体外无抗癌作用的药物是
A. 甲氨蝶呤　　B. 紫杉醇　　C. 长春碱
D. 放线菌素 D　　E. 环磷酰胺

14. 能抑制核苷酸还原酶，主要应用于黑色素瘤和慢性白血病的药物是
A. 甲氨蝶呤　　B. 巯嘌呤　　C. 氟尿嘧啶
D. 放线菌素 D　　E. 羟基脲

15. 主要治疗鳞状上皮癌，可引起肺纤维化的抗生素是
A. 柔红霉素　　B. 博来霉素　　C. 丝裂霉素
D. 放线菌素 D　　E. 普卡霉素

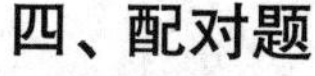

四、配对题

1. 青年妇女激素依赖性播散性乳腺癌选用
2. 播散性前列腺癌选用
3. 绒毛膜上皮细胞癌选用
4. 高度分化性甲状腺癌选用

A. 己烯雌酚
B. 丙酸睾酮
C. 甲氨蝶呤
D. 白消安

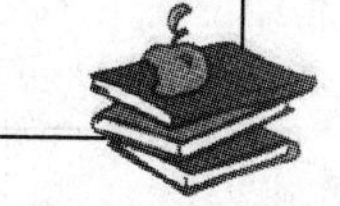

5. 慢性粒细胞白血病选用

E. 放射性碘

6. 胃肠道腺癌宜选用
7. 鳞状上皮细胞癌可用
8. 软组织肉瘤选用
9. 黑色素瘤常选用
10. 脑瘤首选

A. 氟尿嘧啶
B. 博来霉素
C. 洛莫司丁
D. 羟基脲
E. 环磷酰胺

11. 急性髓性白血病
12. 乳腺癌
13. 睾丸癌

A. 长春新碱 + 顺铂 + 博来霉素
B. 阿糖胞苷 + 巯嘌呤
C. 阿霉素 + 环磷酰胺

14. 阿霉素
15. 博来霉素
16. 环磷酰胺
17. 长春新碱
18. 顺铂

A. 出血性膀胱炎
B. 肺纤维化
C. 心脏毒性
D. 神经毒性
E. 耳毒性

五、简答题

1. 长春碱与长春新碱抗肿瘤应用及不良反应有何区别？
2. 举出两例抗肿瘤联合用药。

【参考答案】

一、名词解释

1. 细胞周期特异性药物能抑制或杀灭增殖周期各期的细胞，甚至包括 G_0 期细胞的药物。如烷化剂、抗肿瘤抗生素及铂类化合物等。此类药物对恶性肿瘤细胞的作用往往较强，能迅速杀死肿瘤细胞。

2. 随着分子生物学技术的发展和对肿瘤发生机制的进一步认识，开始了针对肿瘤特异性分子变化，例如细胞受体、关键基因和调控分子等为靶点的治疗，称之为分子靶向治疗（molecular targeted therapy）。

二、填空题

1. 胃肠道反应
2. 儿童急性白血病和绒毛膜上皮癌
3. 核苷酸还原酶　慢性粒细胞性白血病　骨髓抑制
4. DNA 多聚酶　S　细胞周期特异性
5. 非特异性药物　高　广　低
6. 丝裂霉素　博来霉素

7．慢性粒细胞白血病
8．神经毒性
9．窄　恶性葡萄胎　绒毛膜上皮癌
10．急性淋巴细胞白血病

三、选择题

1．C　2．C　3．D　4．C　5．B　6．A　7．B　8．C　9．C　10．E　11．D　12．B　13．E　14．E　15．B

四、配对题

1．B　2．A　3．C　4．E　5．D　6．A　7．B　8．E　9．D　10．C　11．B　12．C　13．A　14．C　15．B　16．A　17．D　18．E

五、简答题

1．长春碱与长春新碱抗肿瘤应用及不良反应区别：

	临床应用	主要不良反应
长春碱	恶性淋巴瘤、绒毛膜上皮癌和霍奇金病	消化道反应、骨髓抑制及脱发等
长春新碱	急慢性白血病，恶性淋巴瘤；也用于乳腺癌、支气管肺癌	神经症状为主，骨髓抑制轻微

2．抗肿瘤联合用药举例：
紫杉醇与环磷酰胺、多柔比星或顺铂联合化疗，治疗小细胞肺癌；
顺铂与博来霉素及长春碱联合化疗，可根治睾丸癌。

（李吉平）

第三篇　外周神经系统药物

CHAPTER 第十六章

外周神经的药理学概述

【学习要点】

1．掌握传出神经系统受体的分类、分布及其效应；传出神经系统药物的分类及分类依据。

2．熟悉神经递质、神经突触的兴奋传递。

3．了解外周神经分类、突触后细胞内信息传递。

【要点精讲】

传出神经纤维兴奋传递的方式是生物电活动。在突触部位，兴奋传递为化学传递，即突触前膜释放化学物质，作用于突触后膜的受体将信息下传，完成对机体功能的调节过程。药物主要通过影响递质或受体产生作用。

1．传出神经纤维　按递质分为：胆碱能神经和去甲肾上腺素能神经。胆碱能神经包括：全部自主神经的节前纤维；副交感神经的节后纤维；少数交感神经节后纤维（支配汗腺、骨骼肌血管）；支配肾上腺的内脏大神经（节前）；运动神经。

去甲肾上腺素能神经包括大部分的交感神经节后纤维。

2．神经递质　外周递质主要为乙酰胆碱（ACh）和去甲肾上腺素（NA）。

3．突触的结构　电镜下可见突触前膜、突触间隙、突触后膜。冲动在突触的传递是通过神经递质介导的化学传递。

4．受体命名和功能　根据与其结合的配体命名，能选择性与乙酰胆碱结合的受体称胆碱受体；能与去甲肾上腺素或肾上腺素结合的受体称肾上腺素受体。

（1）胆碱受体　胆碱受体又分为M受体和N受体。

M受体：对以毒蕈碱（Muscarine）为代表的拟胆碱药敏感。当M受体激动时，所产生的效应为M样效应（作用）。

N受体：N受体能选择性与烟碱结合。又分两类，N_1受体和N_2受体，当N受体激动时，所产生的效应为N样效应（作用）。

（2）肾上腺素受体　根据发现的先后分为：

α受体：分两个亚型，即α_1受体和α_2受体。当α受体激动时，所产生效应为α型作用。

β 受体：分三个亚型，即 β_1受体、β_2受体、β_3受体。当 β 受体激动时，所产生效应为 β 型作用。

5. 受体的结构 ①G 蛋白偶联受体；②配体门控离子通道型受体。

6. 传出神经系统药物的基本作用

（1）直接作用于受体，产生激动受体或阻断受体的效应。

（2）影响递质。影响递质合成，如左旋多巴；影响递质的转运和储存，如麻黄碱、间羟胺促 NA 释放；影响递质转化，如抗胆碱酯酶药。

7. 传出神经系统药物分类 按其作用性质及对不同受体的选择性分类如下表：

拟似药	拮抗药
胆碱受体激动药	胆碱受体阻断药
抗胆碱酯酶药	胆碱酯酶复活药
肾上腺素受体激动药	肾上腺素受体阻断药

【自测习题】

一、名词解释

1. 受体激动剂 2. 受体阻断剂 3. 拟似药 4. 拮抗药 5. 摄取Ⅰ 6. 摄取Ⅱ

二、填空题

1. 传出神经解剖学分为________和________，自主神经又分为________和________。

2. 电子显微镜下见突触的结构分为________、________和________。其中________是冲动不由电传递的佐证。

3. NA 在突触间隙消除的主要方式是________；ACh 在突触间隙消除的主要方式是________。

4. 受体根据与其结合的______命名，胆碱能受体又有______和______之分别。前者分布于________，________，________，________等；后者分布于________和________。

5. 肾上腺素受体分为________和________。

6. α_1受体分布于 ______、______血管，α_2受体分布于______，当 α 受体激动时，所产生效应为 α 型作用；β_1受体主要分布______；β_2受体主要分布于______、______、______。

三、选择题

单项选择题

1. 内源性去甲肾上腺素的主要消除方式是

A. 摄取Ⅰ（突触前摄取）为主　B. 摄取Ⅱ为主　C. 被 COMT 灭活为主

D. 被 MAO 灭活为主　E. 扩散入血液

2. 递质乙酰胆碱的主要消除方式是

A. 被突触前膜摄取　B. 被胆碱酯酶水解

C. 被胆碱乙酰化酶水解　D. 扩散入血液

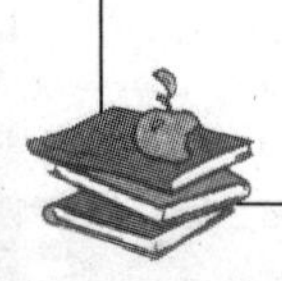

E. 被突触后膜摄取

3. 去甲肾上腺素能神经包括

A. 全部自主神经的节前纤维　　B. 副交感神经的节后纤维

C. 大部分交感神经节后纤维　　D. 少部分交感神经的节后纤维

E. 运动神经

4. 去甲肾上腺素合成过程中的限速酶是

A. 多巴脱羧酶　　B. 酪氨酸羟化酶　　C. 多巴胺β-羟化酶

D. MAO　　E. COMT

5. 去甲肾上腺素的灭活酶主要是

A. 单胺氧化酶　　B. 苯乙醇胺-*N*-甲基转移酶

C. 多巴脱羧酶　　D. 酪氨酸羟化酶

E. 多巴胺β-羟化酶

6. α受体兴奋时不会出现

A. 心脏兴奋　　B. 手、脚心汗腺分泌

C. 骨骼肌血管收缩　　D. 皮肤黏膜血管收缩

E. 瞳孔扩大

7. β受体兴奋时不会出现

A. 心脏兴奋　　B. 支气管平滑肌收缩

C. 骨骼肌血管扩张　　D. 肝肌糖原分解

E. 肾上腺髓质分泌增加

多项选择题

8. β肾上腺素受体激动的效应是

A. 心脏兴奋，输出量增加　　B. 冠脉、骨骼肌血管扩张

C. 腹腔内脏血管收缩　　D. 肝肌糖原分解

E. 肾素分泌增加

9. 外源性去甲肾上腺素在体内的主要消除方式是

A. 神经摄取储存　　B. 突触后膜摄取（包括平滑肌）

C. 分布血液　　D. 被单胺氧化酶灭活

E. 被儿茶酚胺氧位甲基转移酶灭活

10. M受体分布的主要范围是

A. 心脏　　B. 内脏平滑肌　　C. 腺体

D. 眼睛辐射肌　　E. 眼睛括约肌

11. N受体激动时（N样效应）的效应是

A. 心脏输出量增加　　B. 皮肤黏膜、腹腔内脏血管收缩

C. 内脏平滑肌收缩　　D. 血压升高

E. 骨骼肌震颤

12. 节后胆碱能神经兴奋可产生

A. 瞳孔扩大　　B. 心率减慢　　C. 胃肠平滑肌收缩

D. 汗腺分泌增加　　E. 骨骼肌收缩

四、配对题

1. 神经纤维的兴奋传递是
2. 突触的兴奋传递是
3. 胆碱酯酶可灭活
4. 单胺氧化酶可灭活
5. 新斯的明抑制

A. 化学传递
B. ACh
C. NA
D. 胆碱酯酶
E. 电活动

五、判断题

1. 乙酰胆碱和去甲肾上腺素都是配体。
2. α_1受体分布于皮肤、黏膜、腹腔内脏血管。
3. N_1受体分布于神经节，N_2受体分布于运动神经末梢。
4. 激动药与受体结合后所产生的效应与神经末梢释放的递质效应相似。
5. 拮抗药与受体结合后的效应与神经末梢释放的递质或激动剂效应相反。

六、简答题

1. 传出神经纤维的分类。
2. 递质在突触间隙的消除方式。
3. 作用于传出神经系统药物的作用方式。
4. 作用于传出神经系统药物的分类。

【参考答案】

一、名词解释

1. 受体激动剂：与受体结合后所产生的效应与神经末梢释放的递质效应相似的药物。

2. 受体阻断剂：与受体结合后不产生或较少产生拟递质的作用，并可妨碍递质与受体结合，产生与递质相反作用的药物。

3. 拟似药：对效应器产生与递质相似作用的药物。

4. 拮抗药：对效应器产生与递质相反作用的药物。

5. 摄取Ⅰ：指神经递质去甲肾上腺素从神经末梢释放后，75% ~90% 被突触前膜摄取并储存囊泡中，也称神经摄取，为主动转运。

6. 摄取Ⅱ：指神经递质去甲肾上腺素从神经末梢释放后，10% ~15% 被突触后心肌、血管、肠道平滑肌膜摄取，也称非神经摄取。

二、填空题

1. 自主神经　运动神经　交感神经　副交感神经
2. 突触前膜　突触间隙　突触后膜　突触间隙
3. 突触前膜再摄取　胆碱酯酶灭活
4. 配体　M 受体　N 受体　心血管系统　腹腔内脏平滑肌　全身腺体　眼睛　神经节

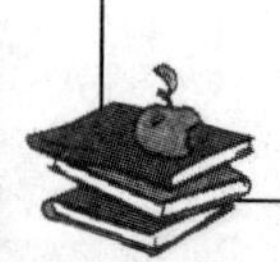

运动神经末梢

5. α 受体　β 受体

6. 皮肤黏膜　腹腔内脏　突触前膜　心脏　支气管　冠脉　骨骼肌血管

三、选择题

1. A　2. B　3. C　4. C　5. A　6. A　7. B　8. ABDE　9. ABDE　10. ABCE　11. ABCDE　12. BCDE

四、配对题

1. E　2. A　3. B　4. C　5. D

五、判断题

1. √　2. √　3. √　4. √　5. √

六、简答题

1. 传出神经纤维按解剖学分为：

传出神经纤维{自主神经{交感神经、副交感神经}；运动神经}

按递质分类：

胆碱能神经包括：

①全部自主神经的节前纤维；

②副交感神经的节后纤维；

③少数交感神经节后纤维（汗腺、骨骼肌血管）；

④支配肾上腺的内脏大神经（节前）；

⑤运动神经。

去甲肾上腺素能神经包括大部分的交感神经节后纤维。

2. ACh 在突触间隙灭活的方式是受胆碱酯酶水解。

NA 在突触间隙灭活的方式主要是突触前膜再摄取；少部分被突触后心肌、平滑肌摄取；极少部分扩散入血液。

3. 直接作用于受体：产生拟似作用或拮抗作用。

影响递质：影响递质合成、转运和储存。

4. 按其作用性质及对不同受体的选择性分类：

拟似药	拮抗药
胆碱受体激动药 抗胆碱酯酶药 肾上腺素受体激动药	胆碱受体阻断药 胆碱酯酶复活药 肾上腺素受体阻断药

（李增利　刘书勤）

CHAPTER 第十七章

作用于胆碱受体的药物

【学习要点】

1. 掌握作用于胆碱受体药物的分类；掌握毛果芸香碱、新斯的明、毒扁豆碱和解磷定的药理作用、临床应用及不良反应；有机磷中毒的机制及治疗；掌握阿托品的药理作用、临床用途、不良反应及禁忌证；掌握东莨菪碱及山莨菪碱的特点。

2. 熟悉乙酰胆碱的药理作用、熟悉氯贝胆碱、醋甲胆碱、吡斯的明、多奈哌齐的特点；熟悉阿托品中毒表现及处理；熟悉合成扩瞳药、合成解痉药的特点及应用。

3. 了解 N_1 胆碱受体阻断药对心血管、胃肠道、眼和膀胱平滑肌的影响；除极化型肌松药和非除极化型肌松药的肌肉松弛机制；琥珀胆碱和筒箭毒碱的作用特点、临床用途、不良反应、中毒解救以及应用时的注意事项。

【要点精讲】

作用于胆碱受体的药物，根据其内在活性的不同，将其分为胆碱受体激动药和胆碱受体阻断药，它们直接作用于胆碱受体产生作用。抗胆碱酯酶（AChE）药能抑制 ACh 的水解，增加突触间隙的 ACh 浓度，间接产生拟胆碱作用。

一、胆碱受体激动药

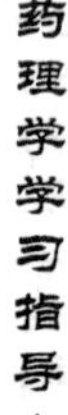

胆碱受体激动药又分为三类：①全胆碱受体激动药；②M 胆碱受体激动药；③N 胆碱受体激动药。

（一）全胆碱受体激动药

本类药物可与 M、N 胆碱受体结合，激动受体，产生与 ACh 相似的效应。

乙酰胆碱（Acetylcholine，ACh）激动 M、N 受体，产生 M 样及 N 样作用：

（1）M 样作用　静脉注射小剂量 ACh 激动 M 受体，出现：①腺体分泌增加；②瞳孔括约肌和睫状肌收缩，近视；③胃肠道、泌尿道和支气管平滑肌兴奋；④心率减慢，传导减慢，心肌收缩力减弱。

（2）N 样作用　静脉注射较大量 ACh，激动 M、N 受体，出现：①激动 N_1 胆碱受体，胃肠道、泌尿道平滑肌收缩，腺体分泌增加和缩瞳；心肌收缩力增强，小血管收缩，血压升高；②激动 N_2 受体，骨骼肌收缩，过量由兴奋转为抑制。

氨甲酰胆碱（Carbamylcholine）平滑肌兴奋作用强，主要用于肠胀气、尿滞留，口腔干燥症等。氨甲酰胆碱不易被酶水解而作用时间长，对M受体有相对选择性，可作为滴眼剂，治疗青光眼，皮下注射用于术后腹气胀和尿潴留。

（二）M胆碱受体激动药

毛果芸香碱（Pilocarpine，匹罗卡品）激动M受体，对眼睛和腺体作用最明显。滴眼后产生缩瞳、降低眼内压、睫状肌收缩（调节痉挛）及近视。全身给药，汗腺、唾液腺分泌增加，内脏平滑肌兴奋，心率减慢。临床主要用于青光眼、虹膜炎、口腔干燥症。注意：滴眼后，需压内眦，过量可用阿托品对抗。

二、M胆碱受体阻断药

阿托品（Atropine）是竞争性M受体拮抗剂，对亚型选择性低。作用广泛，各器官对阿托品的感受性有差异。随剂量增加依次影响：腺体、眼睛、胃肠及膀胱平滑肌、心血管系统、中枢神经系统。

（1）抑制腺体分泌　小剂量产生唾液腺、汗腺分泌减少，致口干、皮肤干燥，呼吸道分泌减少。较大剂量减少胃液分泌，对胃酸影响小。

（2）眼睛　扩瞳、眼内压升高、调节麻痹、远视。局部、全身给药都可产生。

（3）平滑肌　松弛内脏平滑肌；与机能状态有关；不同器官敏感性不同。①对过度活动、痉挛状态明显，对正常状态影响较小；②解痉强度：胃肠道 > 膀胱 > 胆管、输尿管和支气管 > 子宫；③括约肌：取决于括约肌的机能状态。

（4）心血管系统①心率：治疗量阻断心脏 M_2 受体，心率加快；青壮年显著；幼儿和老人不明显。②房室传导：加快传导，对抗房室传导阻滞。③血管：治疗量对血管和血压的影响不明显。大剂量解除小血管痉挛，可改善微循环。

（5）中枢神经系统　1 ~ 2 mg 轻度兴奋延脑和大脑。5mg 中枢神经系统兴奋增强；中毒剂量（10mg）以上可出现谵妄、幻觉、定向障碍、共济失调或惊厥。严重中毒时，则由兴奋转入抑制，出现昏迷及呼吸麻痹。

临床用于：①解除平滑肌痉挛，适用于各种内脏绞痛，对胃肠绞痛疗效最好；②抑制腺体分泌，用于全麻前给药；亦用于盗汗和流涎症；③常与缩瞳药交替使用，治疗虹膜睫状体炎；④缓慢型心律失常：治疗窦性心动过缓和房室传导阻滞；⑤解救有机磷酸酯类中毒。

不良反应包括：①副作用：口干、便秘、视力模糊、心率加快、皮肤干燥、发热、皮肤潮红等；②过量中毒时，除上述症状加重外，中枢神经系统症状突出，如谵妄、幻觉、惊厥，昏迷和呼吸麻痹。

中毒治疗：①口服者洗胃；②注射拟胆碱药，如新斯的明、毒扁豆碱或毛果芸香碱；③中枢兴奋明显时，用适量地西泮或短效巴比妥类；呼吸抑制时应人工呼吸及给氧气。

注意：禁用于青光眼；因其可能加重排尿困难，也禁用于前列腺肥大患者。

山莨菪碱（Anisodamine，654，654 - 2）解痉选择性高；解除小血管痉挛，改善微循环；抑制唾液分泌、扩瞳作用较阿托品弱；不易通过血脑屏障，外周给药中枢兴奋弱；用于抗感染中毒性休克，已取代阿托品；用于内脏绞痛。

东莨菪碱（Scopolamine）抑制中枢，抑制腺体分泌较阿托品强。瞳孔散大、调节麻痹作用较阿托品弱。主要用于麻醉前给药、抗晕动病、抗震颤麻痹。

后马托品（Homatropine）、**托吡卡胺**（Tropicamide）代替阿托品扩瞳，作用出现快，持续时间短。

丙胺太林（Propantheline，普鲁本辛）对胃肠解痉作用选择性高，抑制胃液分泌作用强而持久。临床主要用于胃及十二指肠溃疡、胃肠痉挛和妊娠呕吐。不易通过血脑屏障。中毒时阻断神经－肌肉接头，引起呼吸麻痹。

贝那替秦（Benactyzine，胃复康）具有解痉、抑制胃液分泌、安定作用。用于伴有焦虑症的溃疡病、胃酸过多、肠蠕动亢进及膀胱刺激症。有口干、头晕的不良反应。

哌仑西平（Pirenzipine）、**替仑西平**（Telenzepine）为选择性 M_1 受体阻断药，抑制胃酸分泌，用于消化性溃疡。

三、抗胆碱酯酶药和胆碱酯酶复活药

（一）胆碱酯酶（ChE）

有两种：乙酰胆碱酯酶和丁酰胆碱酯酶（假性胆碱酯酶）。有两个活性中心即阴离子部位和酯解部位。假性胆碱酯酶活性弱。

（二）抗胆碱酯酶药

新斯的明（Neostigmine）可逆性地抑制胆碱酯酶，使 ACh 堆积，产生 M 及 N 样效应。对骨骼肌兴奋作用最强。原因有：①抑制胆碱酯酶；②直接激动 N_2 受体；③促进运动神经末梢释放 ACh。对胃肠道及膀胱平滑肌的兴奋作用较强；对腺体、支气管平滑肌、眼的作用较弱。

临床应用于：①重症肌无力；②肠胀气和尿潴留；③阵发性室上性心动过速；④非去极化型肌松药过量中毒的解救。

不良反应：过量可产生恶心、呕吐、腹痛、肌肉颤动和肌无力加重等，其中 M 样作用，用阿托品对抗。禁用于机械性肠梗阻、尿路梗阻和支气管哮喘。

吡斯的明（Pyridostigmine）用于重症肌无力，作用较弱慢而持久，M 样作用弱。

地美溴铵（Demecarium Bromide）用药后作用出现快，24h 其降眼内压作用达高峰，并可持续 9d 以上。适用于治疗无晶状体畸形开角型青光眼及对其他药物无效的病人。

毒扁豆碱（Physostigmine，依色林）为可逆性抗胆碱酯酶药。特点是：①易透过血脑屏障，故对中枢神经系统作用较明显。小量兴奋，大量抑制，中毒致呼吸麻痹；②吸收作用选择性较差，副作用较多；③临床主要局部用于治疗青光眼，作用较毛果芸香碱强而持久。

加兰他敏（Galanthamine）抗胆碱酯酶作用为毒扁豆碱的 1/10。也直接激动运动终板的 N_2 受体，用于重症肌无力、脊髓灰质炎后遗症和阿尔茨海默病的治疗。

有机磷酸酯类与 AChE 结合牢固，使酶失活，毒性强. 主要用作杀虫剂，亦称有机磷农药。无临床应用价值，作为农业杀虫药，常见中毒病例。

中毒途径：可经胃肠道、呼吸道和皮肤吸收。

中毒机制：有机磷 + AChE→酶失活→ACh 堆积→中毒症状。中毒数小时，酶“老化”，难复活。一旦中毒，须迅速抢救。

急性中毒症状：轻度中毒 M 样症状为主；中度中毒 M 样 + N 样症状；严重中毒时 M 样 + N 样 + 中枢症状。死因：呼吸肌麻痹。

（三）胆碱酯酶复活药

碘解磷定（Pralidoxime iodide PAM）进入机体后，可与磷酰化胆碱酯酶结合，进而水解出磷酰化解磷定，AChE 被游离而复活，这种作用对老化酶复活效果差；同时碘解磷定能直接与游离有机磷结合，形成无毒水溶物，经肾排出。通过两方面解毒，恢复酶活性，能迅速消除肌束颤动，为特效解毒药。对 ACh 无对抗作用，故应合用阿托品，提高疗效。静注用于中度和重度急性中毒治疗，强调早期、足量及反复给药的用药原则。对慢性中毒病例无效。

不良反应为静注速度过快可见头痛、乏力、眩晕、视力模糊、复视、恶心及心动过速等症状；剂量过大反可抑制胆碱酯酶，应注意避免。

氯解磷定（Pralidoxime chloride，PAM－Cl）作用和用途与碘解磷定相似而稳定，可肌内或静脉注射，使用方便，副作用较少而常用。

双复磷（Obidoxime Chloride）作用同碘解磷定，作用强而持久，并具有阿托品样作用。对中枢神经系统症状改善较明显。不良反应较多，常见的有口周和四肢麻木、恶心、发热等。

（四）有机磷酸酯类中毒的治疗

（1）一般处理：应切断毒源，终止吸收。

（2）解毒药物：尽早、足量、反复、联合用药。

（3）拮抗 M 样症状：注射阿托品用于轻度中毒的治疗。

（4）胆碱酯酶复活药是有机磷中毒的特异性、高效解毒药。与阿托品合用治疗中度或重度中毒。

四、N 胆碱受体阻断药

（一）N_1 胆碱受体阻断药——神经节阻断药

常用药：**六甲双铵、美加明、潘必定和咪噻吩**。竞争性地阻断 N_1 受体，阻断神经节中冲动传递。对交感和副交感经节都有阻断作用。交感神经支配占优势的血管扩张，血压显著下降。甚至产生体位性低血压。对副交感神经支配占优势的胃肠道、眼、膀胱和腺体等，则产生便秘、扩瞳、尿潴留和口干等症状。可用于麻醉时控制血压，也用于主动脉瘤手术。由于不良反应多，现已较少使用。

（二）N_2 胆碱受体阻断药——骨骼肌松弛药

琥珀胆碱（Succinylcholine，司可林 Scoline）为除极化型肌松药，又称非竞争型肌松药。与运动终板 N_2 受体结合，引起持久终板电位，阻断 ACh 作用，使骨骼肌松弛。静脉注射琥珀胆碱，2min 肌松作用最强，5min 后作用消失，静脉滴注可延长肌松时间。与氨基糖苷类和肽类抗生素合用，易致呼吸肌麻痹。中毒时须用人工呼吸。抗胆碱酯酶药不能拮抗这类药物的肌松作用，且有协同作用。

筒箭毒碱（Tubocurarine）为非除极化型肌松药，又称竞争型肌松药。与运动终板 N_2 受体结合，本身无内在活性，竞争性阻断 ACh 作用，使骨骼肌松弛。因不良反应较多，现多已被泮库溴铵类药物取代。

泮库溴铵（Pancuronium Bromide）肌松作用类似筒箭毒碱，而作用强度是筒箭毒碱的 5 倍，而维持时间相近，常用量无组胺释放作用。主要不良反应为腺体分泌增加。

【自测习题】

一、名词解释

1. 调节痉挛　2. 调节麻痹

二、填空题

1. 拟胆碱药分为________和________药（间接拟胆碱药）。前者又分为________受体激动药和________受体激动药。

2. ACh 激动 M 受体，还可激动神经节的________和运动神经末梢的________受体。

3. 新斯的明可与胆碱酯酶结合，形成复合物，水解较慢，使________堆积，产生________样效应。

4. 有机磷与________结合牢固，使酶失活，若不及时抢救，会导致________。主要用作杀虫剂，中毒时主要表现为 M、N 及中枢样症状。

5. 阿托品与 M 受体有亲和力，无内在活性，阻断 M 受体。大剂量阻断________，是 ACh ________拮抗剂。

6. M 胆碱受体阻断药又称为________。

7. 阿托品对眼睛的作用与毛果芸香碱相反，为________、________、________、远视，无论局部或________都可产生。

8. 山莨菪碱的平滑肌解痉作用较阿托品 ________，解除小血管痉挛，改善微循环效应明显；抑制唾液分泌、扩瞳作用较阿托品弱；不易通过血脑屏障，外周给药中枢兴奋弱；用于抗________，已取代阿托品；亦用于________。

9. 人工合成扩瞳药后马托品，扩瞳作用持续时间________，适用于一般眼科检查。

三、选择题

单项选择题

1. 毛果芸香碱对眼睛的作用是

   A. 扩瞳、降眼压、视远物不清
   B. 缩瞳、降眼压、视远物不清
   C. 扩瞳、升眼压、视远物不清
   D. 缩瞳、升眼压、视近物不清
   E. 扩瞳、降眼压、视近物不清

2. 治疗量新斯的明可产生

   A. M 样作用　B. N 样作用　C. M、N 样作用
   D. α 效应　E. β 效应

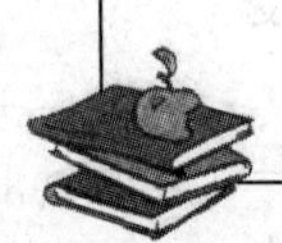

3. 新斯的明不能应用的情况是
A. 重症肌无力　B. 腹气胀、尿潴留　C. 阵发性室上性心动过速
D. 琥珀胆碱中毒　E. 筒箭毒中毒解救
4. 加大新斯的明剂量会出现
A. 重症肌无力减轻　B. 重症肌无力加重　C. 肌肉张力增强
D. 肌肉麻痹　E. 平滑肌松弛
5. 有机磷酸酯类轻度中毒的表现是
A. N 样症状　B. M 样症状　C. M + N 样症状
D. M + N + CNS 症状　E. M + CNS 症状
6. 有机磷酸酯类中毒时，眼睛的变化是
A. 缩瞳，睫状肌松弛　B. 缩瞳，睫状肌痉挛　C. 扩瞳，睫状肌松弛
D. 扩瞳，睫状肌痉挛　E. 缩瞳，睫状肌无影响
7. 有关毒扁豆碱的叙述，正确的是
A. 直接激动 M 受体　B. 易被胆碱酯酶水解
C. 作用较毛果芸香碱弱而短暂　D. 对平滑肌作用弱
E. 常用于青光眼治疗
8. 阿托品对平滑肌解痉作用强度顺序是
A. 胃肠 > 膀胱 > 胆管和支气管　B. 膀胱 > 胃肠 > 胆管和支气管
C. 胆管、支气管 > 胃肠 > 膀胱　D. 胃肠 > 胆管、支气管 > 膀胱
E. 胆管、支气管 > 膀胱 > 胃肠
9. 阿托品对组织器官作用强度依次为
A. 眼、腺体、胃肠、膀胱、心脏　B. 腺体、眼、胃肠平滑肌、心脏
C. 胃肠、眼、腺体、膀胱、心脏　D. 胃肠、心脏、眼、腺体、膀胱
E. 腺体、眼睛、膀胱、心脏、胃肠
10. 缓慢型心律失常最常用的药物是
A. 肾上腺素　B. 去甲肾上腺素　C. 阿托品
D. 麻黄素　E. 异丙肾上腺素
11. 阿托品主要用于哪种休克
A. 心源性休克　B. 神经源性休克　C. 感染中毒性休克
D. 低血容量性休克　E. 过敏性休克
12. 丙胺太林主要用于
A. 胆绞痛　B. 感染中毒性休克　C. 胃及十二指肠溃疡
D. 过缓型心律失常的治疗　E. 验光配镜
13. M 受体激动时出现的反应是
A. 心率加快　B. 胃肠平滑肌舒张　C. 胃肠括约肌收缩
D. 膀胱逼尿肌舒张　E. 腺体分泌增加
14. 琥珀胆碱用于
A. 气管插管和食道镜等短时操作　B. 静注用于长时手术
C. 静注用于破伤风治疗，　D. 静滴用于惊厥治疗
E. 静滴用于癫痫治疗

15. 琥珀胆碱中毒的解救方法是
A. 静注阿托品　B. 静注新斯的明　C. 静注毛果芸香碱
D. 人工呼吸　E. 静注筒箭毒碱

多项选择题

16. 乙酰胆碱作用是
A. 心率减慢　B. 传导减慢　C. 平滑肌兴奋
D. 唾液腺分泌增加　E. 近视

17. 青光眼可以选用的药物是
A. β受体阻断剂　B. 毛果芸香碱　C. 新斯的明
D. 毒扁豆碱　E. 肾上腺素

18. 闭角型青光眼可以选用的药物是
A. β受体阻断剂　B. 毛果芸香碱　C. 新斯的明
D. 毒扁豆碱　E. 肾上腺素

19. 阿托品中毒时，可供选择的解毒药有
A. 毛果芸香碱　B. 毒扁豆碱　C. 新斯的明
D. 苯海索　E. 东莨菪碱

20. 东莨菪碱主要用于
A. 麻醉前给药　B. 治疗震颤麻痹　C. 抗晕动病
D. 胃及十二指肠溃疡　E. 青光眼治疗

21. 阿托品对心脏的作用是
A. 小剂量减慢心率，加大剂量加快心率
B. 增强心肌收缩力
C. 心肌耗O_2量减少
D. 加快房室传导，用于传导阻滞
E. 减慢心率，用于过速型心律失常

22. 骨骼肌松弛药包括
A. 除极化型肌松药　B. M受体阻断药　C. 非除极化型肌松药
D. 胆碱酯酶复活药　E. N_1受体阻断药

23. 有机磷中毒解救
A. 轻度用阿托品
B. 中度用阿托品+解磷定
C. 重度用阿托品+解磷定+人工呼吸
D. 慢性重度中毒单用解磷定
E. 中度中毒单用毛果芸香碱

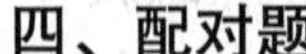

四、配对题

1. 青光眼常选用　A. 毒扁豆碱
2. 重症肌无力可选用　B. 新斯的明
3. 有机磷轻度中毒的治疗药是　C. 阿托品
4. 有机磷中度中毒的治疗药物是　D. 解磷定+阿托品

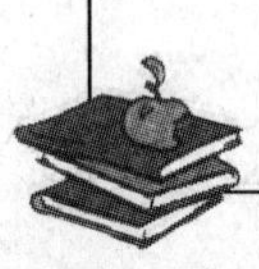

5. 平滑肌解痉药是
6. 麻醉前给药常用
7. 用阿托品治疗胆绞痛及肾绞痛
8. 琥珀胆碱中毒须用
9. 筒箭毒碱中毒须用

A. 新斯的明解救
B. 山莨菪碱
C. 东莨菪碱
D. 需和镇痛药哌替啶合用
E. 人工呼吸

五、判断题

1. 重症肌无力应用新斯的明是对因治疗。
2. 有机磷中毒应用解磷定是对症治疗。
3. 有机磷中毒应用阿托品是对因治疗。
4. 多奈哌齐为中枢性 AChE 抑制剂，治疗轻、中度阿尔茨海默病时，不良反应少。
5. 阿托品阻断胆碱受体，常用于缓慢型心律失常的治疗。
6. 麻醉前给药用东莨菪碱的目的是中枢镇静。
7. M 胆碱受体阻断药又称平滑肌解痉药。
8. N_2胆碱受体阻断药——骨骼肌松弛药，简称肌松药。常用于较浅麻醉下进行外科短时操作。

六、简答题

1. 毛果芸香碱与阿托品药理作用及临床应用的主要区别是什么?
2. 山莨菪碱和东莨菪碱的药理学特点是什么?
3. 简述乙酰胆碱的 M、N 样作用。

【参考答案】

一、名词解释

1. 调节痉挛：药物作用于睫状肌的 M 受体，使睫状肌收缩，悬韧带放松，晶状体由于本身弹性变凸，屈光度增加，此时只适应于视近物，而视远物模糊。药物作用期间，眼睛的调节不能实现，睫状肌处于收缩状态，故又称调节痉挛。

2. 调节麻痹：阿托品阻断 M 受体，使睫状肌松弛而退向外缘，悬韧带拉紧，晶状体变扁平，看远物清楚，看近物模糊。

二、填空题

1. 胆碱受体激动药　抗胆碱酯酶　M 胆碱　N 胆碱
2. N_1受体　N_2受体
3. ACh　M 及 N
4. 胆碱酯酶　酶老化
5. N_2受体　竞争性
6. 平滑肌解痉药

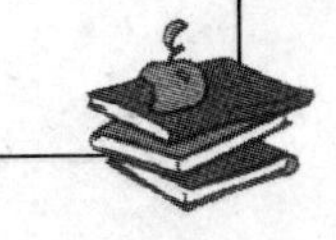

7. 扩瞳　眼内压升高　调节麻痹　全身给药
8. 强　感染中毒性休克　内脏绞痛
9. 短

三、选择题

1. B　2. C　3. D　4. B　5. B　6. B　7. E　8. A　9. B　10. C　11. C　12. C　13. E　14. A　15. D　16. ABCDE　17. ABD　18. BE　19. ABC　20. ABC　21. AD　22. AC　23. ABC

四、配对题

1. A　2. B　3. C　4. D　5. B　6. C　7. D　8. E　9. A

五、判断题

1. ×　2. ×　3. ×　4. √　5. √　6. ×　7. √　8. √

六、简答题

1. 毛果芸香碱与阿托品药理作用及临床应用的主要区别：

	毛果芸香碱	阿托品
对眼的作用	缩瞳 降低眼压 调节痉挛	散瞳 升高眼压 调节麻痹
对腺体的作用	腺体分泌增加	腺体分泌减少
对平滑肌的作用	内脏平滑肌兴奋	内脏平滑肌舒张（解痉）
对心脏的作用	心率减慢	心率加快
作用的选择性	对眼和腺体的作用最明显	对腺体和眼的作用最明显
临床应用	青光眼、虹膜炎	各种内脏绞痛、全麻前给药、虹膜睫状体炎、缓慢型心律失常、有机磷酸酯类中毒

2. 山莨菪碱和东莨菪碱的药理学特点：

山莨菪碱	东莨菪碱
不易通过血脑屏障，外周给药中枢作用弱	容易通过血脑屏障，中枢抑制作用较阿托品强
抑制唾液分泌、扩瞳作用较阿托品弱	抑制腺体分泌作用较阿托品强，扩瞳，调节麻痹较阿托品弱
解痉选择性高；解除小血管痉挛，改善微循环 用于抗感染中毒性休克，已取代阿托品；亦用于内脏绞痛	主要用于麻醉前给药，抗晕动病，抗震颤麻痹

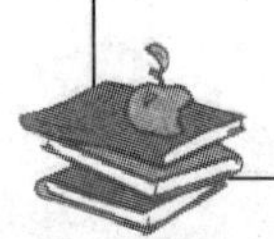

3．乙酰胆碱的M样作用与N样作用的异同：

M样作用	N样作用
心率减慢，传导减慢，心肌收缩力减弱	心肌收缩力增强，小血管收缩，血压升高
胃肠道、泌尿道和支气管平滑肌兴奋	胃肠道、泌尿道平滑肌收缩
瞳孔括约肌和睫状肌收缩，近视	缩瞳
腺体分泌增加	腺体分泌增加
	骨骼肌收缩

（李增利　刘书勤）

第十七章　作用于胆碱受体的药物

CHAPTER 第十八章

作用于肾上腺素受体的药物

【学习要点】

1. 掌握肾上腺素受体激动药（去甲肾上腺素、肾上腺素、多巴胺、异丙肾上腺素、沙丁胺醇）的药理作用、临床应用、不良反应及应用注意事项。

2. 掌握α受体阻断药（酚妥拉明、妥拉唑啉、酚苄明、哌唑嗪）的药理作用和临床应用；β受体阻断药的（共性）药理作用、作用机制、临床应用和主要不良反应。

3. 熟悉间羟胺、麻黄碱、多巴酚丁胺的药理作用和临床应用；熟悉α受体阻断药及β受体阻断药的分类；常用β受体阻断药的作用特点和主要临床应用。

4. 了解α、β受体阻断药的药理作用和临床应用。

【要点精讲】

一、肾上腺素受体激动药

肾上腺素受体激动药分为α、β受体激动药，代表药肾上腺素；α受体激动药，代表药去甲肾上腺素；β受体激动药，代表药异丙肾上腺素。

（一）α受体激动药

可再分为非特异性的α_1、α_2受体激动药和特异性的α_1受体激动药、α_2受体激动药。

1. α_1、α_2受体激动药　去甲肾上腺素（Noradrenaline，NA）激动α受体作用强、激动β_1受体作用弱，对β_2受体几无作用。除冠状血管外，NA收缩几乎所有的小动脉和小静脉，其中以皮肤黏膜血管收缩最显著，肾血管次之。激动心脏β_1受体作用弱，整体见血压升高，反射性地引起心率减慢。临床主要用于休克、上消化道出血等。静脉滴注外漏时，可发生局部组织缺血坏死、急性肾功能不全，限制了其在临床的应用。

间羟胺（Metaraminol）激动α受体，对β受体作用弱，还促进去甲肾上腺素释放。不易被MAO破坏，故作用较持久。有耐受性。其他特点：①缩血管，升压持久可靠；②对肾血管作用弱，较少引起尿少、尿闭；③可肌内注射用。作为NA代用品，用于各种休克早期及低血压。不良反应有头痛、头晕、神经过敏和心动过缓。

2. α_1受体激动药　去氧肾上腺素（Phenylephrine）激动α受体，弱而持久，对β受体作用微弱。扩瞳作用较阿托品弱、短暂。眼底检查时作为快速短效散瞳药。

甲氧明（Methoxanine）选择性激动 α_1受体，主要收缩血管，升高血压，能延长心肌不应期，减慢心率，用于低血压状态和阵发性室上性心动过速。

3. α_2受体激动药　羟甲唑啉（Oxymetazoline）是外周性突触后膜 α_{2A}受体激动药，显著收缩鼻黏膜血管，减轻或消除鼻黏膜充血，改善通气，药效持续时间长，起效快，无明显血管扩张的后作用。羟甲唑啉也有抗组胺作用，而对 β 受体无作用，不增快心率。

溴莫尼定（Brimonidine）能兴奋 α_{2A}受体，可同时减少房水生成和促进防水外排，降低眼内压，用于青光眼的辅助治疗。

可乐定（Clonidine）及**甲基多巴**（Methyldopa）为中枢性 α_2受体激动药，能降低中枢交感神经张力，激动外周交感神经突触前膜的 α_2受体，负反馈抑制 NA 的释放，治疗高血压。

（二）β 受体激动药

本类分为非特异性 β 受体激动药、特异性的 β_1受体激动药、β_2受体激动药。

1. β_1、β_2受体激动药　异丙肾上腺素（Isoprenaline，ISO）口服无效，常气雾剂吸入，或舌下给药吸收较快，作用维持时间较长。对 α 受体无作用。对心脏的作用和肾上腺素相似，正性肌力和正性频率作用更强；激动 β_2受体，骨骼肌和冠脉血管扩张；小量静脉注射，收缩压升高，舒张压下降，脉压增大。大量静脉注射，静脉强烈舒张，血压下降。激动 β_2受体，解除支气管痉挛；也能抑制组胺等过敏介质和释放。平喘作用较肾上腺素强，不能消除黏膜水肿。临床用于支气管哮喘、房室传导阻滞、心脏骤停及抗休克。

2. β_1受体激动药　多巴酚丁胺（Dobutamine）激动 β_1受体，使心力增强、心率加快，房室传导加快。治疗量用于治疗心肌梗死伴有心力衰竭的病人及手术后心衰病人。

3. β_2受体激动药　沙丁胺醇（Salbutamol，舒喘灵）激动 β_2受体，扩张支气管作用强，用于支气管哮喘为常用药；兴奋心脏作用弱，较少引起心脏不良反应。

（三）α，β 受体激动药

肾上腺素（Adrenaline，AD）激动 α 及 β 受体，产生 α 和 β 型效应。

（1）对心脏的作用

激动 β_1受体→{心率加快；心肌收缩力增强；心输出量增加；心肌自律性升高}→心肌耗氧量增加；→血压升高；→心律失常

（2）对血管的作用

激动 α_1受体→{皮肤黏膜血管收缩；腹腔内脏血管收缩}→外周阻力增大→血压升高

激动 β_2受体→{骨骼肌血管舒张；冠状血管舒张；脑和肺血管被动扩张}→外周阻力降低→血压降低

（3）对血压的作用　皮下注射 0.5～1mg，心脏兴奋，输出量增加，收缩压升高。骨骼肌血管扩张作用强，故舒张压不变或下降，平均血压略有增高，脉压增大。较大量静脉注射时，皮肤黏膜和内脏血管强烈收缩，故收缩压与舒张压均升高。大剂量静脉注射后血压呈双相效应。

（4）对平滑肌的作用

①激动 β_2 受体，支气管平滑肌松弛

②激动 α_1 受体，呼吸道血管平滑肌收缩，毛细血管通透性降低，水肿减轻 }→平喘

③抑制肥大细胞释放过敏物质

④对胃肠平滑肌，膀胱逼尿肌有抑制作用

（5）对代谢的作用　激动 β_1 和 β_2 受体，促进肝糖原和脂肪分解；抑制胰岛素作用和抑制组织摄取葡萄糖，导致血糖升高，血脂升高。

临床用于心脏骤停、过敏性休克、支气管哮喘、与局麻药配伍、鼻黏膜和齿龈出血等。不良反应有心悸、头痛和血压升高等，较严重的有心律失常、脑溢血、心室纤颤。高血压、器质性心脏病、冠心病、甲亢等患者禁用。

多巴胺（Dopamine）与肾上腺素相似，无中枢作用。激动 DA、α、β_1 受体，对 β_2 受体作用弱。可促进去甲肾上腺素释放。激动心脏 β_1 受体，心肌收缩力增强，对心率影响较小。

小剂量激动 DA 受体，扩张肾、肠系膜血管和冠脉，舒张压不变；中等剂量激动 DA 受体、β_1 受体，心率增加，外周阻力变化不明显，血压可升高或变化不明显；大剂量激动 DA 受体、β_1 和 α 受体，以及促 NA 释放，使心脏兴奋，血管收缩，血压明显升高。

小剂量激动肾脏 DA 受体，肾血管舒张，肾血流和肾小球滤过率增加，还有直接排钠利尿作用，可增加尿量。大剂量激动 α 受体，肾血管收缩，肾血流减少。

临床用于各种休克：如感染中毒性、出血性和心源性休克。对伴有心缩力减弱及尿量减少而血容量已补足的休克患者疗效较好。还用于急性肾衰，常与利尿药合用。

优点：①内脏血管舒张，重要脏器血供增加；②增加肾血流量和肾小管滤过率，改善肾功能；③对心脏作用温和，不易引起心律失常。

不良反应较轻，偶见恶心、呕吐；剂量过大，出现心动过速和心律失常等。

麻黄碱（Ephedrine）激动 α、β 受体，促进 NA 释放。其特点：①口服有效；②作用弱缓而持久；③中枢兴奋作用较显著；④有快速耐受性。临床用于治疗轻症支气管哮喘和预防哮喘发作；防治腰麻时的低血压；尿失禁和遗尿。不良反应主要表现为失眠、震颤、头痛、心悸、出汗等。

二、肾上腺素受体阻断药

（一）α 受体阻断药

本类药共同特点：“肾上腺素作用的翻转”，即 α 受体阻断药阻断与血管扩张有关的 α 受体，使肾上腺素的 α 型缩血管作用被取消，β_2 受体舒张血管作用充分显现出来，产生降压作用。

1. 短效类 α 受体阻断药　酚妥拉明（Phentolamine）为竞争型 α 受体阻断药。

阻断 α_1 受体，扩张血管
直接松弛血管平滑肌
组胺样作用
}→全身血压下降→交感兴奋
阻断突触前 α_2 受体
促进NA释放
}→心率加快
收缩力增强
自律性增高

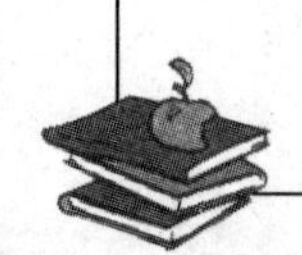

临床用于：①外周血管痉挛性疾病；②静滴 NA 外漏时作局部浸润，以防组织坏死；③防治嗜铬细胞瘤病人高血压和预防手术中的高血压危象；④抗休克：用于感染中毒性、心源性、神经源性休克；⑤抗心衰，用于其他药无效的心肌梗死和充血性心衰。有低血压、胃肠平滑肌兴奋的不良反应；静脉给药可引起心律失常、心绞痛。溃疡病和冠心病患者慎用。

妥拉唑啉（Tolazoline）又称苄唑啉，同属短效类。对血管作用弱，拟胆碱和组胺样作用较强。用于外周血管痉挛性疾病，也可局部浸润注射以预防 NA 外漏引起的组织坏死。

2. 长效 α 受体阻断药　酚苄明（Phenoxybenzamine）非竞争性阻断 α 受体，作用强而持久。阻断血管 α_1受体，血压下降，呈现体位性低血压。血压下降的反射作用和突触前膜 α_2受体阻断及抑制 NA 再摄取，导致心率加快。临床主要用于外周血管痉挛性疾病、抗休克、嗜铬细胞瘤的治疗。不良反应有体位性低血压、心律失常、鼻塞、胃肠刺激症及中枢神经系统抑制症状。

（二）β 受体阻断药

1. β 受体阻断药的共性

（1）心血管系统

阻断 β_1受体→{心率减慢 →诱发心衰；自律性降低 →心输出量减少；收缩力减弱 →心肌耗氧量减少} → 除大脑以外所有组织血流量都减少

（2）支气管平滑肌　阻断 β_2受体，支气管平滑肌收缩，增加气道阻力。这对正常人影响较小，对支气管哮喘病人可诱发或加重哮喘。

（3）对代谢的影响　表现为：①抑制脂肪分解；②拮抗肾上腺素升高血糖作用，使给胰岛素后血糖恢复延缓。对低血糖病人及用胰岛素治疗者，应慎重使用 β 受体阻断药。

（4）肾素分泌减少　阻断 β_1受体，肾素分泌减少。降低血浆肾素水平与其降压作用并不一致。

（5）眼内压　某些 β 受体阻断药阻断睫状体的 β 受体，减少房水生成，降低眼内压。

（6）内在拟交感活性　部分药物与 β 受体结合，尚有微弱激动 β 受体的作用，称为内在拟交感活性。在整体，激动作用常被阻断作用掩盖。此外，部分药物尚有膜稳定作用，与治疗作用无关。

临床应用：①抗高血压；②抗心绞痛和心肌梗死；③抗心律失常；④治疗充血性心力衰竭；⑤辅助治疗甲亢；防治偏头痛；治疗开角型青光眼。

不良反应有心力衰竭，口服给药少见，有内在活性的药物少见；可诱发支气管哮喘；突然停药，会出现反跳现象；也会出现外周血管痉挛，加重雷诺综合征、间歇跛行。心功能不全、窦性心动过缓、房室传导阻滞、哮喘、糖尿病、心肌梗死和肝功能不全者禁用。

2. β_1和 β_2受体阻断药

普萘洛尔（Propranolol，心得安）有较强的 β 受体阻断作用，无内在拟交感活性，有膜稳定作用。首过消除 60% ~70%。口服血浆高峰浓度个体差异达 20 倍左右。普萘洛尔用于高血压、心绞痛、心律失常、心肌梗死、甲亢、偏头痛、开角型青光眼。

噻吗洛尔（Timolol）强于普萘洛尔 6 ~100 倍，无内在活性，无膜稳定作用。临床用其治疗开角型青光眼，对瞳孔和视力无影响，效果优于毛果芸香碱。与其他降眼压药合用，有协同作用。口服用于高血压、心绞痛、心肌梗死。

3. β_1受体阻断药

选择性阻断β_1受体，常用量阻断β_2受体作用较弱，支气管痉挛少，成为一类新型的β受体阻断药。

阿替洛尔（Atenolol）选择性阻断β_1受体，作用持久、安全。无内在活性和膜稳定作用。有哮喘病和支气管炎病史者使用安全。临床上可用于治疗高血压、心绞痛、心律失常、心肌梗死和甲亢等，滴眼也降低眼内压。

4. 内在活性较强的β受体阻断药

吲哚洛尔（Pindolol）兼有β_1和β_2受体阻断作用。具有较强的内在拟交感活性，主要激动β_2受体，舒张血管，膜稳定作用弱。临床用于心律失常、高血压、心绞痛和甲状腺功能亢进等。

（三）α、β受体阻断药

拉贝洛尔（Labetalol）、**卡维地洛**（Carvedilol）兼有α、β受体阻断作用。可增加肾脏血流量。临床用于中、重度高血压和高血压危象，也用于嗜铬细胞瘤和心绞痛。

【自测习题】

一、名词解释

1. 肾上腺素作用的翻转　　2. 内在拟交感活性　　3. 膜稳定作用

4. 长效α受体阻断药

二、填空题

1. 肾上腺素激动α_1受体，使皮肤黏膜血管、________血管明显收缩，导致外周阻力升高，血压升高。

2. 肾上腺素激动________受体，使支气管平滑肌明显松弛；激动________受体，呼吸道血管收缩，毛细血管通透性降低，水肿减轻；抑制________释放过敏物质。

3. 氯丙嗪中毒引起的低血压，应该选用________，而不宜选用________。

4. 间羟胺激动________受体，肌注或静滴用于治疗________早期和________状态。

5. 按药物对受体的选择性不同，肾上腺素受体阻断药分为________、________及________。

6. 短效类α受体阻断药又称________α阻断药，代表药是________。本类以氢键、离子键及范德华引力与受体结合，结合疏松，作用弱，持续时间短。

7. 酚苄明与α受体形成________键，________性阻断α受体，作用强，持久。

8. β_1和β_2受体阻断药的典型代表药是________，α、β受体阻断药代表药是________和________。

三、选择题

单项选择题

1. 肾上腺素松弛平滑肌作用的临床用途是

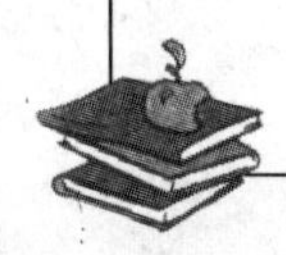

A. 治疗青光眼　　B. 治疗过敏性休克　　C. 治疗支气管哮喘
D. 治疗胃肠平滑肌痉挛性疼痛　　E. 治疗胆绞痛

2. 青霉素过敏性休克时，首选药物是
A. 肾上腺素　　B. 去甲肾上腺素　　C. 多巴胺
D. 异丙肾上腺素　　E. 麻黄碱

3. 肾上腺素的 α 受体激动效应主要是
A. 皮肤黏膜、内脏血管收缩，血压升高
B. 缓慢持久的正性肌力作用
C. 支气管平滑肌松弛、气道通畅
D. 心率加快
E. 递质释放减少

4. 可增强心肌收缩力，扩张肾血管的药物是
A. 异丙肾上腺素　　B. 麻黄碱　　C. 多巴胺
D. 肾上腺素　　E. 新福林

5. 肾上腺素常用的给药方法是
A. 肌内注射　　B. 皮下注射　　C. 静脉滴注
D. 雾化吸入　　E. 静脉注射

6. 多巴胺治疗休克的突出优点是
A. 内脏血管扩张，保证重要脏器血供
B. 增加胃肠道血流量
C. 对心脏作用温和，很少引起心律失常
D. 增加肾小球滤过率
E. 增加肾血流量和肾小球滤过率

7. 治疗硬膜外麻醉和腰麻时的低血压常选用
A. 肾上腺素　　B. 去甲肾上腺素　　C. 多巴胺
D. 麻黄碱　　E. 伪麻黄碱

8. 治疗上消化道出血常用
A. 麻黄碱稀释后口服　　B. 去甲肾上腺素稀释后口服
C. 肾上腺素稀释后口服　　D. 间羟胺稀释后口服
E. 新福林稀释后口服

9. 去甲肾上腺素治疗休克时给药方法是
A. 口服给药　　B. 皮下注射　　C. 肌内注射
D. 稀释后静脉滴注　　E. 稀释后静脉注射

10. 激动 α 受体，产生快效扩瞳作用的药物是
A. 新福林　　B. 间羟胺　　C. 肾上腺素
D. 多巴酚丁胺　　E. 甲氧胺

11. 去甲肾上腺素对受体的作用是
A. 激动 α 及 β 受体　　B. 主要激动 α 受体，对 β_2 受体几乎无作用
C. 主要激动 β 受体　　D. 主要激动 β_2 受体
E. 主要激动 β_1 受体

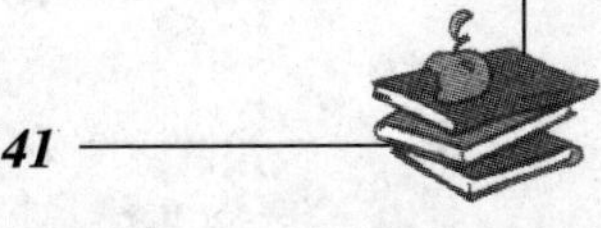

12. 有中枢兴奋作用的药物是
A. 去甲肾上腺素　B. 麻黄碱　C. 异丙肾上腺素
D. 肾上腺素　E. 皮质激素

13. 异丙肾上腺素主要平喘机制是
A. 直接松弛平滑肌
B. 抑制磷酸二酯酶，增加细胞内 cAMP 量
C. 激动 β_2受体，使腺苷酸环化酶活性增强，细胞内 cAMP 浓度增加
D. 减少 cGMP 的合成
E. 抑制过敏物释放

14. 可用于治疗支气管哮喘和心脏骤停的药物是
A. 肾上腺素、麻黄碱　B. 肾上腺素、去甲肾上腺素
C. 麻黄碱、异丙肾上腺素　D. 异丙肾上腺素、肾上腺素
E. 异丙肾上腺素、去甲肾上腺素

15. 肾上腺素升高血压，之后又引起血压下降，这种血压下降的机制是
A. α_1敏感性降低的结果　B. 激动 α_1受体的结果
C. 激动 β_1受体的结果　D. 激动 β_2受体的结果
E. 激动 M 受体的结果

16. 支气管哮喘禁用的药物是
A. 麻黄碱　B. 氨茶碱　C. 吗啡
D. 肾上腺素　E. 异丙肾上腺素

17. 去甲肾上腺素能神经兴奋时不具有的效应是
A. 心脏兴奋　B. 瞳孔扩大
C. 支气管平滑肌收缩　D. 皮肤黏膜血管收缩
E. 肾脏血管收缩

18. β 受体阻断药诱发、加重哮喘是因为
A. 直接使支气管平滑肌收缩
B. 阻断 β_2受体，平滑肌收缩
C. 拟胆碱作用所产生
D. 拟组胺作用
E. 抑制组胺释放

19. 选择性 β_1受体阻断剂是
A. 普萘洛尔　B. 拉贝洛尔　C. 美托洛尔
D. 噻吗洛尔　E. 吲哚洛尔

20. 慢性心功能不全，可以应用的 β 受体阻断药是
A. 普萘洛尔　B. 拉贝洛尔　C. 美托洛尔
D. 噻吗洛尔　E. 吲哚洛尔

21. 哌唑嗪除了用于高血压之外还可用于
A. 治疗外周血管痉挛性疾病　B. 治疗心绞痛
C. 嗜铬细胞瘤的治疗　D. 抗心律失常
E. 治疗慢性心功能不全

22. 对支气管哮喘和心源性哮喘均有效的药物是

A. 肾上腺素　　B. 氨茶碱　　C. 吗啡

D. 色甘酸钠　　E. 异丙肾上腺素

23. α、β 受体阻断药是

A. 普萘洛尔　　B. 卡维地洛　　C. 美托洛尔

D. 噻吗洛尔　　E. 吲哚洛尔

24. 选择性 α_2受体阻断剂是

A. 哌唑嗪　　B. 育亨宾　　C. 酚苄明

D. 酚妥拉明　　E. 阿替洛尔

25. 非选择性 β 受体阻断剂是

A. 普萘洛尔　　B. 阿替洛尔　　C. 醋丁洛尔

D. 艾司洛尔　　E. 美托洛尔

26. 竞争性 α 受体阻断剂是

A. 卡维地洛　　B. 育亨宾　　C. 酚苄明

D. 酚妥拉明　　E. 阿替洛尔

27. 可用于治疗心肌梗死和充血性心衰的药物是

A. 普萘洛尔　　B. 育亨宾　　C. 酚苄明

D. 酚妥拉明　　E. 肾上腺素

28. 对开角型青光眼疗效好的药物是

A. 噻吗洛尔　　B. 普萘洛尔　　C. 纳多洛尔

D. 毛果芸香碱　　E. 肾上腺素

29. 具有“肾上腺素升压作用的翻转”效应的药物是

A. 酚妥拉明　　B. 阿替洛尔　　C. 利血平

D. 阿托品　　E. 普萘洛尔

30. 没有“肾上腺素的升压作用的翻转”效应药物是

A. 酚妥拉明　　B. 妥拉唑林　　C. 酚苄明

D. 阿托品　　E. 氯丙嗪

31. 药物对瞳孔影响如下所示：1 为正常瞳孔，2、3、4、5 组药物分别为

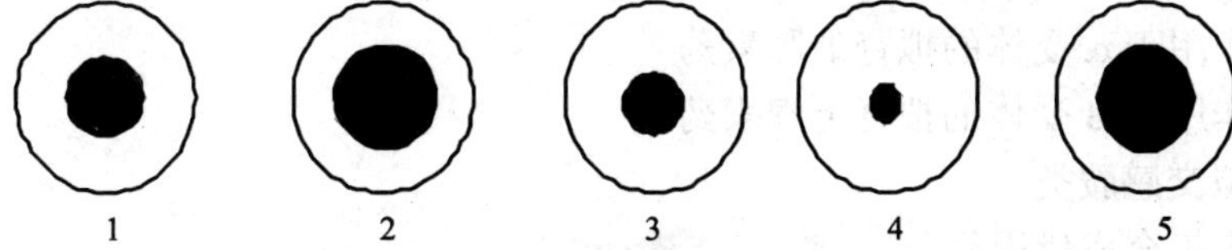

A. 阿托品、吗啡、有机磷酸酯类、新斯的明

B. 阿托品、有机磷酸酯类、吗啡、后马托品

C. 新斯的明、阿托品、吗啡、新斯的明

D. 有机磷酸酯类、阿托品、吗啡、新斯的明

E. 阿托品、有机磷酸酯类、新斯的明、吗啡

32. 普萘洛尔可用于

A. 高血压伴急性心衰　　B. 高血压伴心律失常

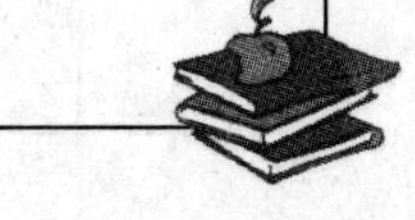

C. 高血压伴支气管哮喘　　D. 高血压伴房室传导阻滞

E. 高血压伴心动过缓

33. 酚妥拉明使心率加快的主要机制是

A. 阻断α_1受体，血压降低

B. 阻断α_2受体，NA 释放增加

C. 间接激动β_1受体，心脏兴奋

D. 两个原因：A 和 B

E. 三个原因：A、B 和 C

多项选择题

34. 麻黄碱的作用是

A. 直接激动α、β受体

B. 激动β受体，不激动α受体

C. 促进肾上腺素能神经末梢释放 NA

D. 激动α受体，不激动β受体

E. 对中枢有兴奋作用

35. 可用于心脏骤停的药物是

A. 阿托品　　B. 去甲肾上腺素　　C. 肾上腺素

D. 普萘洛尔　　E. 异丙肾上腺素

36. 可用于支气管哮喘的药物是

A. 沙丁胺醇　　B. 去甲肾上腺素　　C. 肾上腺素

D. 普萘洛尔　　E. 异丙肾上腺素

37. 可用于缓慢型心律失常的药物是

A. 阿托品　　B. 去甲肾上腺素　　C. 肾上腺素

D. 普萘洛尔　　E. 异丙肾上腺素

38. 儿茶酚胺类药物包括

A. 去甲肾上腺素　　B. 肾上腺素　　C. 异丙肾上腺素

D. 多巴胺　　E. 麻黄碱

39. 拟肾上腺素药分类为

A. 作用于α和β受体的拟肾上腺素药

B. 作用于α受体的拟肾上腺素药

C. 作用于β受体的拟肾上腺素药

D. 拟交感胺类

E. 人工合成代用品

40. 肾上腺素对心脏的作用是

A. 加强心肌收缩力　　B. 加快心率　　C. 加速传导

D. 提高心肌自律性　　E. 使心输出量增多

41. 对β_2受体有激动作用的药物是

A. 肾上腺素　　B. 多巴胺　　C. 去甲肾上腺素

D. 麻黄碱　　E. 异丙肾上腺素

42. 肾上腺素临床应用是

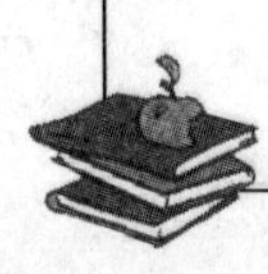

A. 松弛支气管平滑肌　B. 过敏性休克　C. 支气管哮喘
D. 与局麻药合用延缓局麻作用　E. 治疗开角型青光眼

43. 肾上腺素的β型效应包括
A. 心肌收缩力增强　B. 心率加快　C. 心输出量增多
D. 心肌耗氧增加　E. 心肌自律性升高

44. 去甲肾上腺素的不良反应是
A. 局部组织坏死　B. 急性肾功能不全
C. 突然停药可引起血压骤降　D. 心动过缓
E. 心动过速

45. 间羟胺作用特点是
A. 收缩血管较 NA 弱而持久　B. 对肾血管作用弱　C. 可肌内注射
D. 较少引起心律失常　E. 对心率影响小

46. 异丙肾上腺素的临床应用是
A. 支气管哮喘　B. 房室传导阻滞　C. 心脏骤停
D. 抗休克　E. 用于上消化道出血

47. 普萘洛尔治疗高血压的机制是
A. 阻断 β_1受体，抑制心脏　B. 减少肾素分泌
C. 阻断突触前膜 β_2受体　D. 阻断中枢β受体
E. 阻断血管β受体

48. β受体阻断剂的阻断作用包括
A. 心血管系统抑制　B. 支气管平滑肌收缩　C. 对代谢有影响
D. 膜稳定作用　E. 内在拟交感活性

49. β受体阻断剂对心血管系统的作用是
A. 心率减慢　B. 心肌收缩力减弱　C. 心输出量减少
D. 血压稍降　E. 外周阻力增加

50. β受体阻断剂用于
A. 抗高血压　B. 抗心绞痛　C. 抗心律失常
D. 治疗甲亢　E. 治疗青光眼

51. β受体阻断剂用于抗心律失常是因为
A. 降低心肌自律性　B. 延长有效不应期
C. 减慢传导　D. 抑制心肌收缩力
E. 拟胆碱样效应

52. 酚妥拉明临床用于
A. 治疗外周血管痉挛性疾病　B. 治疗 NA 静脉滴注外漏
C. 用于嗜铬细胞瘤的诊断和治疗　D. 抗休克
E. 治疗心肌梗死和充血性心衰

53. 酚妥拉明的药理作用是
A. 阻断α受体作用（竞争性）
B. 拟胆碱作用，使胃肠平滑肌兴奋，瞳孔缩小
C. 组胺样作用，使胃酸分泌增加

D. 抗胆碱作用

E. 抗组胺样作用

54. 心绞痛患者长期应用普萘洛尔，可发生

A. 恶心、呕吐　　B. 过敏　　C. 心功能不全

D. 指端坏死　　E. 心绞痛发作

四、配对题

1. 无中枢兴奋作用的α、β受体激动药是
2. α受体激动药是
3. β受体激动药是
4. 有中枢兴奋作用的拟肾上腺素药是
5. β_2受体激动药是

A. 异丙肾上腺素

B. 去甲肾上腺素

C. 肾上腺素

D. 麻黄碱

E. 沙丁胺醇

五、判断题

1. 肾上腺素口服不吸收，常用皮下注射和肌内注射。
2. 应用多巴胺治疗休克时的剂量是中等剂量（治疗剂量）。
3. 去甲肾上腺素口服给药治疗支气管哮喘。
4. 麻黄碱滴鼻治疗鼻塞已被羟甲唑啉取代。
5. 异丙肾上腺素治疗支气管哮喘作用强大，但易导致心悸，长期反复用药可产生耐受性。
6. 沙丁胺醇扩张支气管作用强，兴奋心脏作用弱，用于治疗支气管哮喘，心脏不良反应少，为常用药。
7. 静滴 NA 外漏时，用酚妥拉明作局部浸润，以防组织坏死。
8. 酚妥拉明扩张外周血管，降低心脏前、后负荷；同时阻断α受体，间接激动β受体，兴奋心脏。用于其他药无效的心肌梗死和充血性心衰。
9. 对低血糖病人及用胰岛素治疗者，使用β受体阻断药是合理的。
10. 具有膜稳定作用的普萘洛尔用于眼科是合理的。
11. 阿替洛尔选择性阻断β_1受体，持久、安全。无内在活性和膜稳定作用。有哮喘病史和支气管炎病史者使用安全。

六、简答题

1. 简述去甲肾上腺素、肾上腺素及异丙肾上腺素药理作用及临床应用的异同。
2. 简述酚妥拉明与酚苄明作用及临床应用的异同。
3. 肾上腺素受体阻断药的分类及代表药。
4. 多巴胺的临床应用及其优点是什么？
5. 肾上腺素平喘的药理学基础是什么？

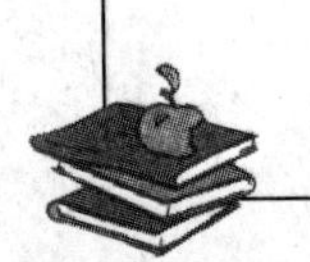

【参考答案】

一、名词解释

1. 肾上腺素作用的翻转：因为 α 受体阻断药阻断与血管收缩有关的 α 受体，使肾上腺素的 α 型缩血管作用被取消，β_2受体舒张血管作用充分显现出来，产生降压作用，称为肾上腺素作用的翻转。

2. 内在拟交感活性：β 受体阻断药中，有些药与 β 受体结合，尚有微弱激动 β 作用，称为内在拟交感活性。在整体，激动作用常被 β 阻断作用掩盖。

3. 膜稳定作用：部分药直接作用细胞膜，使离子通透性降低，又称局部麻醉作用或奎尼丁样作用。与治疗作用无关。滴眼时成为副作用。

4. 长效 α 受体阻断药：与 α 受体形成共价键结合，非竞争性阻断 α 受体作用强，持续时间长久而称之。

二、填空题

1. 腹腔内脏
2. β_2受体　α_1受体　肥大细胞
3. 去甲肾上腺素　麻黄碱
4. α 受体　休克　低血压
5. α 受体阻断药　β 受体阻断药　α、β 受体阻断药
6. 竞争性　酚妥拉明
7. 共价键　非竞争
8. 普萘洛尔　拉贝洛尔　卡维地洛

三、选择题

1. C　2. A　3. A　4. C　5. B　6. E　7. D　8. B　9. D　10. A　11. B　12. B　13. C　14. D　15. D　16. C　17. C　18. B　19. C　20. B　21. E　22. B　23. B　24. B　25. A　26. D　27. D　28. A　29. A　30. D　31. B　32. B　33. E　34. ACE　35. CE　36. ACE　37. AE　38. ABCD　39. ABC　40. ABCDE　41. ABDE　42. BCDE　43. ABCDE　44. ABC　45. ABCD　46. ABCD　47. ABCD　48. ABC　49. ABCDE　50. ABCDE　51. ABC　52. ABCDE　53. ABC　54. ABCD

四、配对题

1. C　2. B　3. A　4. D　5. E

五、判断题

1. √　2. √　3. ×　4. √　5. √　6. √　7. √　8. √　9. ×　10. ×　11. √

六、简答题

1. 去甲肾上腺素、肾上腺素及异丙肾上腺素药理作用及临床应用的异同：

	去甲肾上腺素	肾上腺素	异丙肾上腺素
激动的受体	α	α、β	β
临床应用	心脏骤停 支气管哮喘 神经源性休克、过敏性休克 上消化道止血	心脏骤停 支气管哮喘 过敏性休克 局部止血 与局麻药配伍	 感染性休克 房室传导阻滞
心率	减慢（反射性）	加快	加快
外周阻力	升高	降低	降低

2. 酚妥拉明与酚苄明作用及临床应用的异同：

	酚妥拉明	酚苄明
与α受体结合	氢键、离子键或范德华力	共价键
α受体阻断	竞争性、短效阻断剂	非竞争性、长效阻断剂
作用特点	作用时间短暂，作用较弱	起效缓慢，作用强大而持久
临床应用	外周血管痉挛性疾病 嗜铬细胞瘤和抗休克 NA外漏、急性心肌梗死和顽固性充血性心力衰竭	外周血管痉挛性疾病 嗜铬细胞瘤和抗休克 前列腺增生引起的阻塞性排尿困难

3. 按药物对受体的选择性不同分为：

分类	代表药名
α阻断药：非选择性α阻断药：长效类	酚苄明
短效类	酚妥拉明
选择性α阻断药：α_1阻断药	哌唑嗪
α_2阻断药	育亨宾
β受体阻断药：非选择性β受体阻断药	普萘洛尔
选择性β_1受体阻断药	阿替洛尔
α、β受体阻断药	拉贝洛尔、卡维地洛

4. 多巴胺临床用于各种休克：如感染中毒性、出血性和心源性休克。对伴有心力减弱及尿量减少而血容量已补足的休克患者，疗效较好；多巴胺还用于急性肾衰，常与利尿药合用。

优点：①内脏血管舒张，重要脏器血供增加；②增加肾血流量和肾小管滤过率，改善肾功能；③对心脏作用温和，不易引起心律失常。

5. 肾上腺素平喘的药理学基础：①激动 $β_2$受体，支气管平滑肌松弛；②激动 $α_1$受体，呼吸道血管平滑肌收缩，毛细血管通透性降低，水肿减轻；③抑制肥大细胞释放过敏物质。

（李吉平）

第四篇　中枢神经系统药物

CHAPTER 第十九章

全身麻醉药

【学习要点】

1. 掌握临床常用全身麻醉药的作用特点和临床应用时注意的问题。
2. 熟悉全身麻醉药的麻醉作用。
3. 了解常用的复合麻醉方法。

【要点精讲】

全身麻醉药简称全麻药，是对中枢神经系统具有广泛可逆性的抑制作用，使意识和感觉（特别是痛觉）消失及骨骼肌松弛，以便进行外科手术的药物。

全麻药主要分为吸入麻醉药和静脉麻醉药两类。

吸入麻醉药有乙醚、氟烷、恩氟烷、氧化亚氮等。乙醚是最早用于临床的全麻药，安全范围大，但其诱导期和苏醒期较长、易燃易爆等，已少用。各种氟烷的化合物均有不燃不爆、作用强，麻醉诱导迅速、恢复快等特点。其中氟烷对肝和心的毒性较大；恩氟烷对肝肾的影响较小，但对呼吸有抑制作用；氧化亚氮对各重要器官均无明显影响，作用迅速但因其麻醉深度不能达到外科麻醉期，所以常与其他麻醉药合用。

静脉麻醉药有硫喷妥钠、氯胺酮、羟丁酸钠及普鲁泊福等。

硫喷妥钠（Sodium Thiopental）麻醉作用迅速，但由于药物的再分布而作用持续时间短暂，肌肉松弛作用较差，可诱发喉和支气管痉挛，对呼吸中枢亦有明显的抑制作用，多用于诱导麻醉和基础麻醉，也可用于抗惊厥。

氯胺酮（Ketamine）可产生“分离麻醉”作用，即患者意识模糊而不完全丧失，在出现明显的镇痛作用时，伴有古怪而不愉快的幻觉、不安、短期记忆缺失及木僵状。这种感觉和意识分离的麻醉现象称为“分离麻醉”。麻醉作用时间短，临床主要用于短暂的体表小手术及麻醉诱导。由于对边缘系统有兴奋作用，可产生幻觉，属于新型毒品。

羟丁酸钠（Sodium Hydroxybutyrate）全麻作用弱、起效慢，临床主要用于全麻的诱导和维持。该药具有欣快诱导特性和性欲增强作用，常导致药物滥用。骤然停药可出现戒断症状，表现为震颤、焦虑和失眠。

普鲁泊福（Propofol）主要用于诱导麻醉及麻醉的维持。对呼吸系统有抑制作用，可出现暂时性呼吸停止。

复合麻醉是指合并使用不同全麻药的方法，或辅用镇静催眠药、镇痛药、肌松药、胆碱受体阻断药等，达到理想的麻醉效果及安全性。其目的是克服个别麻醉药的不足之处，以提高麻醉效果，减少不良反应。如采用麻醉前给药、基础麻醉、诱导麻醉、合用骨骼肌松弛药、神经安定镇痛术、镇痛性麻醉等方式。

【自测习题】

一、名词解释

1. 全身麻醉药　2. 分离麻醉　3. 复合麻醉

二、填空题

1. 氟烷麻醉作用比乙醚________，诱导期________，恢复________，但易引起________系统和________系统方面的副作用。因能松弛________平滑肌，故不用于________科麻醉。

2. 氧化亚氮是________体麻醉剂，________用于分娩止痛。其主要缺点是麻醉________不够，故一般不单独使用，可与其他麻醉药合用。

3. 全身麻醉药分为________和________两类。

4. 静注硫喷妥钠后，因其________，极易透过________，故作用________，但因________，故作用持续________。

5. 氯胺酮可使________消失，但________部分存在，这种浅麻醉状态被称为“________”。

三、选择题

单项选择题

1. 下列描述错误的是
   A. 氟烷麻醉作用快而强，但因松弛子宫平滑肌，故不用于产科麻醉
   B. 硫喷妥钠麻醉作用快而短，但痛觉消失不完全
   C. 乙醚的麻醉作用较强，诱导期和苏醒期较长，易发生意外
   D. 氯胺酮麻醉作用起效慢，镇痛作用弱，维持时间长
   E. 氧化亚氮的麻醉作用快，但麻醉深度不够

2. 在下列全麻药物中，能使肌肉较完全松弛的药物是
   A. 乙醚　B. 硫喷妥钠　C. 氯胺酮
   D. 普鲁泊福　E. 氟烷

3. 下面全麻药物中具有肝损伤作用的药物是
   A. 氯胺酮　B. 氟烷　C. 乙醚
   D. 硫喷妥钠　E. 氧化亚氮

4. 在下面吸入性全麻药中，主要以气体状态存在的药物是
   A. 氟烷　B. 乙醚　C. 氧化亚氮

D. 异氟烷　　E. 氯胺酮

5. 硫喷妥钠麻醉作用时间短的原因是

A. 在血液中分解速度快　　B. 在肝脏代谢快　　C. 在肾脏以原形排泄快

D. 在体内重新分布　　E. 与血浆蛋白结合而失活

6. 硫喷妥钠作为静脉麻醉药的最大缺点是

A. 兴奋期太长　　B. 易引起缺氧　　C. 麻醉深度不够

D. 易产生呼吸抑制　　E. 易发生心律失常

7. 具有分离麻醉作用的全麻药是

A. 硫喷妥钠　　B. 乙醚　　C. 氟烷

D. 氯胺酮　　E. 氧化亚氮

8. 容易引起呼吸抑制、喉痉挛和支气管痉挛的全麻药是

A. 氧化亚氮　　B. 氟烷　　C. 氯胺酮

D. 乙醚　　E. 硫喷妥钠

多项选择题

9. 临床上常用的吸入性麻醉药有

A. 硫喷妥钠　　B. 氟烷　　C. 氧化亚氮

D. 恩氟烷　　E. 异氟烷

10. 关于氧化亚氮的叙述正确的是

A. 对肝肾毒性小　　B. 是液体麻醉剂　　C. 麻醉效能高

D. 镇痛作用较差　　E. 需与其他麻醉药配伍方可达到满意的麻醉效果

11. 硫喷妥钠静脉麻醉时，其作用特点是

A. 起效快，无兴奋期　　B. 镇痛效果差　　C. 肌松作用差

D. 对呼吸循环影响小　　E. 维持时间短

12. 临床上常用的静脉麻醉药有

A. 氧化亚氮　　B. 地西泮　　C. 硫喷妥钠

D. 苯巴比妥　　E. 氯胺酮

13. 临床上麻醉前常给予不同的药物，其目的是

A. 防止吸入性肺炎　　B. 增加麻醉镇痛效果　　C. 镇静，消除紧张情绪

D. 减少麻醉药用量　　E. 防止反射性心律失常

四、配对题

1. 乙醚　　A. 分离麻醉
2. 羟丁酸钠　　B. 第一个用于临床的全麻药
3. 氧化亚氮　　C. 有性欲增强作用
4. 氯胺酮　　D. 易致肝损害
5. 氟烷　　E. 需与其他麻醉药合用方能达到满意的麻醉效果

五、判断题

1. 氯胺酮已成为新型毒品，称 k 粉。
2. 异氟烷是目前临床上较为常用的吸入性麻醉药。

3. 全麻药过量中毒时，最大的危险是呼吸停止。
4. 氟烷麻醉效能最强，故麻醉过程镇痛作用也最强。
5. 氯胺酮麻醉时可使患者的感觉与所处的环境分离。

六、简答题

1. 简述氯胺酮的作用特点。
2. 全麻时为何常采用静脉麻醉药和吸入麻醉药联合应用？

【参考答案】

一、名词解释

1. 全身麻醉药：简称全麻药，是一类作用于中枢神经系统，引起暂时性和可逆性意识、感觉，特别是痛觉消失和骨骼肌松弛，以便进行外科手术的药物。

2. 分离麻醉：指应用氯胺酮后，患者意识模糊而不完全丧失，在出现明显的镇痛作用时，伴有古怪而不愉快的幻觉、不安、短期记忆缺失及木僵状。这种感觉和意识分离的麻醉现象称为“分离麻醉”。

3. 复合麻醉：是指合并使用不同全麻药的方法，或辅用镇静催眠药、镇痛药、肌松药、胆碱受体阻断药等，达到理想的麻醉效果及安全性。

二、填空题

1. 强　短　快　呼吸　心血管　子宫　产
2. 气　可　深度
3. 吸入麻醉药　静脉麻醉药
4. 脂溶性高　血脑屏障　快　重新分布　短
5. 痛觉　意识　分离麻醉

三、选择题

1. D　2. A　3. B　4. C　5. D　6. D　7. D　8. E　9. BCDE　10. AE　11. ABCE　12. CE　13. ABCDE

四、配对题

1. B　2. C　3. E　4. A　5. D

五、判断题

1. √　2. √　3. √　4. ×　5. √

六、简答题

1. 氯胺酮对中枢神经系统既有抑制作用又有兴奋作用。主要抑制丘脑－皮层系统，阻断痛觉冲动向中枢传导，同时兴奋脑干和大脑边缘系统而意识部分存在；麻醉起效快，持续时间短；可使血压升高，主要用于各种体表或门诊小的手术、烧伤清创、麻醉诱导和小儿基础麻醉等。

2. 因为吸入麻醉药和静脉麻醉药单独使用均存在麻醉效能差、镇痛差、肌肉松弛差、安全性差等缺点。静脉麻醉药直接入血液，麻醉速度比吸入麻醉药快，且麻醉方法简便易行。与吸入麻醉药联合应用时，可缩短吸入麻醉药的兴奋期，使患者迅速进入外科麻醉期，减少或避免诱导期的不良反应。但静脉麻醉药的作用时间很短，且镇痛和肌松作用较弱，一般很少单独应用，故常与吸入麻醉药合用。

（吕俊华）

CHAPTER 第二十章

镇静催眠药

【学习要点】

1. 掌握苯二氮䓬类药物的药理作用、作用机制、临床应用和主要不良反应。
2. 熟悉苯巴比妥、硫喷妥钠的药理作用和应用以及此类药物急性中毒时的解救措施。
3. 了解水合氯醛的作用及特点。

【要点精讲】

镇静催眠药（sedatives－hypnotics）是一类中枢神经系统抑制药。凡能缓和激动，消除躁动，恢复安静情绪的药物称为镇静药（sedatives）；凡是促进和维持近似生理睡眠的药物称为催眠药（hypnotics）。镇静药和催眠药之间没有本质的差别。大多数药物，在较小剂量时起镇静作用，随着剂量加大，依次出现催眠、抗惊厥和麻醉作用。

目前，常用的镇静催眠药物按化学结构分为苯二氮䓬类、巴比妥类和其他类。由于巴比妥类镇静催眠药随剂量的增加对中枢神经系统的抑制作用呈线性增强，大剂量可引起中枢神经系统深度抑制，出现昏迷、呼吸衰竭，甚至死亡。而苯二氮䓬类单用即使较大剂量也不引起麻醉，安全范围大，还具有明显的抗焦虑作用，是目前临床上常用的镇静催眠药。该类药物用于失眠治疗仅可偶尔用于症状改善，不宜长期连续服用，否则易产生耐受性和依赖性。

地西泮（Diazepam）与苯二氮䓬（BZ）受体的亲和力较其他苯二氮䓬类强，小剂量即选择性地与边缘系统中的BZ受体结合，产生抗焦虑作用；随着剂量的增大，可依次出现镇静、催眠、抗惊厥及抗癫痫作用，还有中枢性肌肉松弛作用。与巴比妥类药物比较，苯二氮䓬类对REMS影响较小，较少出现停药后REMS反跳性延长引起的多梦。并且由于缩短了睡眠的SWS期，对夜惊和梦游症也有效。

临床作为麻醉前用药和麻醉辅助用药，稳定病人情绪，并减少麻醉药的用量。静脉注射地西泮是癫痫持续状态治疗的首选药。

地西泮的毒性较巴比妥类小，长期服用或剂量偏大时可有嗜睡、眩晕、头痛、幻觉等不良反应。减量或停药后可恢复，偶可引起躁动、谵妄、兴奋等反应。长期口服可有依赖性，突然停药可出现戒断症状。

咪达唑仑（Midazolam）对BZ受体的亲和力约为地西泮的2倍，故其强度约为地西泮的1.5～2倍。咪达唑仑具有强效的抗焦虑、催眠、抗惊厥、肌松和顺行性遗忘作用。药效不受给药途径的影响，起效快，作用时间短，故较地西泮更适于临床麻醉的应用。对呼吸、循环影响轻微，适用于危重病人、颅脑手术、心脏手术及心肌缺血病人。咪达唑仑可轻度降低脑耗氧量以及颅内肿瘤病人的颅内压，也适用于颅内肿瘤病人。

常用的苯二氮䓬类药物还有**三唑仑**（Triazolam）、**劳拉西泮**（Lorazepam）、**硝西泮**（Nitrazepam）、**氯硝西泮**（Clonazepam，氯硝安定）、**艾司唑仑**（Estazolam）等。三唑仑及劳拉西泮为短效苯二氮䓬类，硝西泮、氯硝西泮及艾司唑仑为中效苯二氮䓬类药物。

氟马西尼（Flumazenil）为苯二氮䓬类拮抗药，其与BZ受体有特异性亲和力，但无内在活性，通过竞争性结合BZ受体而拮抗苯二氮䓬类药的抗焦虑、催眠、遗忘及抗惊厥等药理作用，但对巴比妥类及羟丁酸钠引起的中枢抑制则无效。半衰期短，在治疗地西泮中毒时要重复给药。氟马西尼对苯二氮䓬类药的拮抗作用是可逆的，对苯二氮䓬类药过量的病人应用氟马西尼后出现惊厥者，再用地西泮可解除。

苯巴比妥钠（Phenobarbital Sodium）小剂量具有安静、缓解焦虑和烦躁的作用。中等剂量产生睡眠，但缩短了快动眼睡眠（REMS）时相，久用停药可产生REMS反跳性延长，导致多梦、失眠障碍。苯巴比妥钠在镇静剂量即可产生抗惊厥作用，临床用于麻醉前给药，预防局麻药的毒性反应；抑制破伤风及子痫引起的惊厥发作。不良反应可见醒后眩晕和困倦，精细运动不协调，中等剂量可轻度抑制呼吸中枢，大剂量可致急性中毒，严重者表现为深昏迷、各种反射消失、呼吸抑制、血压下降等。如不及时抢救，可死于呼吸、循环抑制。

巴比妥类药物中毒的解救，除洗胃及导泻外，应给予碳酸氢钠或乳酸钠碱化尿液，或用利尿剂加速药物排泄。保证呼吸道通畅，吸氧或人工呼吸，并可适当给予中枢兴奋药。

唑吡坦（Zolpidem）是一种咪唑吡啶类药物，选择性结合苯二氮䓬受体BZ_1亚型，增加氯离子通道的开放而产生快速的镇静催眠作用。可缩短入睡时间，减少夜醒次数，增加总的睡眠时间和改善睡眠质量。与苯二氮䓬类相比，治疗量唑吡坦几乎不改变睡眠结构，对慢波睡眠和快动眼睡眠影响小，未发现耐受现象和反跳现象。

水合氯醛（Chloral Hydrate）对中枢神经系统的作用与巴比妥类相似。其作用特点是催眠作用强，醒后无头晕、乏力等不良反应，且不引起蓄积中毒。长期服用此药可产生依赖性，也可成瘾，与镇静药、抗精神病药及抗组胺药合用可增强对中枢的抑制作用。服药期间饮酒可产生中枢严重抑制。

在临床主要用作催眠及抗惊厥。催眠多用口服，抗惊厥多用灌肠。由于对胃黏膜有刺激作用，禁用于消化道溃疡患者。由于此药须经肝、肾转化和排泄，故肝、肾功能严重障碍者禁用。

佐匹克隆（Zopiclone）为速效催眠药，具有抗焦虑、镇静催眠、肌肉松弛和抗惊厥作用。连续给药无蓄积作用。对呼吸抑制轻微，无明显反跳性失眠和依赖性。

扎来普隆（Zaleplon）选择性作用于大脑边缘系统的ω_1受体，产生中枢抑制，促进松果体腺体分泌褪黑素来发挥镇静催眠作用；对记忆和情绪的影响较弱。适用于入睡困难的失眠症的短期治疗，很少产生耐受性、依赖性和反跳性睡眠障碍。

甲喹酮（Methaqualonum）催眠作用强度为苯巴比妥的3～8倍，且起效快，可提高睡眠质量，而醒后无不快感。安全性较大。临床主要用于失眠、神经衰弱及麻醉前给药。

过量中毒可引起呼吸抑制。长期使用可产生耐受性和依赖性，连续使用一般不宜超过3个月。

【自测习题】

一、名词解释

1．宿醉　2．镇静催眠药

二、填空题

1．按化学结构可将镇静催眠药分为________、________和________三类。

2．镇静催眠药随剂量由小到大，依次出现________、________、________和________等作用。

3．苯二氮䓬类药物的药理作用包括________、________和________。

4．巴比妥类药物的临床应用包括________、________和________。

5．苯二氮䓬类________睡眠诱导时间，________睡眠持续时间。

6．苯二氮䓬类的中枢作用主要与增强________神经的功能有关。

三、选择题

单项选择题

1．下列关于地西泮的体内过程，错误的是

A．口服吸收快而完全　B．肌注吸收慢而不规则

C．部分代谢产物仍有活性　D．急需时应静脉缓注

E．$t_{1/2}$短而无蓄积性

2．治疗剂量的地西泮对睡眠时相的影响是

A．抑制快波睡眠　B．兴奋快波睡眠　C．明显延长慢波睡眠

D．明显缩短慢波睡眠　E．不影响慢波睡眠

3．地西泮的镇静催眠机制是

A．选择性地抑制大脑边缘系统

B．直接抑制脑干网状结构上行激活系统

C．直接抑制脊髓多突触反射

D．增强中枢γ-氨基丁酸能神经功能

E．阻断中枢苯二氮䓬受体

4．属于短效镇静催眠药的是

A．苯巴比妥钠　B．艾司唑仑　C．氯硝西泮

D．硝西泮　E．三唑仑

5．巴比妥类催眠作用的主要部位是

A．大脑皮质感受区　B．大脑边缘系统

C．脑干网状结构上行激活系统　D．丘脑

E．脊髓前角灰质

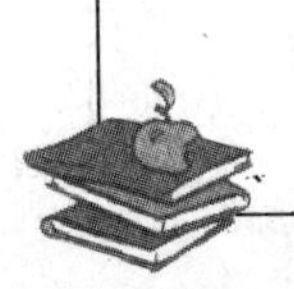

6. 控制癫痫持续状态的首选药是

A. 三唑仑　B. 氟西泮　C. 奥沙西泮

D. 地西泮　E. 氯氮䓬

7. 影响巴比妥类药物作用快慢的原因是

A. 肝脏代谢速度　B. 药物脂溶性高低　C. 肾脏排泄速度

D. 血浆蛋白结合率　E. 剂量大小

8. 常用于镇静催眠、抗惊厥、抗癫痫及麻醉前给药的巴比妥类药物是

A. 硫喷妥钠　B. 异戊巴比妥　C. 司可巴比妥

D. 苯巴比妥　E. 戊巴比妥

9. 地西泮抗焦虑作用的主要部位是

A. 中脑网状结构　B. 纹状体　C. 下丘脑

D. 大脑边缘系统　E. 大脑皮质

10. 苯巴比妥过量中毒，为了促进其排泄，应

A. 碱化尿液，使其解离度增大，增加肾小管再吸收

B. 碱化尿液，使其解离度减小，增加肾小管再吸收

C. 碱化尿液，使其解离度增大，减少肾小管再吸收

D. 碱化尿液，使其解离度减小，减少肾小管再吸收

E. 酸化尿液，使其解离度减小，减少肾小管再吸收

11. 地西泮的主要消除途径

A. 呼吸道分泌排除　B. 以原形从肾脏排出　C. 经汗腺分泌排除

D. 经肝脏代谢消除　E. 经消化道排泄

12. 服用抗凝血药华法林的同时加服苯巴比妥，其抗凝血作用

A. 显著增强　B. 稍有增强　C. 减弱

D. 消失　E. 基本不变

多项选择题

13. 对镇静催眠药的论述正确的是

A. 能引起近似生理性睡眠的药物称催眠药

B. 镇静催眠药尚有抗惊厥抗癫痫作用

C. 小剂量催眠药可产生镇静作用，又称镇静催眠药

D. 对中枢神经系统的抑制程度呈量效关系，大剂量产生麻醉作用，中毒量可致中枢麻痹

E. 大剂量有抗精神病作用

14. 苯二氮䓬类镇静催眠药用于麻醉前给药的原因是

A. 镇静及镇痛作用

B. 缓解患者对手术的恐惧

C. 减少麻醉药用量

D. 加强麻醉药的肌肉松弛效果

E. 使患者对术中的不良刺激在术后不复记忆

15. 苯二氮䓬类的中枢抑制作用机制是

A. 激活苯二氮䓬受体　B. 延长 Cl^- 通道开放时间

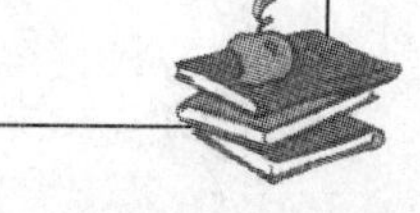

C. 增加 Cl^- 通道开放频率

D. 促进 GABA 与 $GABA_A$受体结合

E. 增加 GABA 能神经的突触抑制作用

16. 苯二氮䓬类药物的药理作用

A. 抗焦虑作用 B. 镇静催眠作用 C. 抗惊厥、抗癫痫

D. 麻醉作用 E. 中枢性肌肉松弛

17. 关于地西泮急性中毒时的治疗，叙述正确的是

A. 静注氟马西尼 B. 洗胃 C. 利尿

D. 给氧、输液 E. 静注吗啡

18. 有抗癫痫作用的药物是

A. 苯巴比妥 B. 地西泮 C. 硫喷妥钠

D. 水合氯醛 E. 司可巴比妥

19. 水合氯醛催眠应用的特点是

A. 安全有效，适用于对巴比妥类耐受差的儿童及老年人

B. 不影响快波睡眠，次晨较少发生后遗作用

C. 可以灌肠给药

D. 对心、肝、肾无损害作用

E. 代谢产物对中枢无抑制作用

四、配对题

1. 苯巴比妥
2. 水合氯醛
3. 地西泮
4. 唑吡坦
5. 氟马西尼

A. 安全范围大而成瘾性较轻的镇静催眠药物

B. 可用于苯二氮䓬类药过量中毒的诊断和解救

C. 可对抗癫痫大发作

D. 选择性结合苯二氮䓬受体 BZ_1亚型的镇静催眠药

E. 因有局部刺激性，溃疡患者禁用

五、判断题

1. 苯二氮䓬类能增加 GABA 能神经的突触抑制作用。
2. 地西泮较大剂量可引起全身麻醉作用。
3. 地西泮抗焦虑作用的主要部位是下丘脑。
4. 治疗剂量的地西泮明显延长快动眼睡眠（REMS）。
5. 地西泮即使长期服用也无成瘾性。
6. 苯巴比妥钠与地高辛合用时，可加速地高辛的代谢。
7. 水合氯醛不用于溃疡病伴焦虑不安的患者。

六、简答题

1. 试述苯二氮䓬类中枢作用机制。
2. 巴比妥类药物急性中毒时应如何抢救？
3. 为什么苯二氮䓬类药几乎取代了巴比妥类药物而成为临床常用的镇静催眠药？

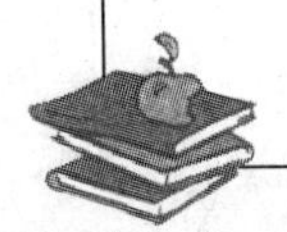

【参考答案】

一、名词解释

1. 服用催眠剂量镇静催眠药后，次晨可出现头晕、困倦、嗜睡、精神不振及定向障碍等症状。

2. 镇静催眠药是一类中枢神经系统抑制药。凡能缓和激动，消除躁动，恢复安静情绪的药物称为镇静药；凡是促进和维持近似生理睡眠的药物称为催眠药。

二、填空题

1. 苯二氮䓬类　巴比妥类　其他镇静催眠药（醛类）
2. 镇静　催眠　抗惊厥　麻醉
3. 抗焦虑　镇静催眠　抗癫痫
4. 镇静催眠　抗癫痫　麻醉
5. 缩短　延长
6. GABA 能

三、选择题

1. E　2. D　3. D　4. E　5. C　6. D　7. B　8. D　9. D　10. C　11. D　12. C　13. ABCD　14. BCDE　15. ACDE　16. ABCE　17. ABCD　18. AB　19. ABC

四、配对题

1. C.　2. E.　3. A.　4. D.　5. B.

五、判断题

1. √　2. ×　3. ×　4. ×　5. ×　6. √　7. √

六、简答题

1. 苯二氮䓬类中枢作用机制：

苯二氮䓬类的中枢作用主要与增强 GABA 能神经的功能有关，可能是由于苯二氮䓬类与其受体结合后，解除了 GABA 调控因子对 GABA 受体高亲和力部位的抑制，从而激活 GABA 受体，促进它与 GABA 结合，使 Cl^- 通道开放，增强 GABA 的突触后抑制功能。

2. 巴比妥类药物急性中毒的抢救：

巴比妥类药物急性中毒的抢救原则是排除毒物，对症治疗和预防并发症，抢救时：①凡是口服中毒者，应首先清除尚未被机体吸收的毒物，先用 1∶2000～1∶5000 高锰酸钾溶液反复洗胃，并通过胃管灌入 50% 硫酸钠溶液 40ml 导泻；②进行人工呼吸、吸氧、气管插管或气管切开，并给呼吸兴奋药等；③血压偏低者，应输液，静脉注射低分子右旋糖酐或静滴去甲肾上腺素；④应用碳酸氢钠或乳酸钠碱化尿液和血液，以促进毒物排泄；⑤静注高渗葡萄糖，以保护肝脏，预防脑水肿，并用抗菌药预防感染，加强护理。

3. 苯二氮䓬类药几乎取代了巴比妥类药物而成为临床常用镇静催眠药的理由：

(1) 毒性小，安全范围大；

(2) 对 REMS 影响较小，较少出现停药后 REMS 反跳性延长引起的多梦；

(3) 对肝药酶几无诱导作用。

（潘建春）

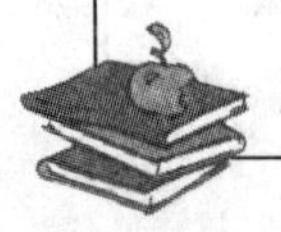

CHAPTER 第二十一章

中枢兴奋药

【学习要点】

1. 掌握咖啡因的药理作用及其临床应用。
2. 熟悉尼可刹米、吡拉西坦的药理作用及应用。
3. 了解哌甲酯、吡硫醇、洛贝林、二甲弗林、贝美格的作用特点和应用。

【要点精讲】

中枢兴奋药是一类能选择性兴奋中枢神经系统，提高其功能活动的药物。根据药物对中枢各部位兴奋作用的选择性不同分为三类：①精神振奋药，如咖啡因、哌甲酯等；②改善脑代谢的药物，如吡硫醇、吡拉西坦等；③呼吸中枢兴奋药，如尼可刹米、洛贝林、贝美格、二甲弗林等。中枢兴奋药的作用部位可随着剂量的增加而扩大，大剂量均可引起中枢神经系统的广泛兴奋导致惊厥。这类药物在中枢神经系统处于抑制状态时，兴奋作用明显。

咖啡因（Caffeine）小剂量（50～200mg）对大脑皮质有选择性兴奋作用，可使人睡意消失，精神振奋，思维敏捷。较大剂量可兴奋延脑呼吸中枢和血管运动中枢，使呼吸加快，血压升高。中毒量时兴奋脊髓引起动物阵挛性惊厥。另外，咖啡因还可舒张支气管平滑肌、利尿及刺激胃酸分泌。中枢兴奋及舒张支气管平滑肌的作用和阻断腺苷受体有关。除用于对抗中枢抑制状态外，还能收缩脑血管，配伍其他药物治疗偏头痛和一般性头痛。

本品小剂量时不良反应较轻。较大剂量时可导致激动、不安、失眠。当口服1g，血浆药物浓度达到30μg/ml时，即可发生头痛、呕吐、肌肉震颤甚至惊厥，还可出现心动过速和呼吸加快，尿液内可出现红细胞。消化性溃疡病患者不宜使用。孕妇大量摄入本品可引起流产、早产、故应慎用。

哌甲酯（Methylphenidate）促进大脑皮质、脑干网状结构上行激活系统内去甲肾上腺素、5－HT、多巴胺等递质的释放，亦能抑制单胺氧化酶的活性。兴奋中枢的作用较温和，对呼吸中枢有较弱的兴奋作用。小剂量改善精神活动，解除轻度中枢抑制及疲乏感，大剂量可导致惊厥。用于轻度抑郁、小儿遗尿及儿童多动症。

儿童长期应用可产生食欲减退、失眠，偶见腹痛、心动过速和过敏。此外孕妇、青光

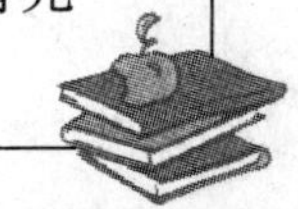

眼、激动性忧郁或过度兴奋者及6岁以下小儿禁用。癫痫或高血压患者慎用。

吡拉西坦（Piracetam）具有激活、保护及修复脑细胞的作用，可提高大脑中ATP/ADP比值，促进氨基酸和磷脂的吸收、蛋白质合成以及葡萄糖的利用。能促进乙酰胆碱的合成，影响胆碱能神经元的兴奋传递。可拮抗物理和化学因素所致脑功能损害，改善学习记忆能力。无镇静、抗胆碱、抗组胺作用。

用于颅脑外伤后昏迷、脑动脉硬化及中毒所致的意识障碍。作用缓慢，需反复用药。与华法林联合应用时，可延长凝血酶原时间，抑制血小板聚集。同时应用时注意调整抗凝药物剂量和用法。

尼可刹米（Nikethamide）口服、注射吸收好。选择性地兴奋延髓呼吸中枢，也作用于颈动脉体和主动脉体化学感受器反射性地兴奋呼吸中枢，使呼吸加深加快。对大脑皮质、脊髓和血管运动中枢有微弱兴奋作用。用于中枢性呼吸及循环衰竭、麻醉药及其他中枢抑制药的中毒。对阿片类药物中毒的解救效果较好，对吸入麻醉药中毒次之，对巴比妥类药中毒的解救不如印防己毒及戊四氮。

洛贝林（Lobeline）可刺激颈动脉体和主动脉体化学感受器（均为N_1受体），反射性地兴奋呼吸中枢，效率弱于烟碱，较少引起惊厥。用于新生儿窒息、一氧化碳引起的窒息、吸入麻醉药及其他中枢抑制药如吗啡或巴比妥类中毒及肺炎、白喉等传染病引起的呼吸衰竭。

贝美格（Bemegride）中枢兴奋作用类似戊四氮，对巴比妥类及其他催眠药有对抗作用。用于解救巴比妥类、格鲁米特、水合氯醛等药物的中毒的辅助治疗。作用迅速而短暂。

二甲弗林（Dimefline）对呼吸中枢有较强的兴奋作用，作用比尼可刹米强100倍，亦强于贝美格，苏醒率可达90%～95%。对一切通气功能紊乱、换气功能减退和高碳酸血症均有呼吸兴奋作用，静脉注射后能迅速增大肺通气量，使动脉血氧分压提高，二氧化碳分压降低。具有作用快、维持时间短及疗效明显等特点。用于各种原因所致的中枢性呼吸衰竭。也用于外伤手术引起的虚脱、休克。对于肺性脑病有苏醒作用。静脉注射速度必须缓慢，剂量过大易致惊厥，应准备短效巴比妥类作惊厥时急救用。

【自测习题】

一、名词解释

中枢兴奋药

二、填空题

1. 主要兴奋大脑皮层的中枢兴奋药是________和________。
2. 常用于治疗小儿遗尿的中枢兴奋药是________。
3. 使用咖啡因在兴奋大脑皮层的同时，可以兴奋________和________。
4. 尼可刹米可以直接兴奋________，提高其对________的敏感度，又能刺激颈动脉体________，常用于各种原因引起的________。
5. 洛贝林通过刺激________和________，反射性兴奋延髓呼吸中枢。
6. 常用呼吸兴奋药有________、________和________。

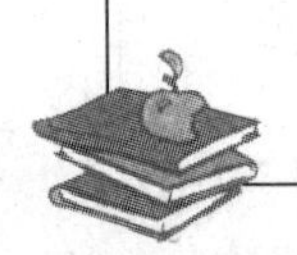

三、选择题

单项选择题

1. 咖啡因的中枢兴奋和舒张支气管平滑肌作用的机制是
   A. 激活β受体　B. 阻断腺苷受体
   C. 阻断α受体　D. 激活磷酸二酯酶，降低胞内 cAMP 含量
   E. 以上均不是
2. 吗啡急性中毒引起的呼吸抑制，首选的中枢兴奋药是
   A. 尼可刹米　B. 麻黄碱　C. 甲氯芬酯
   D. 哌醋甲酯　E. 甲弗林
3. 咖啡因兴奋中枢的主要部位是
   A. 大脑皮层　B. 脊髓　C. 丘脑
   D. 海马　E. 延髓呼吸中枢
4. 尼可刹米没有下列哪一种作用
   A. 直接兴奋延髓呼吸中枢
   B. 作用于颈动脉体、主动脉体化学感受器
   C. 提高呼吸中枢对二氧化碳的敏感度
   D. 过量可致惊厥
   E. 小剂量明显兴奋血管运动中枢
5. 关于洛贝林的描述正确的是
   A. 兴奋呼吸中枢
   B. 刺激颈动脉体和主动脉体化学感受器
   C. 刺激血管运动中枢
   D. 大剂量致心动过速
   E. 兴奋胃肠平滑肌
6. 常用于治疗新生儿窒息，小儿感染性疾病引起的呼吸衰竭的药是
   A. 二甲弗林　B. 洛贝林　C. 尼可刹米
   D. 甲氯芬酯　E. 哌甲酯
7. 可用于治疗小儿遗尿症及多动综合征的药物是
   A. 二甲弗林　B. 洛贝林　C. 哌甲酯
   D. 贝美格　E. 尼可刹米
8. 属于促大脑功能恢复药是
   A. 咖啡因　B. 洛贝林　C. 吡拉西坦
   D. 二甲弗林　E. 舒必利
9. 小剂量（50～200mg）咖啡因的作用是
   A. 睡意消失、疲劳减轻、精神振奋
   B. 兴奋呼吸中枢和血管运动中枢，使呼吸加深，血压升高
   C. 中枢神经系统广泛兴奋，甚至死亡
   D. 引起死亡
   E. 对正常人无影响

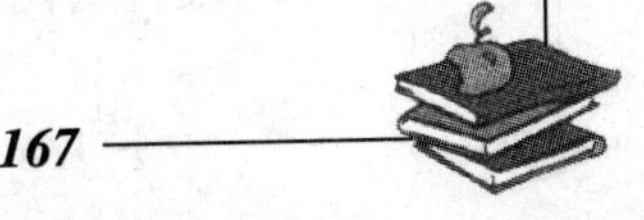

10. 应用中枢兴奋药时特别要注意的不良反应是
A. 心律失常 B. 激动、不安 C. 血压升高
D. 过量引起惊厥 E. 换气过度

多项选择题

11. 下列关于咖啡因的描述错误的是
A. 兴奋延髓呼吸中枢 B. 兴奋主动脉体的化学感受器
C. 抑制血管运动中枢 D. 抑制心肌收缩力
E. 诱发支气管平滑肌收缩

12. 关于中枢兴奋药的说法错误的是
A. 洛贝林直接兴奋呼吸中枢
B. 二甲弗林过量引起惊厥，安全范围小
C. 哌甲酯用于小儿遗尿症
D. 尼可刹米兴奋呼吸作用强而持久
E. 咖啡因不引起惊厥

13. 咖啡因的作用有
A. 兴奋延髓呼吸中枢 B. 兴奋血管运动中枢 C. 直接兴奋心肌
D. 舒张支气管平滑肌 E. 刺激胃酸分泌

14. 哌甲酯可用于治疗
A. 巴比妥中毒 B. 轻度抑郁症 C. 小儿遗尿症
D. 小儿多动症 E. 腹泻

15. 吡拉西坦的药理作用有
A. 降低脑血管阻力，增加脑血流量
B. 促进大脑对磷脂、氨基酸的利用和蛋白质的合成
C. 促进线粒体内 ATP 的合成
D. 提高脑组织对葡萄糖的利用
E. 兴奋呼吸中枢

四、配对题

1. 尼可刹米 A. 剂量过大可致卟啉症急性发作
2. 贝美格 B. 兴奋中枢的主要部位是大脑皮层
3. 吡拉西坦 C. 直接兴奋延髓呼吸中枢，也可刺激颈动脉体化学感受器
4. 咖啡因 D. 主要刺激颈动脉体化学感受器，反射性兴奋呼吸中枢
5. 洛贝林 E. 属于促大脑功能恢复药

五、判断题

1. 中枢兴奋药主要用于在中枢抑制药中毒或某些疾病所致的中枢性呼吸衰竭。
2. 咖啡因较大剂量时，可直接兴奋延髓呼吸中枢。
3. 咖啡因通过阻断腺苷受体，收缩支气管平滑肌。
4. 洛贝林与尼可刹米一样，大剂量使用时都可直接兴奋呼吸中枢。
5. 改善脑代谢药多可以用于老年痴呆症的治疗。

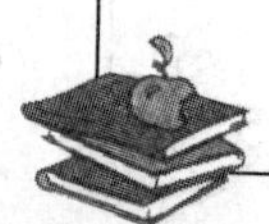

6. 吡拉西坦与华法林合用可缩短凝血酶原时间。

六、简答题

简述尼可刹米与洛贝林药理作用的异同。

【参考答案】

一、名词解释

中枢兴奋药：是一类能选择性提高中枢神经系统机能活动的药物。

二、填空题

1. 咖啡因　哌甲酯
2. 哌甲酯
3. 延髓呼吸中枢　血管运动中枢
4. 延髓呼吸中枢　CO_2　化学感受器　呼吸抑制
5. 颈动脉体　主动脉体
6. 尼可刹米　二甲弗林　洛贝林（或贝美格）

三、选择题

1. B　2. A　3. A　4. E　5. B　6. B　7. C　8. C　9. A　10. D　11. BCDE　12. ADE　13. ABCDE　14. ABCD　15. ABCD

四、配对题

1. C　2. A　3. E　4. B　5. D

五、判断题

1. √　2. √　3. ×　4. ×　5. √　6. ×

六、简答题

尼可刹米与洛贝林的药理作用比较：

尼可刹米	洛贝林
均可兴奋延髓呼吸中枢，用于治疗各种原因引起的呼吸抑制	
既能直接兴奋呼吸中枢，也能刺激颈动脉体和主动脉体化学感受器而反射性兴奋呼吸中枢	刺激颈动脉体、主动脉体化学感受器而反射性兴奋呼吸中枢
一次静注作用维持 5 ~ 10min	作用持续约 1h

（潘建春）

第二十一章　中枢兴奋药

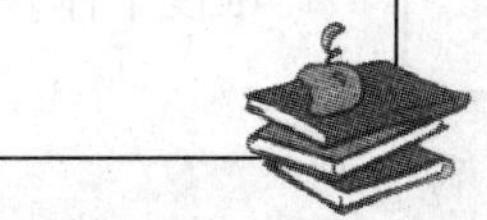

CHAPTER 第二十二章

抗癫痫药和抗惊厥药

【学习要点】

1. 掌握临床常用抗癫痫药物的应用特点；掌握硫酸镁的抗惊厥作用。
2. 熟悉抗癫痫药物的作用机制。
3. 了解抗癫痫药的使用原则。

【要点精讲】

癫痫（Epilepsy）是一类反复发作的中枢神经系统疾病，其特征为大脑皮层局部神经元突发异常同步高频放电并向周围扩布，造成大脑功能暂时失调的综合征。临床用药必须根据患者癫痫发作类型、癫痫综合征以及病因合理选择用药。

癫痫发作类型及临床常用抗癫痫药物

癫痫类型	首选药	次选药
单纯部分性发作	卡马西平	苯妥英钠、苯巴比妥、丙戊酸、托吡酯
复杂部分性发作	卡马西平	苯妥英钠、苯巴比妥、丙戊酸、托吡酯
全身强直-阵挛发作（大发作）	苯妥英钠	卡马西平、丙戊酸钠
失神性发作（小发作）	乙琥胺	丙戊酸钠、氯硝西泮、拉莫三嗪
癫痫大发作持续状态	地西泮静脉注射	苯妥英钠、苯巴比妥、丙戊酸钠

抗癫痫药物（Antiepileptic Drugs，AED）是控制癫痫发作的主要手段。80%患者可以通过药物治疗控制癫痫发作。其作用机制主要是：

（1）抑制 Na^+、Ca^{2+}内流，抑制 K^+外流，减少动作电位的产生，延长不应期。

（2）加强脑内 GABA 介导的抑制性传导作用。

（3）抑制谷氨酸介导的兴奋性传导作用。

抗癫痫药用药应坚持以下基本原则：对症选药和单一用药原则、剂量渐增原则、先加后撤原则和久用慢停原则。

苯妥英钠（Phenytoin Sodium）刺激性大，不宜作肌内注射。苯妥英钠常用剂量的血药浓度个体差异较大，故应测定患者血药浓度来调节用药剂量，指导合理用药。

苯妥英钠是治疗癫痫大发作和局限性发作时的首选药，疗效较好；但对小发作（失神性发作）无效，甚至使病情恶化，禁用。苯妥英钠还可用于治疗三叉神经痛和舌咽神经痛等中枢疼痛综合征和抗心律失常。

不良反应包括：对胃肠道有刺激性，宜饭后服用。静脉注射可引起静脉炎。口服过量会引起急性中毒。约20%患者可出现齿龈增生。久服可致叶酸吸收与代谢障碍，可发生巨幼红细胞性贫血，补充甲酰四氢叶酸可治疗。可加速维生素D代谢，可能出现低血钙症、软骨症和佝偻病等，必要时服用维生素D预防。约30%患者发生外周神经炎。妊娠早期用药可致“胎儿妥因综合征”，故孕妇慎用。

卡马西平（Carbamazepine）是钠通道阻断药，其代谢产物也有活性。有显著的抗惊厥和抑制三叉神经痛的作用。对癫痫大发作和精神运动性发作疗效较好，可作为首选药；对局部性和小发作疗效较差。对三叉神经痛和舌咽神经痛疗效优于苯妥英钠。还可用于抗躁狂症。但可能引起肌阵挛发作；严重肝功能不全者、妊娠初期及哺乳期妇女禁用；青光眼、严重心血管疾患和老年患者慎用。

奥卡西平（Oxcarbazepine）是卡马西平的衍生物。临床适应证与卡马西平相似，用于治疗部分性和全身强直－阵挛性发作。

乙琥胺（Ethosuximide）是治疗小发作的首选药，对其他癫痫无效。常见不良反应有嗜睡、眩晕、呃逆、食欲减退和恶心、呕吐等。偶见嗜酸性白细胞增多症和粒细胞缺乏症。严重者可发生再生障碍性贫血。故用药期间应勤查血常规。有神经病史者慎用。

托吡酯（Topiramate）可阻断电压依赖性钠通道，减少癫痫性放电的持续时间；促进GABA与GABA受体结合，增加Cl^-通道开放频率；还可以拮抗非NMDA型谷氨酸受体；阻断L型电压依赖性钙离子通道。可用于成人部分性发作的辅助治疗和难治性部分性癫痫发作。

苯巴比妥（Phenobarbital）又名鲁米那（Luminal），临床主要用于治疗癫痫大发作和癫痫持续状态。对单纯性部分性发作及精神运动性发作也有效，但对小发作无效。苯巴比妥为镇静催眠药，较大剂量时可引起嗜睡、精神不振、共济失调等。少数病人发生过敏反应，如皮疹、药热等。偶尔出现巨幼红细胞性贫血，白细胞、血小板减少。此类药物为肝药酶诱导剂，与其他药物合用时应注意调整剂量。

扑米酮（Primidone）又名扑痫酮。扑米酮体内代谢生成苯巴比妥和苯乙基丙二酰胺，原形及其代谢物都有抗癫痫作用，用于治疗癫痫大发作及精神运动性发作。对大发作和部分性发作优于苯巴比妥，对小发作无效。呕吐为常见不良反应。宜从小剂量开始，逐渐增量。不宜与苯巴比妥合用。

地西泮（Diazepam）是治疗癫痫持续状态的首选药，静脉注射显效快且安全性高。在癫痫持续状态的急性期，地西泮与劳拉西泮（Lorazepam）合用作用持续时间长，致使肌痉挛消失，然后用苯妥英钠静脉注射维持疗效。静脉注射时注意防止呼吸抑制。

氯硝西泮（Clonazepam），又名氯硝安定，对各型癫痫均有效，尤以对小发作、肌阵挛性发作和不典型小发作为佳。不良反应轻，常见中枢神经系统反应和消化系统症状，停药后可恢复。但一些病人用药1～6个月后产生耐受性，久服突然停药可加剧癫痫发作，甚至诱发癫痫持续状态。

硝西泮（Nitrazepam）又名硝安定，主要用于肌阵挛性发作、不典型小发作和婴儿癫痫。

丙戊酸钠（Sodium Valproate）对各类癫痫都有一定疗效，对大发作疗效不如苯妥英钠和苯巴比妥，注射剂可以迅速缓解癫痫持续性发作。丙戊酸钠对小发作疗效优于氯硝西泮、乙琥胺，但有肝毒性，不作首选药。对失神性发作伴大发作患者，应首选丙戊酸钠。对精神运动性发作疗效与卡马西平相似。可造成肝功能损害，用药期间需定期查肝功能。孕妇慎用。

氨己烯酸（Vigabatrin）对GABA氨基转移酶具有选择性的不可逆的抑制作用。口服吸收迅速，食物不影响其吸收速度。氨己烯酸可使一半的难治性癫痫患者发作频率减少50%以上，对部分性发作疗效优于全身性发作。不宜用于青少年肌阵挛性发作。可能出现视力异常。

拉莫三嗪（Lamotrigine）可抑制脑内兴奋性氨基酸——谷氨酸、天门冬氨酸的释放，抑制Na^+通道，并抑制N型和P型Ca^{2+}通道。主要用于其他抗癫痫药不能控制的部分性和全身性癫痫发作的辅助治疗，可以显著缓解那些经过其他常规癫痫药物治疗后无效患者的症状。对肌阵挛发作无效。不良反应小，妊娠早期妇女不宜用。

加巴喷丁（Gabapentin）主要用于难治性癫痫的辅助治疗，对部分继发全面发作特别有效。对失神性发作无效甚至加重发作。对光敏性、肌阵挛性发作无效。用药早期常见不良反应包括嗜睡、眩晕、行走不稳以及疲劳感等。肾功能减退患者应减量。

惊厥是中枢神经系统过度兴奋的一种症状，表现为全身骨骼肌不自主的强烈收缩，呈强直性或阵挛性抽搐。常见于小儿高热、子痫、破伤风、癫痫大发作以及某些药物引起的过度中枢兴奋。常用抗惊厥药（Anticonvulsants）有巴比妥类、苯二氮䓬类、水合氯醛和硫酸镁等。

硫酸镁（Magnesium Sulfate）可因给药途径不同而产生不同的药理作用。口服给药很少吸收，有泻下和利胆作用，外敷有消炎祛肿作用，注射给药则导致骨骼肌松弛，引起感觉及意识消失。临床上主要用于各种原因所致的惊厥（尤其对子痫疗效好）和高血压危象。硫酸镁注射的安全范围窄，血镁过高引起呼吸抑制、血压骤降和心脏骤停。中毒时应立即进行人工呼吸，并缓慢注射氯化钙和葡萄糖酸钙加以对抗。

【自测习题】

一、填空题

1. 治疗癫痫大发作应首选________；治疗癫痫小发作应首选________；精神运动性发作应首选________；控制癫痫大发作持续状态首选____________________。

2. 治疗癫痫大发作的主要药物有________、________、________、________。

3. 抗癫痫药物作用机制包括：________、________、________。

4. 肌内注射或静脉滴注硫酸镁可引起________和________作用，口服硫酸镁可有________和________作用。

5. 苯妥英钠的临床用途有________、________、________。

二、选择题

单项选择题

1. 对癫痫失神小发作伴大发作类型患者首选药物是

A. 乙琥胺　　B. 卡马西平　　C. 扑米酮

D. 丙戊酸钠　　E. 苯妥英钠

2. 下列叙述正确的是

A. 扑米酮可代谢为苯巴比妥

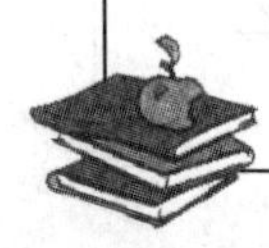

B. 丙戊酸钠只对失神性发作有效

C. 乙琥胺对失神小发作的疗效优于丙戊酸钠

D. 加巴喷丁对失神性发作疗效较好

E. 氨己烯酸可增强 GABA 氨基转移酶活性

3. 对惊厥治疗无效的是

A. 口服硫酸镁　　B. 注射硫酸镁　　C. 苯巴比妥

D. 地西泮　　E. 水合氯醛

4. 静脉注射硫酸镁过量中毒的治疗方法是

A. 缓慢静脉注射葡萄糖酸钙　　B. 缓慢静脉注射氯化钠

C. 缓慢静脉注射葡萄糖　　D. 快速肌内注射地西泮

E. 快速静脉注射肾上腺素

5. 苯巴比妥不宜用于

A. 癫痫大发作　　B. 癫痫小发作　　C. 癫痫持续状态

D. 单纯部分性发作　　E. 复杂部分性发作

多项选择题

6. 关于丙戊酸钠叙述正确的是

A. 对各种类型癫痫都有疗效　　B. 对失神小发作疗效优于乙琥胺

C. 对大发作疗效优于苯妥英钠　　D. 生物利用度低，只可注射给药

E. 可损害肝功能

7. 卡马西平的不良反应包括

A. 可引起骨髓抑制　　B. 共济失调　　C. 红斑皮疹

D. 常见肝毒性　　E. 齿龈增生

8. 苯妥英钠的不良反应有

A. 胃肠刺激　　B. 眼球震颤和共济失调　　C. 叶酸缺乏

D. 齿龈增生　　E. 过敏反应

9. 卡马西平的临床用途包括

A. 治疗三叉神经痛　　B. 镇静催眠

C. 治疗癫痫复杂部分性发作　　D. 治疗癫痫失神性发作

E. 抗躁狂症

10. 拉莫三嗪抗癫痫的作用机制包括

A. 可抑制脑内兴奋性氨基酸——谷氨酸和天门冬氨酸的释放

B. 阻断 DA 受体

C. 促进 GABA 的释放

D. 促进 5 - HT 再摄取

E. 抑制 Na^+ 通道，并抑制 N 型和 P 型 Ca^{2+} 通道

三、判断题

1. 拉莫三嗪可用于治疗癫痫全身性发作和部分性发作。

2. 丙戊酸钠注射剂可用于缓解癫痫持续性大发作。

3. 奥卡西平可作为癫痫失神性发作的辅助用药。

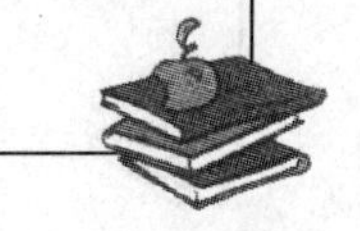

4. 加巴喷丁可用于治疗各型癫痫发作。

5. 托吡酯常用于治疗难治性癫痫患者。

四、简答题

临床常用抗癫痫药物的使用原则是什么，举例说明。

【参考答案】

一、填空题

1. 苯妥英钠　乙琥胺　卡马西平　地西泮静脉注射
2. 苯妥英钠　苯巴比妥　卡马西平　扑米酮
3. 抑制 Na^{+}、Ca^{2+} 通道　加强脑内 GABA 介导的抑制性传导作用　抑制谷氨酸介导的兴奋性传导作用
4. 抗惊厥　治疗高血压危象　泻下　利胆
5. 抗癫痫　治疗外周神经痛　抗心律失常

二、选择题

1. D　2. A　3. A　4. A　5. B　6. ABE　7. ABC　8. ABCDE　9. ACE　10. AE

三、判断题

1. √　2. √　3. ×　4. ×　5. √

四、简答题

临床常用抗癫痫药物的使用原则是：

（1）对症选药和单一用药原则。癫痫的诊断一旦成立，而又无对因治疗指征，且每年发作二次以上者，需长期正规、合理服用抗癫痫药物。治疗癫痫大发作应首选苯妥英钠；治疗癫痫小发作应首选乙琥胺；精神运动性发作应首选卡马西平；控制癫痫持续状态首选地西泮静脉注射。单药治疗开始，治疗效果不好时，再考虑合并用药。联合治疗需注意药物相互作用对血药浓度的影响。

（2）剂量渐增原则。药物剂量从低剂量开始，逐渐增加药量，有条件可做血药浓度监测防止药物过量。

（3）先加后撤原则。当一种抗癫痫药物达到最大剂量，经过足够长的时间观察仍不能控制发作，或服药过程出现严重不良反应时考虑换药。换药的过程要慢，一般先把新药加至目标量，经过 5 ~7 个半衰期，待药物达到稳态血药浓度后，再将原药缓慢减量直到停止使用，减药时间最好为 2 ~4 周。

（4）久用慢停原则。癫痫需长期用药，大发作或单纯部分发作在完全控制 2 ~5 年后，失神发作在完全控制半年以上才考虑缓慢减量，逐渐停药，如有复发则要重复给药。

（林　芳　秦正红）

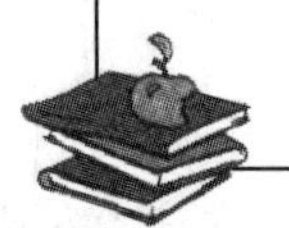

CHAPTER 第二十三章

治疗中枢神经系统退行性疾病的药物

第一节 抗帕金森病药

【学习要点】

1. 掌握左旋多巴、卡比多巴、司来吉兰、恩他卡朋、溴隐亭、苯海索治疗帕金森病的作用机制、特点、临床应用及主要不良反应。

2. 熟悉抗帕金森病药的分类、其他多巴胺受体激动药及金刚烷胺的作用特点。

3. 了解其他抗帕金森病药的作用特点。

【要点精讲】

帕金森病（Parkinson's disease，PD）又称震颤麻痹（Paralysis agitans），是中枢神经系统一种常见的慢性进行性运动障碍性疾病，属锥体外系疾患。PD 的发病机制是由于纹状体多巴胺（Dopamine，DA）减少或缺乏所致。其原发性因素是黑质内多巴胺能神经元退行性病变，造成黑质-纹状体通路多巴胺能神经功能［对纹状体 γ-氨基丁酸（GABA）能投射性神经元起抑制作用］减弱，纹状体内胆碱能神经功能（对纹状体 GABA 能投射性神经元起兴奋作用，突触后膜为 M 胆碱受体）相对增强，致使锥体外系功能失调，发生震颤麻痹症。

常用药物分为拟多巴胺类药和中枢抗胆碱药。

1. 拟多巴胺类药

（1）多巴胺的前体药，如左旋多巴。

（2）左旋多巴增效药，包括氨基酸脱羧酶（ADCC）抑制剂如卡比多巴等；单胺氧化酶 B（MAO-B）抑制剂如司来吉兰等；儿茶酚-氧位-甲基转移酶（COMT）抑制剂如恩他卡朋等。

（3）多巴胺受体激动药，如溴隐亭和普拉克索等。

（4）促多巴胺释放药，如金刚烷胺。

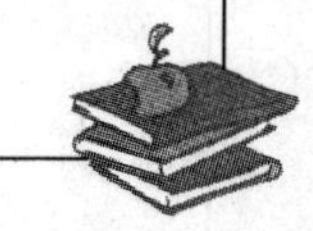

左旋多巴（Levodopa，L-dopa）易透过血脑屏障，可在黑质-纹状体多巴胺能神经元内经多巴脱羧酶作用生成DA，补充纹状体中DA的不足，而发挥治疗帕金森病作用。但左旋多巴口服后，经肝脏等外周组织的多巴脱羧酶脱羧转化为DA，DA不易透过血脑屏障，故进入脑内的左旋多巴仅有1%~3%，不仅疗效减弱，且左旋多巴在外周脱羧形成的DA，易引起不良反应。若同时加服外周多巴脱羧酶抑制剂卡比多巴等，卡比多巴本身不易透过血脑屏障，能减少外周左旋多巴转变成DA，增加左旋多巴进入脑内量，可减少左旋多巴剂量，并降低不良反应。

左旋多巴的作用特点是：①起效慢；②改善肌僵直及运动困难效果好，缓解震颤效果差；③轻症病人及较年轻患者疗效好，重症和年老体弱者疗效较差。

左旋多巴是治疗PD最有效的药物，广泛用于治疗各种类型PD患者。但对氯丙嗪等抗精神病药所引起的锥体外系反应无效，因后者阻断DA受体而使左旋多巴不能发挥作用。应用左旋多巴早期的不良反应主要包括胃肠道反应和心血管反应，如体位性低血压及心律失常等。主要是由于左旋多巴生成的DA所致。长期不良反应主要有运动障碍、精神障碍及症状波动，包括：①疗效减退（wearing-off）；②"开关反应"（on-off response），"开期"即症状控制期，此时活动正常或几近正常，"关期"即症状失控制期，突然出现严重的PD症状。

卡比多巴（Carbidopa）是L-芳香氨基酸脱羧酶抑制剂，由于不能透过血脑屏障，故与左旋多巴合用治疗帕金森病，可在外周抑制左旋多巴脱羧，降低外周DA的生成，减少副作用，同时使进入中枢神经系统的左旋多巴增加，增强其疗效。单用无效，与左旋多巴的复方制剂称心宁美。

苄丝肼（Benserazide）作用特性与卡比多巴相同。与左旋多巴的复方制剂为美多巴。

司来吉兰（Selegiline）选择性MAO-B抑制剂。易透过血脑屏障。抑制黑质-纹状体中的MAO-B，减少DA的降解，增加DA在脑内的浓度。单用可治疗PD早期患者。与左旋多巴类联合使用，降低左旋多巴的用量，改善患者的症状波动。不良反应少且不严重。常见不良反应有兴奋、失眠、幻觉及肠胃道不适。

恩他卡朋（Entacapone）是选择性外周COMT抑制剂，不能透过血脑屏障，只抑制外周的COMT，而不影响脑内COMT。单独使用无效。与左旋多巴合用，能延长左旋多巴半衰期，稳定血药浓度，使更多的左旋多巴进入脑组织。尤其适用于症状波动的病人。长期应用的常见不良反应为运动障碍、恶心、腹泻及尿液颜色加深等。

托卡朋（Tocapone）易透过血脑屏障，可同时抑制外周和中枢COMT。作用及应用同恩他卡朋。

硝替卡朋（Nitecapone）抑制COMT的作用强，毒性低。本药不易透过血脑屏障，与左旋多巴合用只抑制外周的COMT，而不影响脑内COMT，增加左旋多巴生物利用度。

溴隐亭（Bromocriptine）系麦角碱衍生物，为D_2受体强激动药，对外周多巴受体及α受体也有较弱的激动作用。可透过血脑屏障。激动黑质-纹状体通路的D_2受体发挥治疗作用。对改善运动不能和肌肉强直效果好，对肌肉震颤疗效较差。单独应用于PD轻症患者。与左旋多巴制剂合用，可以协同增强药效，减少左旋多巴的用量及不良反应。也用于对左旋多巴有禁忌、不能耐受或疗效不满意的患者。常见的不良反应有厌食、恶心和呕吐、体位性低血压、运动困难和精神症状等。

培高利特（Pergolide）系麦角碱衍生物，为D_1和D_2类受体激动药，对D_2类受体激动作

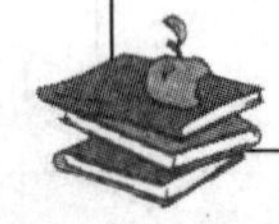

用强于溴隐亭，对 D_1类受体激动作用较弱。作用时间长。适用于长期应用左旋多巴出现疗效减退的病人或不能耐受左旋多巴的患者。可单用，也可与左旋多巴合用。在改善症状波动方面优于溴隐亭。

利修来得（Lisurid）系麦角碱衍生物，为 D_2受体激动药，激动作用比溴隐亭强 1000 倍，用于治疗 PD 的优点是有改善运动功能障碍、减少严重的"开关反应"和左旋多巴引起的异常运动亢进。

吡呗地尔（Piribedil）是一种非麦角类多巴胺受体激动药，主要作用于 D_2和 D_3受体。该药单用或与左旋多巴合用可改善 PD 的症状，对震颤的改善较为明显；对部分患者的抑郁症状也有改善作用，可能与其 D_3受体激动作用有关。

普拉克索（Pramipexole）、**罗匹尼罗**（Ropinirole）是新的多巴胺受体激动药。

普拉克索是选择性 D_3受体激动药。普拉克索单独应用对早期 PD 有改善，尚可减轻 PD 患者的抑郁症状。与左旋多巴联合应用治疗重症 PD，降低左旋多巴的剂量和减轻症状波动现象等不良反应。

罗匹尼罗选择性激动 D_2受体。单独应用对轻症 PD 患者有效，或与左旋多巴合用。

金刚烷胺（Amantadine）主要通过促使黑质－纹状体内残存的多巴胺能神经元释放多巴胺、抑制多巴胺再摄取。对肌肉僵硬、震颤及运动徐缓均有缓解作用。与左旋多巴合用，可协同增强药效，减少左旋多巴剂量及不良反应。不良反应少。

2．中枢抗胆碱药　苯海索（Benzhexol）是应用最广泛的中枢抗胆碱药。通过拮抗中枢 M 胆碱受体而减弱黑质－纹状体通路 ACh 的作用。对震颤及僵硬效果好，但对运动迟缓效果差。对一些继发症状如忧郁、流涎、多汗等有改善作用。其抗胆碱作用约为阿托品的 1/3～1/10，副作用与阿托品相同。主要用于：①PD 早期轻症患者；②少数不能接受左旋多巴或多巴胺受体激动药的 PD 患者；③与左旋多巴类合用于左旋多巴疗效不佳者；④对氯丙嗪等抗精神病药阻断 DA 受体引起的锥体外系反应有效。

苯扎托品（Benzatropine）、**丙环定**（Procyclidine）、**比哌立登**（Biperiden）作用及应用与苯海索相似。

【自测习题】

一、名词解释

"开关反应"（on－off response）

二、填空题

1．左旋多巴在脑内生成________，补充________中________不足。

2．治疗帕金森病的药分为________和________两大类。

3．溴隐亭抗帕金森病的作用机制是________________；苯海索抗帕金森病的作用机制是________________；司来吉兰抗帕金森病的作用机制是________________。

4．卡比多巴由于________，故与左旋多巴合用时，可在外周抑制________脱羧，降低外周________的生成，减少________作用，同时使进入中枢神经系统的________增加，提高左旋多巴的疗效和降低剂量。

5. 心宁美是________与________的复方制剂。

6. 多巴胺受体激动药的主要不良反应有________、________、________、________和________。

7. 长期应用左旋多巴的主要不良反应有________、________和________。

8. 应用左旋多巴治疗帕金森病的早期反应主要是由左旋多巴生成________所致。

9. 维生素 B_6与左旋多巴合用，________左旋多巴的疗效。

三、选择题

单项选择题

1. 卡比多巴治疗帕金森病的机制是
   A. 激动中枢多巴胺受体
   B. 抑制外周多巴脱羧酶活性
   C. 阻断中枢胆碱受体
   D. 抑制多巴胺的再摄取
   E. 使多巴胺受体增敏
2. 溴隐亭治疗帕金森病的机制是
   A. 直接激动中枢的多巴胺受体
   B. 阻断中枢胆碱受体
   C. 抑制多巴胺的再摄取
   D. 激动中枢胆碱受体
   E. 补充纹状体多巴胺的不足
3. 卡比多巴与左旋多巴合用的理由是
   A. 提高脑内多巴胺的浓度，增强左旋多巴的疗效
   B. 减慢左旋多巴肾脏排泄，增强左旋多巴的疗效
   C. 直接激动多巴胺受体，增强左旋多巴的疗效
   D. 抑制多巴胺的再摄取，增强左旋多巴的疗效
   E. 阻断胆碱受体，增强左旋多巴的疗效
4. 左旋多巴抗帕金森病的机制是
   A. 抑制多巴胺的再摄取
   B. 激动中枢胆碱受体
   C. 阻断中枢胆碱受体
   D. 补充纹状体中多巴胺的不足
   E. 直接激动中枢的多巴胺受体
5. 左旋多巴不良反应较多的主要原因是
   A. 在脑内转变为去甲肾上腺素
   B. 对 α 受体有激动作用
   C. 对 β 受体有激动作用
   D. 在外周组织转变为多巴胺
   E. 在脑内形成大量多巴胺
6. 苯海索治疗帕金森病的机制是
   A. 补充纹状体中多巴胺
   B. 激动多巴胺受体
   C. 兴奋中枢胆碱受体
   D. 阻断中枢胆碱受体
   E. 抑制多巴胺脱羧酶活性
7. 丙环定抗帕金森病的机制是
   A. 兴奋中枢 α 受体
   B. 在中枢转变为去甲肾上腺素
   C. 在中枢转变为多巴胺
   D. 阻断中枢胆碱受体
   E. 激动中枢胆碱受体
8. 苯海索抗帕金森病的特点

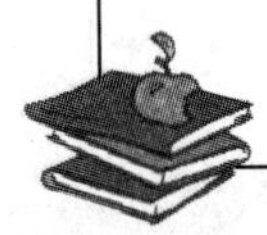

A. 抗震颤疗效好
B. 单独用于PD患者无效
C. 对动作迟缓疗效好
D. 对过度流涎无作用
E. 前列腺肥大者可用

9. 恩他卡朋与左旋多巴合用治疗帕金森病的机制是
A. 选择性抑制外周COMT，增强左旋多巴的作用
B. 选择性抑制MAO－B，增强左旋多巴的作用
C. 选择性抑制MAO－A，增强左旋多巴的作用
D. 选择性抑制中枢COMT，增强左旋多巴的作用
E. 选择性抑制中枢AChE，增强左旋多巴的作用

10. 溴隐亭的特点是
A. 是较强的L－芳香氨基酸脱羧酶抑制剂
B. 可激动中枢的多巴胺受体
C. 有抗病毒作用
D. 可阻断中枢胆碱受体
E. 不易透过血脑屏障

11. 司来吉兰治疗帕金森病的机制是
A. 选择性抑制外周COMT
B. 选择性抑制MAO－B
C. 选择性抑制MAO－A
D. 选择性抑制中枢COMT
E. 选择性抑制中枢AChE

12. 关于左旋多巴治疗帕金森病疗效的叙述错误的是
A. 对抗精神病药引起的锥体外系反应有效
B. 对轻症病人疗效好
C. 对较年轻病人疗效好
D. 对重症及年老病人疗效差
E. 对肌肉震颤症状疗效差

13. 关于卡比多巴的叙述错误的是
A. 不易透过血脑屏障
B. 是L－芳香氨基酸脱羧酶抑制剂
C. 与左旋多巴合用，可提高左旋多巴的疗效
D. 与左旋多巴合用，可减轻左旋多巴的外周副作用
E. 单用也有抗帕金森病的作用

多项选择题

14. 抗帕金森病的拟多巴胺类药物有
A. 左旋多巴
B. 司来吉兰
C. 金刚烷胺
D. 溴隐亭
E. 苯海索

15. 抗帕金森病的胆碱受体阻断药有
A. 金刚烷胺
B. 丙环定
C. 苯海索
D. 溴隐亭
E. 卡比多巴

16. 左旋多巴抗帕金森病的作用特点有
A. 对轻症病人疗效好
B. 对年轻病人疗效好
C. 改善肌僵直效果好
D. 缓解震颤效果差
E. 起效较慢，但作用持久

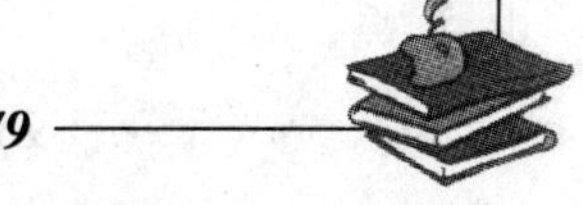

17. 关于卡比多巴的叙述正确的是

A. 不易透过血脑屏障

B. 是 L-芳香氨基酸脱羧酶抑制剂

C. 与左旋多巴合用，可提高左旋多巴的疗效

D. 与左旋多巴合用，可减轻左旋多巴的外周副作用

E. 单用也有抗帕金森病的作用

18. 关于溴隐亭的叙述正确的是

A. 是较强的 L-芳香氨基酸脱羧酶抑制剂

B. 可激动中枢的多巴胺受体

C. 单独应用于 PD 轻症患者

D. 与左旋多巴制剂合用，可协同增强药效，减少不良反应

E. 不易透过血脑屏障

19. 关于恩他卡朋的叙述正确的是

A. 抑制 L-芳香酸脱羧酶

B. 选择性抑制外周 COMT

C. 单独应用于 PD 无效

D. 与左旋多巴合用，增强疗效

E. 不能透过血脑屏障

20. 可与左旋多巴合用治疗 PD 的药有

A. 溴隐亭

B. 恩他卡朋

C. 苯海索

D. 司来吉兰

E. 氯丙嗪

21. 关于司来吉兰的叙述正确的是

A. 选择性抑制外周 COMT

B. 选择性抑制 MAO-B

C. 选择性抑制 MAO-A

D. 可单独应用于 PD 早期治疗

E. 与左旋多巴联合使用，降低左旋多巴的用量，改善患者的症状波动

22. 苯海索临床应用特点

A. PD 早期轻症患者

B. 少数不能接受左旋多巴或多巴胺受体激动药的 PD 患者

C. 与左旋多巴类合用于左旋多巴疗效不佳者

D. 单独应用于 PD 治疗无效

E. 对氯丙嗪等抗精神病药引起的锥体外系反应有效

23. 多巴胺受体激动药包括

A. 溴隐亭

B. 罗匹尼罗

C. 普拉克索

D. 吡呗地尔

E. 恩他卡朋

四、配对题

1. 恩他卡朋　　A. 中枢 M 胆碱受体阻断药
2. 卡比多巴　　B. DA 受体激动药
3. 司来吉兰　　C. MAO-B 抑制药
4. 苯海索　　D. COMT 抑制药

5. 溴隐亭　　　　　　E. L－芳香氨基酸脱羧酶抑制药

五、判断题

1. 金刚烷胺是促多巴胺释放药。
2. 卡比多巴单独应用治疗帕金森病有效。
3. 左旋多巴治疗抗精神病药引起的锥体外系反应有效。
4. 苯海索对抗精神病药引起的锥体外系反应有效。
5. 单独应用司来吉兰治疗 PD 无效。
6. 单独应用恩他卡朋治疗 PD 无效。
7. 长期应用左旋多巴可引起“开关反应”。
8. 普拉克索和罗匹尼罗均为选择性 D_3受体激动药。

六、简答题

1. 简述左旋多巴和卡比多巴合用治疗帕金森病的药理学基础。
2. 左旋多巴为什么对抗精神病药如吩噻嗪类引起的锥体外系反应无效？

【参考答案】

一、名词解释

“开关反应”（on－off response）：是长期应用左旋多巴引起的不良反应。“开期”，即症状控制期，此时活动正常或几近正常，“关期”，即症状失控制期，突然出现严重的 PD 症状。关期可持续几秒钟或数分钟，然后又突然转为“开期”。

二、填空题

1. DA　纹状体　DA
2. 拟多巴胺类药　中枢抗胆碱药
3. 直接激动中枢的多巴胺受体　阻断中枢胆碱受体　选择性抑制 MAO－B
4. 不能透过血脑屏障　左旋多巴　DA　副　左旋多巴
5. 卡比多巴　左旋多巴
6. 恶心　体位性低血压　嗜睡　水肿　精神障碍
7. 运动障碍　症状波动　精神障碍
8. DA
9. 降低

三、选择题

1. B　2. A　3. A　4. D　5. D　6. D　7. D　8. A　9. A　10. B　11. B　12. A　13. E　14. ABCD　15. BC　16. ABCDE　17. ABCD　18. BCD　19. BCDE　20. ABCD　21. BDE　22. ABCE　23. ABCD

四、配对题

1. D 2. E 3. C 4. A 5. B

五、判断题

1. √ 2. × 3. × 4. √ 5. × 6. √ 7. √ 8. ×

六、简答题

1. 左旋多巴口服后，经肝脏等外周组织的多巴脱羧酶脱羧转化为DA，DA不易透过血脑屏障，故进入脑内的左旋多巴仅有1%~3%，不仅疗效减弱，且左旋多巴在外周脱羧形成的DA，易引起不良反应。若同时加服外周多巴脱羧酶抑制剂卡比多巴，卡比多巴本身不易透过血脑屏障，能减少外周左旋多巴转变成DA，增加左旋多巴进入脑内量，可减少左旋多巴剂量，并降低不良反应。

卡比多巴（不易透过血脑屏障）

↓ 抑制

外周组织多巴脱羧酶

左旋多巴口服后 ——→ DA（不易透过血脑屏障），致不良反应

↘ 只有1%~3%进入脑内，发挥抗帕金森病作用

2. 左旋多巴在脑内转变成DA，DA激动脑内DA受体发挥抗帕金森病作用。抗精神病药如吩噻嗪类阻断DA受体而使左旋多巴不能发挥作用。

第二节　治疗阿尔茨海默病药

【学习要点】

1. 掌握多奈哌齐、加兰他敏、石杉碱甲、占诺美林及美金刚治疗阿尔茨海默病的作用机制、临床应用及主要不良反应。

2. 熟悉治疗阿尔茨海默病药的分类。

【要点精讲】

阿尔茨海默病（Alzheimer's disease，AD）是一种以进行性认知障碍和记忆损害为主的中枢神经退行性疾病，主要病理学特征为脑组织萎缩、细胞外老年斑（senile plaque）和神经元内原纤维缠结（neurofibrillary tangle，NFT）。后期主要为中枢某些部位胆碱能神经元缺失，功能不足。另外，神经元死亡与谷氨酸能系统过度激活，尤其是*N*－甲基－D－天冬氨酸（NMDA）受体的过度激活引起神经毒性有关，故目前临床上主要的治疗药物是胆碱能

增强药及 NMDA 受体非竞争性拮抗剂。

多奈哌齐（Donepezil）是第二代可逆性胆碱酯酶（Acetylcholinesterase，AChE）抑制剂。抑制 AChE 而增加中枢 ACh 的含量，对丁酰胆碱酯酶无作用。用于轻、中度 AD 患者。常见不良反应有恶心、呕吐、腹泻、疲劳、肌肉痉挛等。

利斯的明（Rivastigmine）属于第二代胆碱酯酶抑制药。对中枢 AChE 的抑制作用比对外周 AChE 的抑制作用强。同时可抑制丁酰胆碱酯酶。用于轻、中度 AD 患者，不良反应轻。

加兰他敏（Galanthamine）属于第二代胆碱酯酶抑制药。本品对神经元 AChE 有高度选择性，抑制神经元中 AChE 能力比血液中丁酰胆碱酯酶的能力强 50 倍。用于治疗轻、中度 AD 患者。主要不良反应为治疗早期（2～3 周）患者可有恶心、呕吐及腹泻等胃肠道症状，稍后即消失。

石杉碱甲（Huperzine A）是我国首创的可逆性高效、高选择性 AChE 抑制剂，其作用强度大于加兰他敏，对丁酰胆碱酯酶的抑制作用较弱。用于各型 AD 患者。不良反应小。

占诺美林（Xanomeline）是选择性 M_1 受体激动药，可明显改善 AD 患者的认知能力和行为能力。口服高剂量易引起胃肠和心血管方面的不良反应。

美金刚（Memantine）是一种具有中等亲和性的非竞争性 NMDA 受体拮抗剂，降低谷氨酸能的兴奋性神经毒性作用，还可以保护神经元。治疗中重度 AD 患者。美金刚能和 AChE 抑制剂同时使用。美金刚的不良反应小，常见不良反应有幻觉、意识混沌、头晕、头痛和疲倦。

【自测习题】

一、填空题

1. 多奈哌齐治疗 AD 的机制是抑制________，增加中枢________的含量，用于________ AD 患者。

2. 占诺美林治疗 AD 的机制是________。

3. 美金刚治疗 AD 的机制是阻断中枢________受体，降低________的兴奋性神经毒性作用，用于________ AD 患者。

二、选择题

单项选择题

1. 不属于胆碱酯酶抑制药的是

A. 占诺美林　B. 多奈哌齐　C. 石杉碱甲

D. 利斯的明　E. 加兰他敏

2. M_1 受体激动药是

A. 占诺美林　B. 多奈哌齐　C. 石杉碱甲

D. 美金刚　E. 加兰他敏

3. NMDA 受体拮抗剂是

A. 占诺美林　B. 多奈哌齐　C. 石杉碱甲

D. 美金刚　E. 加兰他敏

4. 治疗中、重度 AD 患者的药是

A. 利斯的明　B. 多奈哌齐　C. 苯海索
D. 美金刚　E. 加兰他敏

多项选择题

5. 属于胆碱酯酶抑制药的是

A. 占诺美林　B. 多奈哌齐　C. 石杉碱甲
D. 美金刚　E. 加兰他敏

6. 治疗轻、中度 AD 患者的药是

A. 利斯的明　B. 多奈哌齐　C. 苯海索
D. 美金刚　E. 加兰他敏

7. 关于石杉碱甲的叙述正确的是

A. 我国首创的 AChE 抑制剂　B. 对丁酰胆碱酯酶的抑制作用较弱
C. 不良反应小　D. 用于各型 AD 患者
E. 是选择性 M_1受体激动药

8. 关于美金刚的叙述正确的是

A. 选择性 M_1受体激动药　B. 能和 AChE 抑制剂同时使用
C. 不良反应小　D. 用于中、重度 AD 患者
E. 是非竞争性 NMDA 受体拮抗剂

三、配对题

1. 占诺美林　A. M_1受体激动药
2. 美金刚　B. M 受体阻断药
3. 石杉碱甲　C. AChE 抑制剂
4. 苯海索　D. DA 受体激动药
5. 溴隐亭　E. NMDA 受体拮抗剂

四、判断题

1. 美金刚用于中、重度 AD 患者。
2. 我国首创的 AChE 抑制剂是多奈哌齐。
3. AChE 抑制剂不良反应主要与其 AChE 抑制作用有关。
4. 多奈哌齐对丁酰胆碱酯酶无作用。

五、简答题

1. 简述多奈哌齐治疗 AD 的机制及临床应用。
2. 简述美金刚治疗 AD 的机制及临床应用。

【参考答案】

一、填空题

1. AChE　ACh　轻、中度

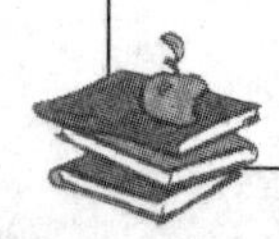

2. 激动中枢 M_1受体

3. NMDA　谷氨酸　中、重度

二、选择题

1. A　2. A　3. D　4. D　5. BCE　6. ABE　7. ABCD　8. BCDE

三、配对题

1. A　2. E　3. C　4. B　5. D

四、判断题

1. √　2. ×　3. √　4. √

五、简答题

1. 多奈哌齐抑制 AChE 而增加中枢 ACh 的含量。用于轻、中度 AD 患者。

2. 美金刚阻断中枢 NMDA 受体，降低谷氨酸的兴奋性神经毒性作用。治疗中、重度 AD 患者。

（张慧玲　秦正红）

CHAPTER 第二十四章

抗精神失常药

【学习要点】

1. 掌握抗精神失常药的概念与分类。抗精神分裂症药物氯丙嗪、抗躁狂症药碳酸锂、抗抑郁症药氟西汀的药理作用、作用机制、临床应用、不良反应及药物相互作用。

2. 熟悉丁酰苯类抗精神分裂症药物氟哌啶醇、非典型抗精神分裂症药物氯氮平和奥氮平、三环类抗抑郁药丙米嗪、阿米替林的作用特点、临床应用和不良反应。

3. 了解精神分裂症、躁狂症和抑郁症的发病原因。抗精神分裂症药物和抗抑郁药物的发展史。了解其他典型和非典型抗精神分裂症药物、其他抗抑郁症药物的作用特点和临床应用。

【要点精讲】

治疗精神分裂症、躁狂抑郁症和焦虑症的药物统称为抗精神失常药，也称为精神药物。根据其临床用途分为抗精神分裂症药或神经安定药、抗躁狂药和抗抑郁症药。

一、抗精神分裂症药

精神分裂症是以思维、情感、行为之间不协调，精神活动与现实相脱离为主要特征的最常见的一类精神疾病。精神分裂症分Ⅰ型和Ⅱ型，前者以阳性症状（幻觉和妄想）为主，后者则以阴性症状（情感淡漠，主动性缺乏等）为主。

抗精神分裂症药物可分为典型抗精神分裂症药物和非典型抗精神分裂症药物。典型抗精神分裂症药物主要通过阻断中脑－边缘系统和中脑－皮质系统的 D_2样受体而发挥疗效。但是，该类药物均不同程度地引起锥体外系反应和催乳素水平升高，这是由于这些药物非特异性阻断黑质－纹状体通路和结节－漏斗系统通路的 D_2受体所致。

非典型抗精神分裂症药物为 5－HT/DA 受体阻断药。这类药物不仅对精神分裂症的阳性症状有效，对阴性症状也有效。并且长期应用此类药物几乎不发生锥体外系反应。

（一）常用典型抗精神分裂症药物——DA 受体阻断药

1. 吩噻嗪类　氯丙嗪（Chlorpromazine）又称冬眠灵，其主要药理作用包括：

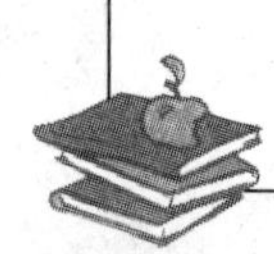

（1）抗精神病作用 对Ⅰ型精神分裂症患者能迅速控制兴奋躁动症状，其作用机制与阻断中脑－边缘叶及中脑－皮质通路中的D_2样受体有关。亦可用于治疗躁狂症。氯丙嗪对Ⅱ型精神分裂症无效。

（2）镇吐作用 小剂量抑制延脑催吐化学感受区D_2受体，大剂量直接抑制呕吐中枢。但不能对抗前庭刺激引起的呕吐（如晕动症），对顽固性呃逆有效。

（3）调节体温 氯丙嗪能抑制体温调节中枢，使体温调节失灵。氯丙嗪加物理降温可用于低温麻醉；与哌替啶、异丙嗪组成人工冬眠合剂，可使患者深睡，体温、基础代谢及组织耗氧量均降低，可用于严重创伤、感染性休克、高热惊厥及甲状腺危象等辅助治疗。

此外，氯丙嗪能阻断α受体，可引起体位性低血压等不良反应。因氯丙嗪能翻转肾上腺素升压效应，故氯丙嗪引起的低血压不可用肾上腺素抢救。氯丙嗪具有较弱的阻断M胆碱受体的作用，呈现口干、便秘、视力模糊、尿潴留等阿托品样不良反应。氯丙嗪还能通过抑制结节－漏斗部的D_2受体，抑制下丘脑分泌多种激素，可导致内分泌紊乱。

氯丙嗪最主要的不良反应为锥体外系反应，包括帕金森综合征、急性肌张力障碍、静坐不能和迟发性运动障碍。产生原因为阻断了黑质－纹状体通路中D_2受体。前三种锥体外系反应可用减少用量或停药来减轻或消除，也可用中枢抗胆碱药苯海索治疗；迟发性运动障碍用中枢抗胆碱药反而使症状加重，抗多巴胺药使症状减轻。另外，氯丙嗪还具有过敏反应、诱发癫痫等不良反应。氯丙嗪可以增强乙醇、镇静催眠药等中枢抑制药的作用，合用时应适当减少中枢抑制药的剂量。

其他吩噻嗪类典型抗精神分裂症药有**奋乃静**、**氟奋乃静**、**三氟拉嗪**及**硫利达嗪**等。

2. 硫杂蒽类 硫杂蒽类的基本结构与吩噻嗪类相似，所以此类药物的基本药理作用与吩噻嗪类极为相似。代表性药物有**氯普噻吨**（泰尔登）、**替沃噻吨**和**氟哌噻吨**。

3. 丁酰苯类 丁酰苯类的结构与吩噻嗪类完全不同，但其药理作用和临床应用与吩噻嗪类相似。

氟哌啶醇（Haloperidol）为丁酰苯类的典型代表。能选择性阻断D_2样受体。抗精神分裂症作用很强，镇吐作用强，镇静、降压作用弱。用于治疗急、慢性各型精神分裂症、躁狂症、反应性精神分裂症、抽动秽语综合征及其他具有兴奋、躁动、幻觉、妄想等症状的重症精神分裂症。最大的缺点是锥体外系反应发生率高，程度严重。但对心血管的副作用较轻，对肝功能影响较小。

属于丁酰苯类的典型抗精神分裂症药还有**氟哌利多**。

4. 其他抗精神病药物 其他抗精神病药物的代表有**五氟利多**、**舒必利**与**硫必利**。

（二）常用非典型抗精神分裂症药物——5－HT/DA受体阻断药

非典型抗精神病药物克服了典型抗精神病药物的锥体外系反应发生率高及对阴性症状疗效差的缺点。

氯氮平（Clozapine）为二苯并二氮䓬类药物。氯氮平是一广谱神经安定药，作用强，起效迅速，多在1周内见效。对精神分裂症的阳性症状及阴性症状均有治疗作用，对其他药物无效的病例仍有效，也适用于慢性患者及周期性精神分裂症和各类神经官能症。氯氮平也可用于长期给予氯丙嗪等抗精神病药物引起的迟发性运动障碍。氯氮平是选择性D_4亚型受体阻断药。此外，氯氮平还能阻断$5-HT_{2A}$受体。由于D_4亚型受体特异性地存在于中脑－边缘系统和中脑－皮层这两个DA通路。因此氯氮平优点为几无锥体外系反应，亦不致内分泌紊乱。常见不良反应有流涎、便秘，偶尔可引起发热、粒细胞缺乏症。用药期间必须定期检查血常规。

奥氮平（Olanzapine）对多种受体系统具有阻断作用。对中枢 5 - HT_2受体亲和力大于D_2受体，且对 α_2肾上腺素受体和胆碱能受体的亲和力弱于氯氮平。适用于精神分裂症和其他有严重阳性症状和/或阴性症状的精神分裂症的急性期和维持治疗，疗效与氯氮平相当。不良反应较氯氮平少而轻。此外，奥氮平还有抗焦虑作用。

常用非典型抗精神分裂症药物还有**利培酮**、**喹硫平**、**阿立哌唑**、**齐拉西酮**。

二、抗躁狂症药

躁狂抑郁症表现为躁狂或抑郁两者之一反复发作（单相型），或两者交替发作（双相型）。其病因可能与脑内单胺类功能失衡有关，5 - HT 缺乏是其共同的生化基础。躁狂症患者脑内 NA 功能亢进，而抑郁患者脑内 NA 功能不足。

碳酸锂（Lithium Carbonate）治疗剂量对正常人的精神行为没有明显的影响。对躁狂症患者有显著疗效，特别是急性躁狂和轻度躁狂疗效显著。碳酸锂还可用于治疗躁狂抑郁症。其作用机制可能是：①在治疗浓度抑制神经元去极化以及 Ca^{2+}依赖的 NA 和 DA 从神经末梢释放，而不影响或促进 5 - HT 的释放；②摄取突触间隙中儿茶酚胺，并增加其灭活；③抑制腺苷酸环化酶和磷脂酶 C 所介导的反应；④影响 Na^+、Ca^{2+}、Mg^{2+}的分布，影响葡萄糖的代谢。锂盐不良反应较多，治疗指数低、安全范围较窄，较严重的毒性反应涉及神经系统，直至昏迷和死亡。

抗精神分裂症药物也经常用来治疗躁狂症，此外一些抗癫痫药物如卡马西平和丙戊酸钠对躁狂症也有效。

三、抗抑郁症药

抗抑郁症药物可使 70% 的患者病情明显改善，维持治疗可使反复发作的抑郁症减少复发。经典理论认为抑郁症发病机制与中枢去甲肾上腺素（NA）、5 - 羟色胺（5 - HT）、多巴胺（DA）等的含量过低及其受体功能低下有关。目前临床使用的抗抑郁症药包括非选择性抑制 NA/5 - HT 再摄取药物、选择性 NA 再摄取抑制药（SNRI）、选择性 5 - HT 再摄取抑制药（SSRI）和单胺氧化酶抑制药（MAOI）。它们都是通过增加突触间隙单胺类递质浓度来发挥抗抑郁作用。

（一）非选择性 5 - HT 和 NA 再摄取抑制药

丙米嗪（Imipramine）是三环类抗抑郁症药的代表。丙米嗪抗抑郁的作用机制主要是阻断 NA、5 - HT 在神经末梢的再摄取，从而使突触间隙的递质浓度增高，促进突触传递功能而发挥抗抑郁作用。临床用于治疗各种原因引起的抑郁症，对内源性抑郁症、更年期抑郁症效果较好，对反应性抑郁症次之，对精神病的抑郁症状效果较差。还可用于治疗强迫症、焦虑症和恐怖症。丙米嗪尚有明显的 M 胆碱受体阻断作用，可用于遗尿症的治疗，但同时也可致视物模糊、口干、便秘和尿潴留等不良反应。丙米嗪可降低血压，致心律失常，故心血管患者慎用。还可出现头晕、失眠、皮疹、共济失调、肝功能异常、粒细胞缺乏症等多种不良反应。

阿米替林（Amitriptyline）是临床上常用的三环类抗抑郁药。阿米替林药理学特性及临

床应用与丙米嗪极为相似，与后者相比，阿米替林对5-HT再摄取的抑制作用明显强于对NA再摄取的抑制；镇静作用和抗胆碱作用也较明显。阿米替林的不良反应与丙米嗪相似，但比丙米嗪严重，偶有加重糖尿病症状的报道。禁忌证与丙米嗪相同。

非选择性5-HT和NA再摄取抑制药还有**文拉法辛**、**度洛西汀**等。

(二) 选择性NA再摄取抑制药

地昔帕明（Desipramine）是选择性NA再摄取抑制剂，用于以脑内NA缺乏为主的抑郁症。该药物的特点是奏效快，而镇静作用、抗胆碱作用和降压作用均较弱。对DA的摄取亦有一定的抑制作用。对H_1受体有强拮抗作用。与丙米嗪相比，不良反应较少，但对心脏影响与之相似。

选择性NA再摄取抑制药还有**马普替林**、**瑞波西汀**等。

(三) 选择性5-HT再摄取抑制药

氟西汀（Fluoxetine）又名百忧解，是一种强效选择性5-HT再摄取抑制药，比抑制NA摄取作用强200倍。氟西汀对肾上腺素受体、组胺受体、GABA受体、M胆碱受体、5-HT受体几乎没有亲和力。氟西汀对抑郁症的疗效与三环类抗抑郁症药物相当，但耐受性与安全性更好。还可用于治疗神经性贪食症和强迫症。不良反应主要是偶有恶心、呕吐、头痛头晕、乏力失眠、厌食、体重下降、震颤、惊厥、性欲降低等。肝病患者服用后半衰期延长，须慎用。肾功能不全者，长期用药须减量，延长服药间隔时间。心血管疾病、糖尿病患者应慎用。氟西汀与MAOI合用时须警惕"5-HT综合征"的发生，如需使用此类药物，应在氟西汀停药5周后再开始服用。氟西汀是肝药酶抑制剂，可能抑制其他药物的代谢。

选择性5-HT再摄取抑制药还有**舍曲林**、**帕罗西汀**等。

(四) 单胺氧化酶抑制剂

目前临床使用的是选择性单胺氧化酶抑制剂（MAOIs）。代表性药物为**吗氯贝胺**，是一种短效、可逆性选择MAO-A亚型抑制剂。

(五) α肾上腺素受体阻断药

该类药物对突触前α_2肾上腺素受体有阻断作用，通过抑制负反馈而使突触前NA和5-HT释放增加。代表性药物有**米氮平**、**米安色林**。

(六) 5-羟色胺再摄取促进剂

噻奈普汀（Tianeptine）为5-HT再摄取促进剂，加强了突触前膜对5-HT的再摄取，减少了5-HT在突触间隙的水平。噻奈普汀治疗抑郁症具有良好的疗效，对抑郁性神经症、慢性酒精中毒和戒酒后出现的抑郁也有效。服药后2周时起效。

【自测习题】

一、名词解释

1. 抗精神失常药　　2. 人工冬眠合剂

二、填空题

1. 氯丙嗪对中枢神经系统的作用有________、________和________。

2. ________和________可以与氯丙嗪组成人工冬眠合剂。

3. 氯丙嗪可因其具有明显的阻断________受体的作用，而引起体位性低血压；因其具有________受体阻断作用，而引起口干、便秘和视力模糊等现象；因阻断黑质－纹状体通路________受体，使纹状体中________能神经功能减弱，________能神经功能相对增强而引起锥体外系反应。阻断结节－漏斗通路的________受体后，可导致内分泌紊乱。

4. 对于氯丙嗪引发的锥体外系反应中的________、________、________，可以减少用量或停药来减轻或消除症状，也可以用中枢抗胆碱药来治疗。但是锥体外系反应中的________难以治疗，应用中枢抗胆碱药反而使症状加重。

5. 氟哌啶醇可选择性阻断________受体而产生抗精神分裂症作用，但________是其严重的不良反应。

6. 氯氮平和奥氮平属于非典型抗精神分裂症药物，主要通过阻断________和________受体治疗精神分裂症。

7. 碳酸锂对________患者有显著疗效，还可以用于治疗躁狂抑郁症。

8. 丙米嗪抗抑郁的作用机制主要为阻断________和________在神经末梢的再摄取，促进突触传递功能而发挥抗抑郁作用。因其阻断________受体的作用，产生视物模糊、口干等不良反应。因其对心肌有________样直接抑制作用，心血管患者慎用。

9. 氟西汀属于选择性 5－HT 摄取抑制药，临床用来治疗________症。还可以用来治疗神经性贪食症和强迫症。但与________合用时，应该警惕“5－HT 综合征”的发生。

10. 阿米替林属于非选择性________和________再摄取抑制药。其临床作用与丙米嗪相似，但是不良反应比丙米嗪______。

三、选择题

单项选择题

1. 氯丙嗪抗精神分裂症的作用机制主要与阻断中脑－边缘叶及中脑－皮质通路中的哪种受体有关。

   A. D_2受体　　B. α_1受体　　C. M 受体
   D. H_1受体　　E. 以上都不是

2. 下列药物中几乎无锥体外系反应的是

   A. 氯丙嗪　　B. 氯氮平　　C. 三氟拉嗪
   D. 氟哌啶醇　　E. 氟奋乃静

3. 关于氯丙嗪引起锥体外系反应表现的描述错误的是

   A. 引发帕金森综合征　　B. 急性肌张力障碍
   C. 静坐不能　　D. 迟发性运动障碍
   E. 出现“开－关”现象

4. 氯丙嗪不能用于

   A. 治疗躁狂症　　B. 治疗晕动症　　C. 治疗顽固性呃逆
   D. 在物理降温的配合下低温麻醉　　E. 人工冬眠

5. 氯丙嗪翻转肾上腺素升压作用是由于

A. 激动 M 受体
B. 激动 β 受体
C. 阻断 DA 受体
D. 阻断 α 受体
E. 激动 DA 受体

6. 下列关于碳酸锂的描述正确的是

A. 治疗剂量对正常人的精神行为也会产生明显影响
B. 不良反应少，安全范围宽
C. 临床治疗躁狂症的常用药物
D. 不可用于治疗躁狂抑郁症
E. 作用机制为阻断中脑-边缘叶及中脑-皮质通路中的 DA 受体

7. 碳酸锂主要用于治疗

A. 躁狂症
B. 焦虑症
C. 恐怖症
D. 强迫症
E. 厌食症

8. 下列抗抑郁药物中属于选择性 5-HT 再摄取抑制药的是

A. 丙米嗪
B. 地昔帕明
C. 米氮平
D. 氟西汀
E. 吗氯贝胺

9. 关于丙米嗪的描述错误的是

A. 对抑郁患者具有抗抑郁作用
B. 属于选择性 5-HT 再摄取抑制药
C. 治疗剂量可降低血压
D. 对心肌具有奎尼丁样的直接抑制作用
E. 能阻断 M 胆碱受体产生口干、便秘等现象

10. 下列药物中属于吩噻嗪类抗精神分裂症药的是

A. 奋乃静
B. 氟哌啶醇
C. 舒必利
D. 氯氮平
E. 奥氮平

11. 治疗抑郁症常选用的药物是

A. 氟奋乃静
B. 氟哌啶醇
C. 氟西汀
D. 氯氮平
E. 奥氮平

12. 下列关于氯普噻吨的描述错误的是

A. 属于硫杂蒽类药物
B. 药理作用与氯丙嗪相似，但抗精神分裂症作用较弱，镇静作用较强
C. 其结构与三环类抗抑郁药相似，故有弱的抗抑郁和抗焦虑作用
D. 适用于伴有焦虑或焦虑性抑郁的精神分裂症、更年期抑郁症
E. 不宜用于抑郁症的治疗

13. 下列关于氟哌啶醇的描述错误的是

A. 属于丁酰苯类药物
B. 能选择性阻断 D_2 样受体
C. 用于治疗急、慢性各型精神分裂症
D. 镇吐作用强，镇静、降压作用弱
E. 锥体外系反应发生率低而轻

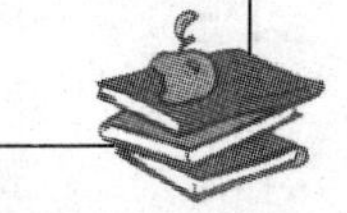

14. 非典型抗精神分裂症药物共同的特点是
    A. 属于5－HT/DA受体阻断剂
    B. 仅阻断5－HT受体
    C. 仅阻断DA受体
    D. 锥体外系反应发生率比典型抗精神分裂症药物高
    E. 对精神分裂症的阴性症状疗效差
15. 下列关于氟西汀的描述错误的是
    A. 属于强效选择性5－HT摄取抑制剂
    B. 抗抑郁疗效与三环类药相当，但耐受性与安全性更好
    C. 氟西汀与MAOI合用时须警惕"5－HT综合征"的发生
    D. 氟西汀是肝药酶抑制剂
    E. 氟西汀对5－HT受体亲和力高。

多项选择题

16. 氯丙嗪的不良反应有
    A. 锥体外系反应　　B. 内分泌紊乱　　C. 皮疹等过敏反应
    D. 眼内压升高　　E. 诱发癫痫
17. 氯丙嗪临床可以应用于
    A. Ⅰ型精神分裂症　　B. 躁狂症　　C. 顽固性呃逆
    D. 晕动症　　E. 人工冬眠
18. 属于非典型抗精神分裂症药物的是
    A. 氯氮平　　B. 奥氮平　　C. 氯丙嗪
    D. 奋乃静　　E. 氟哌啶醇
19. 下列关于氯氮平的描述正确的是
    A. 作用强，起效迅速，多在1周内见效
    B. 可选择性阻断中脑－边缘系统和中脑－皮层的D_4受体亚型
    C. 能阻断5－HT_{2A}受体
    D. 具有明显的锥体外系反应
    E. 不易引发内分泌紊乱
20. 不宜服用丙米嗪的患者是
    A. 抑郁症患者　　B. 强迫症患者　　C. 焦虑症患者
    D. 前列腺肥大患者　　E. 青光眼患者
21. 下列关于药物相互作用的描述错误的是
    A. 丙米嗪和氯丙嗪都不能增加中枢抑制药的作用
    B. 三环类药物可与苯妥英钠竞争性地与血浆蛋白结合，从而降低三环类药物血浆蛋白结合率
    C. 苯妥英钠可减慢氯丙嗪的代谢，合用时应该注意适当调节剂量
    D. 三环类药物和单胺氧化酶抑制剂合用，可引起血压明显升高
    E. 三环类抗抑郁药能对抗胍乙啶和可乐定的降压作用
22. 氯丙嗪的镇吐作用特点是
    A. 氯丙嗪有较弱的镇吐作用

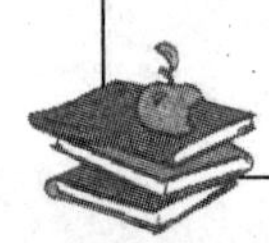

B. 小剂量氯丙嗪抑制延脑催吐化学感受区的 D_2 受体

C. 大剂量氯丙嗪直接抑制呕吐中枢

D. 能对抗前庭刺激引起的呕吐

E. 对顽固性呃逆无效

23. 用于治疗抑郁症的药物是

A. 丙米嗪　　B. 阿米替林　　C. 地昔帕明

D. 氟西汀　　E. 帕罗西汀

24. 下列对于丙米嗪的描述正确的是

A. 正常人服用丙米嗪没有反应

B. 抑郁症患者连续服用后症状减轻

C. 可用于治疗强迫症和焦虑症治疗

D. 不能用于治疗遗尿症

E. 对心肌有奎尼丁样直接抑制效应

25. 下列关于氯丙嗪体温调节作用的叙述正确的是

A. 在物理降温的配合下，可用于低温麻醉

B. 与哌替啶、异丙嗪组成人工冬眠合剂

C. 能抑制体温调节中枢，使体温调节失灵

D. 与阿司匹林体温调节机制相同

E. 以上说法都是正确的

四、配对题

氯丙嗪下列作用的机制分别是

1. 锥体外系反应　　A. 阻断中脑－边缘叶及中脑－皮质通路中的 D_2 样受体
2. 内分泌紊乱作用　　B. 阻断结节－漏斗系统通路的 D_2 样受体
3. 抗精神分裂症作用　　C. 阻断黑质－纹状体通路中的 D_2 受体
4. 镇吐作用　　D. 阻断 α 受体
5. 体位性低血压　　E. 阻断 M 胆碱受体
6. 阿托品样效应　　F. 抑制延脑催吐化学感受区的 D_2 受体

下列药物的分类分别为

7. 氯丙嗪　　A. 非选择性 5－HT 和 NA 再摄取抑制药
8. 氯氮平　　B. 选择性 NA 再摄取抑制药
9. 丙米嗪　　C. D_2 受体阻断药
10. 氟西汀　　D. 选择性 5－HT 再摄取抑制药
11. 地昔帕明　　E. 5－HT_{2A}/D_4 受体阻断药

五、判断题

1. 氯丙嗪抗精神分裂症作用的机制与阻断黑质－纹状体通路中的 D_2 样受体有关。
2. 氯丙嗪有较强的镇吐作用，但不能对抗前庭刺激引起的呕吐，如晕动症等。
3. 氯丙嗪能够抑制体温调节中枢，若配合物理降温，可以使体温降至正常以下。

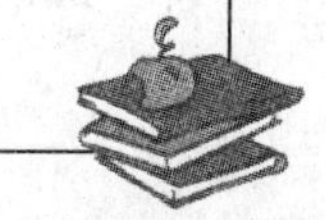

4．肾上腺素可以抢救氯丙嗪引起的低血压。
5．氯丙嗪的口干、便秘、视力模糊、尿潴留不良反应是由于其阻断了 M 受体。
6．中枢抑制性药物如乙醇、镇静催眠药等与氯丙嗪合用时应该适当减少剂量。
7．氟哌啶醇抗精神分裂症作用强且锥体外系反应发生率低。
8．治疗量丙米嗪降低血压和致心动过速的不良反应与其阻断 M 胆碱受体有关。
9．氟西汀属于肝药酶抑制剂。
10．碳酸锂是治疗躁狂症的主要药物，疗效显著且安全性高。

六、简答题

1．简述氯丙嗪中枢神经系统的药理作用与用途。
2．简述氯丙嗪主要不良反应。
3．简述丙米嗪对中枢神经系统、自主神经系统和心血管系统的作用及机制。
4．简述典型抗精神分裂症药与非典型抗精神分裂症药的主要区别。

【参考答案】

一、名词解释

1．治疗精神分裂症、躁狂抑郁症和焦虑症等精神失常疾病的药物统称为抗精神失常药。

2．氯丙嗪可以与哌替啶、异丙嗪组成人工冬眠合剂，可使患者深睡，体温、基础代谢及组织耗氧量均降低，增强患者对缺氧的耐受力，降低机体对伤害性刺激的反应性，为危重患者的抢救赢得时间。

二、填空题

1．抗精神分裂症作用　镇吐作用　体温调节作用
2．哌替啶　异丙嗪
3．α　M　D_2　DA　ACh　D_2
4．帕金森综合征　急性肌张力障碍　静坐不能　迟发性运动障碍
5．DA_2　锥体外系反应
6．DA　5－HT
7．躁狂症
8．NA　5－HT　M　奎尼丁
9．抑郁　MAOI（单胺氧化酶抑制剂）
10．5－HT　NA　严重

三、选择题

1．A　2．B　3．E　4．B　5．D　6．C　7．A　8．D　9．B　10．A　11．C　12．E　13．E　14．A　15．E　16．ABCDE　17．ABCE　18．AB　19．ABCE　20．DE　21．AC　22．BC　23．ABCDE　24．BCE　25．ABC

四、配对题

1. C 2. B 3. A 4. F 5. D 6. E 7. C 8. E 9. A 10. D 11. B

五、判断题

1. × 2. √ 3. √ 4. × 5. √ 6. √ 7. × 8. × 9. √ 10. ×

六、简答题

1. 氯丙嗪中枢神经系统药理作用与用途：

主要药理作用与用途
1. 抗精神病作用　对Ⅰ型精神分裂症疗效较好，对Ⅱ型精神分裂症无效。亦可用于躁狂症治疗。作用机制为阻断中脑－边缘叶及中脑－皮质通路中的 D_2 受体
2. 镇吐作用　小剂量抑制延脑催吐化学感受区 D_2 受体，大剂量直接抑制呕吐中枢。对顽固性呃逆也有效。不能对抗前庭刺激引起的呕吐
3. 对体温调节作用　能抑制体温调节中枢，使体温调节失灵，体温随环境温度而升降。氯丙嗪加物理降温可用于低温麻醉；也可与哌替啶、异丙嗪组成人工冬眠合剂

2. 氯丙嗪主要不良反应：

不 良 反 应
1. 常见不良反应　对中枢神经系统的镇静作用以及对自主神经系统的α受体和M胆碱受体的阻断作用，氯丙嗪可能引起嗜睡、淡漠、无力、鼻塞、直立性低血压、口干、便秘、视力模糊等症状 2. 锥体外系反应　阻断黑质－纹状体通路的 D_2 受体而产生，包括：①帕金森综合征；②急性肌张力障碍；③静坐不能；④迟发性运动障碍 3. 内分泌系统反应　阻断结节－漏斗通路的 D_2 受体后，可导致内分泌紊乱 4. 过敏反应　较常见为皮疹 5. 其他　如诱发癫痫等

3. 丙米嗪对中枢神经系统、自主神经系统和心血管系统的作用及机制：

	作　　用	机　　制
中枢神经系统	抑郁症患者连续服用药物后，出现精神振奋现象，使情绪高涨，症状减轻	阻断NA、5－HT在神经末梢的再摄取，从而使突触间隙的递质浓度增高，促进突触传递功能而发挥抗抑郁作用
自主神经系统	视物模糊、口干、便秘和尿潴留等	阻断M胆碱受体
心血管系统	可降低血压，致心律失常，其中心动过速较常见；另外，对心肌有奎尼丁样直接抑制效应	与阻断单胺类再摄取从而引起心肌中NA浓度增高有关

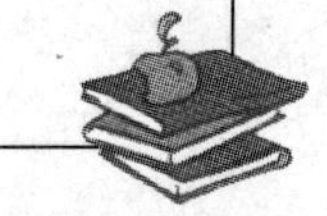

4. 典型抗精神分裂症药与非典型抗精神分裂症药的主要区别：

	典型抗精神病药	非典型抗精神病药
作用特点	仅对精神分裂症阳性症状有效	对精神分裂症阳性和阴性症状都有效，能够明显改善患者的认知功能损伤
作用机制	阻断 DA 受体	除阻断 DA 受体外，也阻断 5 - HT 受体
不良反应	引起锥体外系反应，导致催乳素水平升高	不引起或较少引起锥体外系反应，不导致催乳素水平升高

（王　芳　邹莉波）

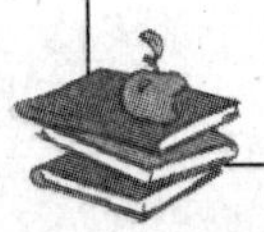

CHAPTER 第二十五章

镇 痛 药

【学习要点】

1. 掌握阿片生物碱类镇痛药、人工合成镇痛药的药理作用、作用机制、体内过程、临床应用及不良反应。

2. 熟悉镇痛药的概念与分类、其他镇痛药的作用特点及阿片受体阻断药的用途。

3. 了解阿片受体的分类与功能、镇痛药应用的基本原则。

【要点精讲】

镇痛药（analgesics）是一类主要作用于中枢神经系统，选择性减轻或消除疼痛以及疼痛引起的精神紧张和烦躁不安等情绪反应，但不影响意识及其他感觉的药物。因多数药物反复应用可成瘾，又称麻醉性镇痛药或成瘾性镇痛药。镇痛药分为阿片生物碱类镇痛药（如吗啡和可待因等）、人工合成镇痛药（如哌替啶和芬太尼等）以及其他类镇痛药。前两类药物多为阿片受体激动药或部分激动药。

阿片受体密度较高的丘脑内侧、脑室、导水管周围灰质及脊髓胶质区与疼痛刺激传入、痛觉整合及感受有关；边缘系统及中枢蓝斑核的阿片受体与情绪及精神活动有关，是阿片类引起欣快、成瘾的作用部位；延髓的孤束核阿片受体与呼吸及咳嗽有关；脑干极后区、孤束核及迷走神经背核等部位的阿片受体与胃肠活动有关。

吗啡（Morphine）可通过胎盘及乳汁进入胎儿体内，故临产前及哺乳期妇女禁用。吗啡镇痛作用强大，对慢性疼痛优于急性锐痛，同时可减轻因疼痛引起的焦虑、紧张等情绪反应，有利于提高病人对疼痛的耐受。吗啡还有镇静、抑制呼吸、镇咳、催吐、缩瞳等中枢神经系统作用。过量中毒时，缩瞳和呼吸抑制现象更加明显。吗啡兴奋胃肠道平滑肌和括约肌，引起便秘；使胆道平滑肌和括约肌收缩，引起腹部不适，严重者引起胆绞痛；增加子宫平滑肌张力，延长产程；增强膀胱括约肌张力，导致尿潴留；对支气管哮喘患者，治疗量可诱发哮喘，故应禁用。吗啡可扩张阻力血管和容量血管，引起直立性低血压。因反复应用吗啡易成瘾，故临床上除癌性剧痛可以长期应用外，通常短期应用于其他镇痛药无效的急性锐痛，对内脏绞痛应与解痉药阿托品合用；吗啡也可用于心源性哮喘及急、慢性消耗性腹泻。

连续长期重复应用吗啡易产生依赖性和耐受性。一旦产生躯体依赖性，中断或减量用药后，就会出现一系列戒断症状，表现为关节与肌肉疼痛、发冷、体温升高、流泪、流涕、恶心、呕吐、腹泻、胃肠绞痛等。急性中毒时应用吗啡拮抗剂纳洛酮等抢救。

可待因（Codeine）是前体药物，在体内转化为吗啡和其他具有活性的阿片类代谢产物。镇痛作用相当于吗啡的1/5或更低，镇咳作用显著，属中枢性镇咳药。主要用于中等程度疼痛和无痰干咳及剧烈频繁的咳嗽。可引起便秘，但很少成瘾。

哌替啶（Pathidine）在体内部分转化为毒性代谢产物去甲哌替啶，后者具有中枢兴奋作用，可产生幻觉甚至惊厥，对于长期使用镇痛药的患者如癌症病人，不宜推荐作为首选药。主要兴奋μ受体，作用与吗啡相似。镇痛强度约为吗啡的1/10～1/8；不影响产程，可用于分娩止痛；哌替啶尚有显著的M受体阻断作用，导致口干和心悸。临床除用于各种疼痛外，尚可与氯丙嗪、异丙嗪组成人工冬眠合剂，也可治疗心源性哮喘。不引起便秘，无止泻作用。

芬太尼（Fentanyl）镇痛效力是吗啡的80倍。起效快，持续时间短。与氟哌利多合用产生“神经松弛镇痛”效果，适用于某些小手术或医疗检查。也可用于各种剧痛。不良反应与哌替啶相似。

美沙酮（Methadone）作用持续时间明显长于吗啡。口服与注射同样有效。耐受性和成瘾性发生较慢，戒断症状也较轻。广泛用于吗啡或海洛因成瘾者的脱毒治疗。也可用于多种原因引起的剧烈疼痛。因呼吸抑制时间长，禁用于分娩止痛。

曲马朵（Tramadol）镇痛强度约为吗啡的1/10，治疗量对呼吸和心血管均无影响。可用于中、重度急慢性疼痛。剂量过大可抑制呼吸。长期应用可导致依赖性，停药后的戒断症状反应强烈，故不用于一般性疼痛。

喷他佐辛（Pentozocine）主要激动κ、σ受体，对μ受体具有弱的阻断作用。镇痛效价强度是吗啡的1/3，但对括约肌的兴奋作用弱，胆道内压力升高不明显。呼吸抑制效价强度是吗啡的1/2。镇静作用弱，较高剂量时甚至出现噩梦、幻觉、烦躁不安等症状。与其他作用于阿片受体的镇痛药不同，剂量过大可致心率加快，血压升高。本药成瘾性小，未列入麻醉品管理范围。

罗通定（Rotundine）属非麻醉性镇痛药，镇痛作用较哌替啶弱，较解热镇痛药强，对慢性持续性钝痛效果较好。其机制可能与阻断脑内多巴胺受体以及促进脑啡肽和内啡肽释放有关。主要用于胃肠及肝胆系统等内科疾病引起的钝痛、头痛、月经痛等。也可用于分娩痛，对产程及胎儿无不良影响。本品尚有安定、镇静和催眠作用，可用于失眠。

非麻醉性镇痛药是一类成瘾性小，未列入麻醉药品品种目录的药物，除罗通定、喷他佐辛外，还有**奈福泮**、**高乌甲素**、**氟吡汀**和**齐考诺肽**等。

纳洛酮（Naloxone）是阿片受体完全阻断药，对μ、δ、κ受体均具有竞争性阻断作用。临床上用于治疗阿片类镇痛药的急性中毒。此外还具有抗休克作用，对多种原因引起的休克都有较好的治疗作用，主要用于感染中毒性休克。

【自测习题】

一、名词解释

1. 镇痛药　2. 非麻醉性镇痛药　3. 成瘾性

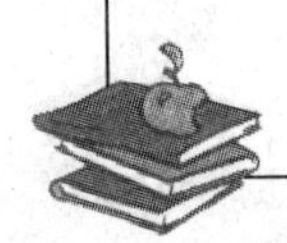

二、填空题

1. 吗啡对中枢神经系统的作用主要有________、________、________、________、________等。

2. 吗啡兴奋胃肠道平滑肌和括约肌，可引起________；使胆道平滑肌和括约肌收缩，可引起________________；增加子宫平滑肌张力，可________产程；增强膀胱括约肌张力，导致________________。

3. 吗啡除用于止痛外，还用于________________和________________。

4. 吗啡急性中毒时应用________________抢救。

5. 可待因主要用于________________和________________。

6. 哌替啶在体内部分转化为毒性代谢产物去甲哌替啶，后者具有中枢________作用。

7. 哌替啶主要兴奋________受体，产生镇痛作用，尚有显著的________受体阻断作用，导致口干和心悸。临床除用于各种疼痛外，尚可与________、________组成人工冬眠合剂。

8. 芬太尼镇痛效力较吗啡________，起效________，持续时间________。与________合用产生“神经松弛镇痛”效果。

9. 美沙酮作用持续时间明显________于吗啡，耐受性和成瘾性的发生较吗啡________，戒断症状较吗啡________。除止痛外，广泛用于________。

10. A，B，C 三药均为镇痛药，A 和 B 均为阿片生物碱类药，均有镇痛、止咳作用，均可引起便秘；A 不可用于分娩止痛，可用于心源性哮喘及止泻；B 为前体药；C 为人工合成镇痛药，其可用于分娩止痛，其代谢产物有中枢兴奋作用，不引起便秘。A 药为________，B 药为________，C 药为________。

三、选择题

单项选择题

1. 吗啡的中枢作用不包括
   A. 呼吸抑制　B. 缩瞳　C. 镇咳
   D. 镇痛　E. 直立性低血压

2. 吗啡可用于治疗
   A. 支气管哮喘　B. 心源性哮喘　C. 儿童哮喘
   D. 阿司匹林哮喘　E. 过敏性哮喘

3. 用于吗啡及海洛因成瘾者脱毒治疗的药物是
   A. 吗啡　B. 曲马朵　C. 哌替啶
   D. 芬太尼　E. 美沙酮

4. 与吗啡无关的不良反应是
   A. 惊厥　B. 呼吸抑制　C. 低血压
   D. 便秘　E. 成瘾

5. 吗啡急性中毒的解救药物是
   A. 阿托品　B. 曲马朵　C. 纳洛酮
   D. 地塞米松　E. 美沙酮

6. 非麻醉性镇痛药是

A. 吗啡　　B. 哌替啶　　C. 纳洛酮

D. 喷他佐辛　　E. 美沙酮

7. 与氟哌利多合用产生“神经松弛镇痛”效果的药物是

A. 吗啡　　B. 曲马朵　　C. 芬太尼

D. 哌替啶　　E. 美沙酮

8. 与氯丙嗪、异丙嗪组成人工冬眠合剂的药物是

A. 吗啡　　B. 曲马朵　　C. 芬太尼

D. 哌替啶　　E. 美沙酮

9. 较吗啡镇痛作用强的药物是

A. 喷他佐辛　　B. 曲马朵　　C. 芬太尼

D. 哌替啶　　E. 美沙酮

10. 与吗啡镇痛作用相关的部位是

A. 脑干极后区

B. 中枢蓝斑核

C. 边缘系统

D. 延髓的孤束核

E. 丘脑内侧、脊髓胶质区、脑室及导水管周围灰质

11. 与吗啡成瘾相关的作用部位是

A. 脑干极后区

B. 丘脑内侧

C. 边缘系统及中枢蓝斑核

D. 延髓的孤束核

E. 脊髓胶质区、脑室及导水管周围灰质

12. 与吗啡呼吸抑制及镇咳作用相关的部位是

A. 脑干极后区

B. 丘脑内侧

C. 边缘系统及中枢蓝斑核

D. 延髓的孤束核

E. 脊髓胶质区、脑室及导水管周围灰质

多项选择题

13. 非麻醉性镇痛药是

A. 奈福泮　　B. 曲马朵　　C. 罗通定

D. 喷他佐辛　　E. 美沙酮

14. 吗啡治疗心源性哮喘的作用机制是

A. 增强心肌收缩力

B. 利尿，减少循环血量

C. 扩张支气管

D. 降低外周血管阻力，减轻心脏负荷

E. 降低呼吸中枢对二氧化碳的敏感性

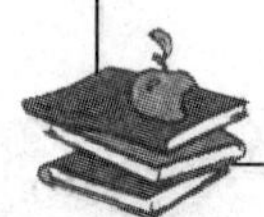

15. 吗啡临床用于

A. 心源性哮喘　B. 晚期癌症疼痛

C. 分娩止痛　D. 急、慢性消耗性腹泻

E. 无痰干咳

16. 吗啡的禁忌证有

A. 分娩止痛　B. 支气管哮喘

C. 哺乳期妇女止痛　D. 颅脑损伤致颅内高压

E. 肺心病患者

17. 哌替啶

A. 兴奋 μ 受体　B. 阻断 κ 受体

C. 阻断 μ 受体　D. 阻断 M 受体

E. 兴奋 σ 受体

18. 关于哌替啶的叙述正确的是

A. 镇痛强度约为吗啡的 1/10 ~ 1/8　B. 可导致口干和心悸

C. 不影响产程，可用于分娩止痛　D. 不引起便秘

E. 代谢产物具有中枢兴奋作用

19. 关于曲马朵的叙述正确的是

A. 镇痛强度约为吗啡的 1/10　B. 成瘾者戒断症状反应轻微

C. 抑制中枢 5 - HT 和 NA 的再摄取　D. 纳洛酮仅部分阻断其镇痛作用

E. 治疗量对呼吸和心血管均无影响

20. 罗通定的作用特点是

A. 镇痛作用与阿片受体无直接关系

B. 对慢性持续性钝痛效果好

C. 久用不易成瘾

D. 可用于分娩痛

E. 镇痛作用较哌替啶弱，较解热镇痛药强

四、配对题

1. 哌替啶　A. M 受体阻断药
2. 纳洛酮　B. κ、σ 受体激动药
3. 喷他佐辛　C. μ、κ、δ 受体激动药
4. 吗啡　D. μ 受体激动药，M 受体阻断药
5. 阿托品　E. μ、κ、δ 受体阻断药

五、判断题

1. 吗啡单独用于内脏绞痛效果好。
2. 可待因适用于各种剧烈咳嗽。
3. 丁丙诺啡是 μ 受体部分激动药。
4. 哌替啶用于分娩止痛时，在产前 4h 内不能使用。
5. 哌替啶与曲马朵禁止与单胺氧化酶抑制剂合用。

6. 用美沙酮进行吗啡成瘾的脱毒治疗用药时间短。
7. 阿片类药物有免疫抑制作用。
8. 对于支气管哮喘患者，治疗量吗啡可诱发哮喘。

六、简答题

1. 简述吗啡与哌替啶药理作用及不良反应的主要区别。
2. 简述麻醉性镇痛药、非麻醉性镇痛药及解热镇痛抗炎药镇痛作用的主要区别。
3. 简述癌症患者止痛的阶梯疗法。

【参考答案】

一、名词解释

1. 镇痛药是一类主要作用于中枢神经系统，选择性减轻或消除疼痛以及疼痛引起的精神紧张和烦躁不安等情绪反应，但不影响意识及其他感觉的药物。

2. 非麻醉性镇痛药是一类成瘾性小，未列入麻醉药品品种目录的药物。其镇痛作用弱于成瘾性镇痛药，强于解热镇痛抗炎药。

3. 成瘾性即躯体依赖性。一旦中断用药，可出现戒断症状，表现为烦躁不安、流涎、流泪、出汗、呵欠、腹痛、腹泻、肢体疼痛、肌肉抽动等。

二、填空题

1. 镇痛镇静　抑制呼吸　镇咳　缩瞳　催吐
2. 便秘　上腹不适甚至胆绞痛　延长　尿潴留
3. 心源性哮喘　止泻
4. 纳洛酮（或纳曲酮）
5. 无痰干咳　中等程度疼痛
6. 兴奋
7. μ　M　氯丙嗪　异丙嗪
8. 强　快　短　氟哌利多
9. 长　缓慢　轻　吗啡及海洛因成瘾的脱毒治疗
10. 吗啡　可待因　哌替啶

三、选择题

1. E　2. B　3. E　4. A　5. C　6. D　7. C　8. D　9. C　10. E　11. C　12. D　13. ABCD　14. DE　15. ABD　16. ABCDE　17. AD　18. ABCDE　19. ACDE　20. ABCDE

四、配对题

1. D　2. E　3. B　4. C　5. A

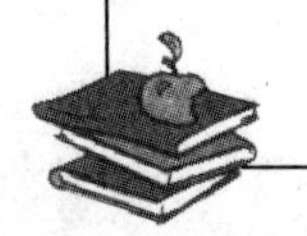

五、判断题

1. × 2. × 3. √ 4. √ 5. √ 6. × 7. √ 8. √

六、简答题

1. 吗啡与哌替啶药理作用及不良反应的主要区别：

	吗啡	哌替啶
镇痛作用	强	弱于吗啡
分娩产程	延长	不影响
便秘引起	引起	不引起
止泻作用	有	无
中枢兴奋性	镇静	兴奋（代谢产物）

2. 麻醉性镇痛药、非麻醉性镇痛药及解热镇痛抗炎药镇痛作用的主要区别：

	麻醉性镇痛药	非麻醉性镇痛药	解热镇痛抗炎药
镇痛作用	最强	较强	弱
作用机制	激动阿片受体	多种机制（部分激动阿片受体、促进脑啡肽释放、阻断N型钙通道等）	抑制前列腺素合成
成瘾性	易产生	不易产生	无

3. 癌症患者止痛的阶梯疗法：

（1）对轻度疼痛患者，给予阿司匹林、对乙酰氨基酚、布洛芬等解热镇痛抗炎药；

（2）对中度疼痛患者，选用可待因、曲马朵、罗通定或可待因与解热镇痛抗炎药合用；

（3）对剧烈疼痛患者，使用吗啡、哌替啶、芬太尼、美沙酮等。

（邹莉波　王　芳）

CHAPTER 第二十六章

解热镇痛抗炎药

【学习要点】

1. 掌握解热镇痛抗炎药的共同作用及原理。阿司匹林的作用特点、用途及常见不良反应。

2. 熟悉解热镇痛抗炎药的概念、分类及各类代表药物。

3. 了解对乙酰氨基酚、双氯芬酸、吡罗昔康、非普拉宗等的作用特点、用途及不良反应。

【要点精讲】

一、解热镇痛抗炎药的药理作用及常见不良反应

(一) 药理作用

1. 抗炎、抗风湿作用 除苯胺类外，其他药均有此作用，抗炎机制主要与抑制炎症局部PG合成有关。

2. 镇痛作用

(1) 为非麻醉性（非成瘾性）镇痛药，无欣快感、耐受性、呼吸抑制作用；

(2) 镇痛强度弱于哌替啶，对慢性钝痛有效，对创伤性剧痛、内脏绞痛无效；

(3) 镇痛作用部位：主要在外周痛觉感觉器；

(4) 镇痛机制：抑制局部PG合成，减轻PG致痛作用，且降低痛觉感觉器对缓激肽致痛作用的敏感性。

3. 解热作用

(1) 仅使高热体温降至正常，对正常体温无影响；

(2) 仅影响散热过程，不影响产热过程；

(3) 解热作用部位：下丘脑体温调节中枢；解热作用机制是抑制环加氧酶（前列腺素合成酶）活性，减少前列腺素（PG）的合成。

4. 其他

(1) 抑制血栓形成作用；

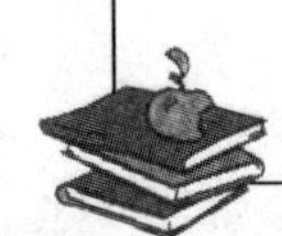

(2) 抗肿瘤作用；

(3) 预防和延缓阿尔茨海默病发病、延缓角膜老化等作用。

(二) 作用机制

NSAIDs 的抗炎作用主要与其抑制 COX 的活性，抑制 PGs 的生成有关。除此之外，尚有其他作用机制参与。

(三) 不良反应

胃肠道反应最常见，此外，可见肝肾损害、心血管系统不良反应、血液系统反应及变态反应等。

二、非选择性环氧酶抑制药

阿司匹林（Aspirin）对 COX－1 和 COX－2 的抑制作用基本相当。其药理作用及用途主要包括：①解热、镇痛、抗炎及抗风湿作用：可用于头痛、牙痛、肌肉痛及感冒发烧等，也能迅速缓解风湿和类风湿关节炎的症状。②影响血小板的功能：低浓度阿司匹林影响血小板的聚集及抗血栓形成，达到抗凝作用。高浓度阿司匹林能促进血栓形成。因此，临床上采用小剂量（50～100mg）阿司匹林用于防治血栓形成，以治疗缺血性心脏病和脑缺血病患者。③治疗胆道蛔虫症。④缓解癌症疼痛，并有一定的抗肿瘤作用。

阿司匹林的不良反应有：①胃肠道反应：最为常见。阿司匹林引起的胃肠道反应与直接刺激局部胃黏膜细胞和抑制胃壁组织 COX－1 生成前列腺素如 PGE_2 有关，胃壁前列腺素对胃黏膜细胞有保护作用。合用 PGE_1 的衍生物米索前列醇（Misoprostol）可减少溃疡的发生率。②加重出血倾向。③水杨酸反应：阿司匹林剂量过大（5g/d）时可出现，是水杨酸类中毒的表现，严重者可出现过度呼吸、高热、脱水、酸碱平衡失调，甚至精神错乱。应立即停药，静脉滴入碳酸氢钠溶液以碱化尿液，加速水杨酸盐自尿排泄。④过敏反应。⑤瑞夷综合征（Reye's syndrome）。⑥对肾脏的影响：在少数人，特别是老年人，伴有心、肝、肾功能损害的患者，即使用药前肾功能是正常的，也可引起水肿、多尿等肾小管功能受损的症状。

阿司匹林与口服抗凝血药双香豆素合用时易引起出血；与肾上腺皮质激素合用易诱发溃疡及出血；与磺酰脲类口服降糖药合用引起低血糖反应；当与丙戊酸钠、呋塞米、青霉素、甲氨蝶呤等弱碱性药物合用可增加各自的游离血药浓度。

对乙酰氨基酚（Acetaminophen）解热镇痛作用与阿司匹林相当，但抗炎作用极弱。在外周组织对环氧酶没有明显的作用，这可能与其无明显抗炎作用有关。因此临床主要用于退热和镇痛。由于对乙酰氨基酚无明显胃肠刺激作用，故对不宜使用阿司匹林的头痛发热病人，适用本药。短期使用不良反应轻。过量中毒可引起肝损害。长期大量用药，尤其是在肾功能低下者，可出现肾绞痛或急性肾功能衰竭或慢性肾功能衰竭（镇痛药性肾病）。

吡罗昔康（Piroxicam）血浆 $t_{1/2}$ 长（36～45h），是一个长效抗风湿病药。在老年关节炎患者中，无显著药代动力学变化。主要用于治疗风湿性及类风湿性关节炎，对急性痛风、腰肌劳损、肩周炎、原发性痛经也有一定疗效，其疗效与阿司匹林、吲哚美辛及萘普生相似。长期服用可引起胃溃疡及大出血，故不宜长期服用。

非普拉宗（Feprazone）为保泰松衍生物。临床用于治疗风湿性、类风湿性关节炎，肝纤维组织炎及血栓性脉管炎等疾病，其疗效优于阿司匹林、保泰松和布洛芬等，对坐骨神经痛、肩周炎和强直性脊柱炎也有较好疗效。不良反应较保泰松明显减少而易于接受，主要见食欲减退、恶心、呕吐、头痛、面部浮肿等，偶见粒细胞减少，肝功能受损。

三、选择性 COX－2 抑制药

塞来昔布（Celecoxib）具有抗炎、镇痛和解热作用。其抑制 COX－2 的作用较 COX－1 高 375 倍，在治疗剂量时对人体内 COX－1 无明显影响，也不影响 TXA_2的合成，但可抑制 PGI_2合成。用于风湿性、类风湿性关节炎和骨关节炎的治疗，也可用于手术后镇痛、牙痛、痛经。胃肠道不良反应、出血和溃疡发生率均较其他非选择性非甾体抗炎药低。但仍有可能有其他非甾体抗炎药引起的水肿、多尿和肾损害，对有血栓形成倾向的病人需慎用，磺胺类过敏的患者禁用。应尽量避免在心肌梗死、脑梗死和血黏滞度高的高危人群中使用。

帕瑞昔布（Parecoxib，特耐）为全球第一种注射用选择性环氧合酶 COX－2 抑制剂，帕瑞昔布是伐地昔布的水溶性前体，适用于手术后疼痛的短期治疗。与其他 COX－2 抑制药相比，肾脏、胃肠道、出血不良事件发生率低、耐受性好、安全性高，临床上可广泛用于控制与外科手术或创伤有关的急性疼痛及其他相关痛症。

选择性环氧酶－2 抑制药还有**尼美舒利**、**罗非昔布**等。

四、抗痛风药

秋水仙碱（Colchicine）对急性痛风性关节炎有选择性抗炎作用。其作用可能是该药与微管蛋白结合，引起微管蛋白的解聚，抑制了急性发作局部的粒细胞浸润；此外，还抑制白三烯的合成与释放。不良反应多见，主要是胃肠道反应，中毒时出现水样腹泻及血便，对肾及骨髓也有损害作用。

别嘌醇（Allopurinol，别嘌呤醇）抑制黄嘌呤氧化酶而使尿酸生物合成受阻，血浆中尿酸浓度降低，尿中排出减少，使痛风症状得到缓解，多用于慢性痛风。

丙磺舒（Probenecid）是通过竞争性抑制肾小管对有机酸的转运、抑制肾小管对尿酸的再吸收，增加尿酸排泄。因没有镇痛及抗炎作用，不适用于急性痛风。不良反应少见。

苯溴马隆（Benzbromarone）具有抑制肾小管对尿酸的再吸收作用，促进尿酸排泄，从而降低血中尿酸的浓度。由于其不会阻挠嘌呤核苷酸代谢，适用于长期性治疗高尿酸血症及痛风病。

苯磺吡酮（Sulfinpyrazone）可抑制肾小管对尿酸的再吸收，促进尿酸的排泄，降低血尿酸水平。此外，尚可抑制血小板聚集，增加血小板存活时间，并有微弱的抗炎和镇痛作用。用于慢性痛风性关节炎和高尿酸血症，动脉血栓性疾病的防治。减缓或预防痛风结节的形成和关节的痛风病变。

【自测习题】

一、名词解释

1. 水杨酸反应　　2. 瑞夷综合征（Reye's syndrome）

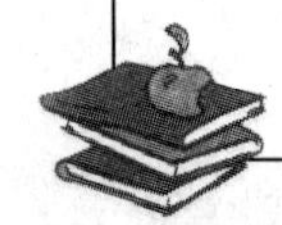

二、填空题

1. 解热镇痛抗炎药共同的药理作用是________、________、________。

2. 常用解热镇痛抗炎药根据其对 COX 作用的选择性，可分为________和________。

3. 抗痛风药物按药理作用分为以下四类：________、________、________和________。

4. 在常用的解热镇痛抗炎药中________类几乎无抗炎作用。

5. COX－1 主要是________型，COX－2 主要是________型。

6. 长期大剂量使用阿司匹林引起凝血障碍可以用________预防。

7. 罗非昔布在肝脏和肠壁经________代谢。

8. 阿司匹林长期应用不良反应包括________、________、________、________、________及________。

三、选择题

单项选择题

1. 解热镇痛抗炎药物的主要作用机制是

   A. 抑制细胞间黏附因子的合成　　B. 抑制肿瘤坏死因子的合成

   C. 抑制前列腺素的合成　　D. 抑制白介素的合成

   E. 抑制血栓素的合成

2. 下列有关解热镇痛药的说法正确的是

   A. 对临床常见的慢性钝痛有良好的镇痛效果

   B. 易产生欣快感和成瘾性

   C. 对内脏平滑肌绞痛有效

   D. 均兼有抗炎作用

   E. 仅在中枢发挥镇痛作用

3. 下列有关阿司匹林的体内过程叙述错误的是

   A. 口服吸收迅速，1～2h 后达到血药浓度峰值

   B. 不能分布到脑脊液和透过胎盘屏障

   C. 尿液 pH 的变化对其排泄量影响不大

   D. 小剂量（1g 以下）时按一级动力学消除

   E. 水杨酸与血浆蛋白结合率高

4. 属于芳基丙酸类的药物是

   A. 双氯芬酸　　B. 布洛芬　　C. 舒林酸

   D. 尼美舒利　　E. 美洛昔康

5. 有关塞来昔布下列说法正确的是

   A. 是非选择性 COX－2 抑制药

   B. 治疗剂量可影响血栓素 A_2 的合成

   C. 不影响前列腺素合成

   D. 不良反应多

   E. 主要通过肝脏 CYP2C9 代谢，随尿液和粪便排泄

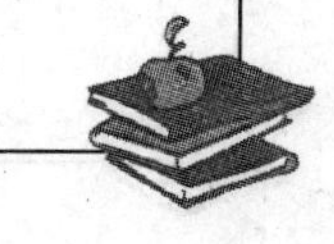

6. 有关对乙酰氨基酚的叙述错误的是

A. 解热镇痛作用与阿司匹林相当
B. 短期应用不良反应少
C. 绝大部分药物在肝脏代谢
D. 抗炎抗风湿作用强
E. 对外周组织环氧酶没有明显的抑制作用

7. 虽不良反应多，但因其作用强，故常用于不易控制的发热，该药物是

A. 阿司匹林
B. 尼美舒利
C. 布洛芬
D. 吲哚美辛
E. 舒林酸

8. 属于吡唑酮类的药物是

A. 保泰松
B. 阿司匹林
C. 对乙酰氨基酚
D. 布洛芬
E. 吲哚美辛

9. 近年来出现的选择性 COX－2 抑制药的严重不良反应是

A. 胃肠道反应
B. 心血管系统不良反应
C. 血液系统反应
D. 肝肾功能损伤
E. 皮肤反应

10. 某胃癌晚期患者癌痛难忍，浑身大汗淋漓，根据癌痛治疗原则，应选用的药物是

A. 对乙酰氨基酚
B. 美沙酮
C. 阿司匹林
D. 吡罗昔康
E. 美洛昔康

11. 不属于阿司匹林禁忌证的是

A. 维生素 K 缺乏症
B. 支气管哮喘
C. 溃疡病
D. 冠心病
E. 低凝血酶原血症

12. 解热镇痛作用强而抗炎作用很弱的药物是

A. 吲哚美辛
B. 布洛芬
C. 双氯酚酸
D. 吡罗昔康
E. 对乙酰氨基酚

13. 阿司匹林预防血栓形成的机制是

A. 抑制血栓素 A_2 合成
B. 促进前列环素的合成
C. 抑制维生素 K 合成
D. 增强抗凝血酶Ⅲ作用
E. 抑制凝血酶原

14. 对急性风湿性关节炎，解热镇痛抗炎药的作用是

A. 缩短疗程
B. 对因治疗
C. 可根治
D. 对症治疗
E. 阻止肉芽组织及瘢痕形成

15. 与抑制 PG 合成酶无关的不良反应是

A. 阿司匹林哮喘
B. 水杨酸反应
C. 抑制血小板聚集
D. 导致胃溃疡、胃出血
E. 损伤肾功能

16. 对乙酰氨基酚没有明显抗炎抗风湿作用是因为

A. 对外周 PG 合成酶抑制作用强
B. 对白三烯抑制作用弱
C. 对中枢 PG 合成酶抑制作用弱
D. 对外周 PG 合成酶抑制作用弱
E. 以上都不是

17. 对胃肠道反应较轻微的药物是

A. 保泰松　　B. 阿司匹林　　C. 对乙酰氨基酚

D. 吲哚美辛　　E. 布洛芬

18. 关于罗非昔布的说法错误的是

A. 对 COX－2 有高度的选择性抑制作用

B. 抑制血小板的聚集

C. 口服吸收良好

D. 主要用于治疗骨关节炎

E. 胃肠道反应较轻

19. 用于预防阿司匹林引起出血的药物是

A. 维生素 C　　B. 维生素 E　　C. 维生素 K

D. 肝素　　E. 维生素 A

20. 不属于选择性 COX－2 抑制剂的是

A. 尼美舒利　　B. 吡罗昔康　　C. 塞来昔布

D. 帕瑞昔布　　E. 罗非昔布

多项选择题

21. 不属于增加尿酸排泄的药物是

A. 丙磺舒　　B. 苯磺吡酮　　C. 苯溴马隆

D. 别嘌醇　　E. 秋水仙碱

22. 避免阿司匹林诱发胃溃疡和胃出血的方法是

A. 与酸奶一同服用　　B. 服用肠溶片

C. 不与影响凝血功能的药物合用　　D. 同服碳酸氢钠

E. 饭后服用

23. 下列药物中有较强抗炎作用的是

A. 吡罗昔康　　B. 塞来昔布　　C. 双氯芬酸

D. 对乙酰氨基酚　　E. 吲哚美辛

24. 可用于痛风治疗的药物是

A. 别嘌呤醇　　B. 丙磺舒　　C. 秋水仙碱

D. 羟基保泰松　　E. 苯溴马隆

25. 有关秋水仙碱下列说法正确的是

A. 可减少尿酸的排泄

B. 抑制白三烯的合成

C. 对急性痛风性关节炎有选择性抗炎作用

D. 对其他类型关节炎也有效

E. 不良反应少见

26. 关于阿司匹林的解热说法正确的是

A. 降低基础代谢率

B. 降低正常人和发热患者体温

C. 抑制体温调节中枢，增加散热

D. 对直接注射前列腺素的致热作用无效

E. 抑制中枢 PG 的合成而发挥散热作用

27. 属于阿司匹林的不良反应是

A. 胃黏膜糜烂和出血
B. 出血时间延长
C. 溶血性贫血
D. 诱发哮喘
E. 血管神经性水肿

28. 关于双氯芬酸的说法正确的是

A. 解热、镇痛、抗炎作用比吲哚美辛强
B. 属于乙酸类
C. 口服易吸收，与血浆蛋白结合率高
D. 没有肝脏首过效应
E. 可通过改变脂肪酸的释放或摄取，降低白细胞游离花生四烯酸的浓度

29. 可与阿司匹林竞争与血浆蛋白结合的药物是

A. 甲氨蝶呤
B. 苯妥英钠
C. 香豆素类抗凝药
D. 磺酰脲类降血糖药
E. 肾上腺皮质激素

30. 解热镇痛抗炎药的特点是

A. 属于非甾体类抗炎药物
B. 大多数药物都有解热、抗炎、镇痛作用
C. 对锐痛无效，对炎性所致钝痛疗效较好
D. 属于对症治疗
E. 降温时必须配以物理降温

四、配对题

1. 布洛芬
2. 阿司匹林
3. 对乙酰氨基酚
4. 保泰松
5. 双氯芬酸

A. 水杨酸类
B. 苯胺类
C. 乙酸类
D. 芳基丙酸类
E. 吡唑酮类

五、判断题

1. 解热镇痛药的镇痛作用部位主要在外周。
2. 对乙酰氨基酚具有较强的抗炎作用，对胃肠道刺激作用较大。
3. 阿司匹林可用于儿童病毒感染引起的发热，疗效好，且安全。
4. 阿司匹林的胃肠道反应主要是酸性基团造成的。
5. 阿司匹林主要抑制 COX－1。
6. 罗非昔布为选择性 COX－2 抑制剂。

六、简答题

1. 试述为什么临床上用小剂量而不用大剂量阿司匹林治疗缺血性心脏病和脑缺血病患者？

2. 简述阿司匹林与氯丙嗪对体温的影响在机制、作用和应用上有何不同？

3. 解热镇痛抗炎药的镇痛作用与镇痛药有何不同?

【参考答案】

一、名词解释

1. 水杨酸反应：阿司匹林剂量过大（5g/d）时，出现头痛、眩晕、恶心、呕吐、耳鸣、视、听力减退，称为水杨酸反应，是水杨酸类中毒的表现，严重者可出现过度呼吸、高热、脱水、酸碱平衡失调，甚至精神错乱。严重中毒者应立即停药，静脉滴入碳酸氢钠溶液以碱化尿液，加速水杨酸盐自尿排泄。

2. 瑞夷综合征（Reye's syndrome）：在儿童感染病毒性疾病如流感、水痘、麻疹、流行性腮腺炎等使用阿司匹林退热时，偶可引起急性肝脂肪变性 - 脑病综合征（瑞夷综合征），以肝衰竭合并脑病为突出表现，虽少见，但预后恶劣。病毒感染患儿不宜用阿司匹林，可用对乙酰氨基酚代替。

二、填空题

1. 抗炎作用　镇痛作用　解热作用

2. 非选择性 COX 抑制药　选择性 COX - 2 抑制药

3. 抑制尿酸合成的药物　增加尿酸排泄的药物　抑制白细胞游走进入关节的药物　一般的解热镇痛抗炎药物

4. 苯胺（对乙酰氨基酚）

5. 固有　诱导

6. 维生素 K

7. CYP3A4

8. 胃肠道反应　加重出血倾向　水杨酸反应　过敏反应　瑞夷综合征　对肾脏的影响

三、选择题

1. C　2. A　3. B　4. B　5. E　6. D　7. D　8. A　9. B　10. B　11. D　12. E　13. A　14. D　15. B　16. D　17. E　18. B　19. C　20. B　21. DE　22. BCDE　23. ABCE　24. ABCDE　25. BC　26. DE　27. ABDE　28. ABCE　29. ABCDE　30. ABCD

四、配对题

1. D　2. A　3. B　4. E　5. C

五、判断题

1. √　2. ×　3. ×　4. ×　5. ×　6. √

六、简答题

1. 临床上用小剂量而不用大剂量阿司匹林治疗缺血性心脏病和脑缺血病的理由：

小剂量阿司匹林	大剂量阿司匹林
预防血栓形成	促进血栓形成
不可逆地抑制血小板环氧酶，减少血栓素 A_2 合成，而血栓素 A_2 是强大的血小板释放 ADP 及聚集的诱导剂，故可以对抗血小板聚集及血栓形成	可直接抑制血管壁中 PG 合成酶，减少前列环素的合成，而前列环素是血栓素 A_2 的生理拮抗剂，故前列环素的合成减少可以促进血小板的聚集，促进血栓形成
血小板中 PG 合成酶对阿司匹林的敏感性远较血管壁中 PG 合成酶高，因此临床上常采用小剂量（50～100mg）阿司匹林用于防止血栓形成，以治疗缺血性心脏病和脑缺血患者	

2. 阿司匹林与氯丙嗪对体温的影响在机制、作用和应用上的不同：

药　物	机　　制	作　　用	应　　用
阿司匹林	抑制下丘脑 PG 合成	使发热体温降至正常，只影响散热	感冒等发热
氯丙嗪	抑制下丘脑体温调节中枢	使体温随环境温度改变，能使体温降至正常以下，影响产热和散热过程	人工冬眠

3. 解热镇痛抗炎药的镇痛作用与镇痛药的区别：

药　物	镇痛强度	作用部位	机制	成瘾性	呼吸抑制	应用
解热镇痛药	中度	外周	抑制 PG 合成	无	无	慢性钝痛
中枢性镇痛药	强	中枢	激动阿片受体	有	有	急性剧痛

（黄　艳　李　俊）

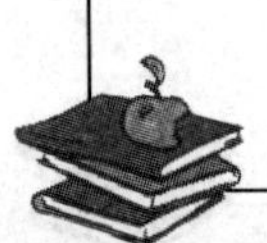

第五篇　心血管系统药物

CHAPTER 第二十七章

离子通道的药理学概述

【学习要点】

1．掌握钙通道阻滞药的药理作用、临床应用。

2．熟悉钙通道阻滞药的分类及临床常用药物的作用特点；钾通道开放药的作用特点与临床应用。

3．了解钠离子通道、钾离子通道、钙离子通道、氯离子通道的类型、结构及特性，作用于钠离子通道的药物、钾通道阻滞药的作用特点。

【要点精讲】

一、作用于钠离子通道的药物

钠通道阻滞药在临床上除用作局部麻醉药（如利多卡因、普鲁卡因等）外，还是一类重要的抗心律失常药——I 类抗心律失常药，见第二十八章。

二、作用于钙离子通道的药物

（一）钙通道阻滞药的分类

1 类　该类药物选择性地作用于 L 型钙通道，根据药物的结合位点又可分为：

1a 类　即二氢吡啶类，以硝苯地平（Nifedipine）为代表，目前新开发上市的钙通道阻滞剂大多属此类。

1b 类　即苯噻嗪类，以地尔硫䓬（Diltiazem）为代表。

1c 类　即苯烷胺类，以维拉帕米（Verapamil）为代表。

2 类　该类药物选择性作用于其他电压依赖性钙通道。

①作用于 T 通道，如 Mibefradil，粉防己碱等；

②作用于 N 通道，如 Conotoxins；

③作用于 P 通道，如蜘蛛毒。

3 类　该类药物均属非选择性的钙通道阻滞剂，如氟桂利嗪等。

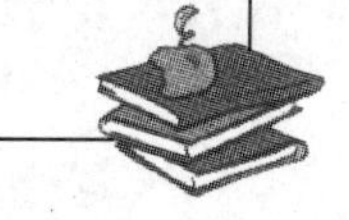

（二）钙通道阻滞药的药理作用

1. 对心脏的作用

（1）负性肌力作用　具有兴奋 - 收缩脱偶联作用。由于钙通道阻滞药能舒张血管降低血压，引起交感神经反射性兴奋，可抵消部分负性肌力作用。硝苯地平的这一作用明显，甚至可能超过其负性肌力作用而表现为轻微的正性肌力作用。

（2）负性频率和负性传导作用　对慢反应细胞（如窦房结、房室结）的自律性和传导速度都有明显的抑制作用，引起房室结传导减慢，心率减慢。同样，此种负性频率作用在整体条件下，可被交感神经反射性兴奋所部分抵消，硝苯地平甚至能反射性加快心率。

（3）保护缺血心肌。

（4）逆转心肌肥厚。

2. 对血管的作用

（1）舒张血管平滑肌　1a 类的药物对血管平滑肌的选择性较高，能明显舒张血管，主要舒张动脉，对静脉影响较小。动脉中又以冠脉较为敏感，可明显增加冠脉流量，并有改善侧支循环的作用。

（2）其他作用　①对抗动脉粥样硬化的形成；②抑制血管平滑肌的增生。

3. 对血流动力学的影响

（1）对血压的影响　由于负性肌力和扩张血管作用，该类药物能产生明显的降压作用。用药前的血压越高，降压的幅度越大。

（2）对区域血流量的影响：①显著地改善冠脉血流供应；②改善肾血流量，不同程度地产生利尿作用，对肾细胞有保护作用；③亲脂性高的二氢吡啶类钙通道阻滞药尼莫地平对脑血管有较高的选择性，能明显改善脑循环。

（三）临床应用及注意事项

1. 抗高血压病　钙通道阻滞药抗高血压作用有下列特点：①对低肾素型（包括老年人）高血压患者效果更好；②降压作用迅速，尤其是二氢吡啶类药物；③对代谢无明显的影响；④兼有扩张冠脉和外周血管、扩张支气管平滑肌的作用；⑤长期应用有利于逆转血管重构。

2. 抗心绞痛和保护缺血心肌　变异型心绞痛主要由冠脉痉挛所致，故为钙通道阻滞药的主要适应证，尤以硝苯地平疗效最佳，现主张用长效二氢吡啶类。

3. 抗动脉粥样硬化症　钙通道阻滞药抗动脉粥样硬化作用是一综合效应，这包括降压、降低血低密度脂蛋白、抑制血管平滑肌增生、抗血小板聚集、对抗由于细胞内钙超负荷而引起的血管内皮损伤、直接作用于 LDL 受体而防止胆固醇的堆积，以及抑制血管外层的基质过度增生，如胶原、弹性纤维等。

4. 其他用途

（1）抗心律失常　常用于治疗室上性心动过速及后除极触发活动所致的心律失常，其中维拉帕米是治疗阵发性室上性心动过速的首选药。

（2）抗慢性心功能不全　主要是二氢吡啶类药物，但不宜长期应用。

（3）抗肥厚性心肌病。

（4）脑血管疾病　尼莫地平、氟桂利嗪等对脑血管有选择性舒张作用，可用于防治蛛网膜下腔出血引起的脑血管痉挛及脑栓塞。

(5) 治疗外周血管痉挛性疾病　硝苯地平和地尔硫䓬均可治疗原发性雷诺综合征。

(四) 临床常用的药物

1. 二氢吡啶类药物　硝苯地平（Nifedipine，心痛定）是第一代二氢吡啶类钙通道阻滞药。硝苯地平对血管有较高的选择性，主要表现为对冠状动脉和外周血管的舒张作用，对痉挛性收缩的血管舒张作用尤为明显。硝苯地平对心脏不表现出明显的抑制作用，甚至会加快心率。对整体血流动力学的影响表现为降压作用强，起效快，外周阻力降低，心输出量增加。临床硝苯地平对轻、中、重度高血压均有降压作用，亦适用于合并有心绞痛或肾脏疾病、糖尿病、哮喘、高血脂及恶性高血压患者。其不良反应大多是由于该药强而快速的扩张血管作用所引起的。

伊拉地平（Isradipine，导脉顺）是目前同类药物中与钙通道受体亲和力最高的，左旋异构体的钙通道阻断作用强。对血管的选择性为硝苯地平的2倍，但在扩张血管产生降压时，并不引起心动过速。能改善心内膜下的血液供应，具有心脏保护作用。

非洛地平（Felodipine，波压定）作用强度与硝苯地平相当，对冠脉、脑血管及外周血管有选择性扩张作用。其生物利用度极低（18%），是同类药物中首过效应最明显的。

尼莫地平（Nimodipine，尼莫通，Nimotop）为新一代二氢吡啶类钙通道阻滞药。其特点是脂溶性高，易通过血脑屏障，故对脑血管有较高的选择性。

氨氯地平（Amlodipine，络活喜）是第三代二氢吡啶类钙通道阻滞药，具有较强的血管选择性，主要特点是：①起效慢，作用时间长；②不良反应少而轻，能较好地耐受；③生物利用度高，每日服1次，剂量间血药浓度的峰谷波动小。

2. 苯噻嗪类　地尔硫䓬（Diltiazem，合心爽）对心脏有轻度的负性肌力与负性频率作用。可扩张冠脉、改善侧支循环、增加冠脉血流量，能促进冠脉血流的再分布，有利于缺血心肌的供血。可扩张外周血管，降低全身外周阻力，产生降压效应，但对脉压无明显的影响。主要用于高血压、心绞痛（变异型和稳定型）的治疗，也用于治疗室上性心律失常，如房室结折返性心律失常。

3. 苯烷胺类药物　维拉帕米（Verapamil，异搏定）负性频率、负性传导和负性肌力作用最为明显，同时也降低心肌耗氧量，是治疗阵发性室上性心动过速的首选药。扩张冠状动脉，增加冠脉血流量，有利于侧支循环的形成，改善缺血区的血液分配。对外周血管有扩张作用，降低外周阻力，产生降压作用。

4. 其他类　苄普地尔（Bepridil，苄丙洛）属二苯烷胺类药物，是一种新型的钙通道阻滞药，兼有钠通道的阻滞作用。主要用于治疗室上性心动过速，对伴有预激综合征者也有较好的疗效，也可用于稳定型心绞痛。

三、作用于钾离子通道的药物

(一) 钾通道阻滞药 (PCBs)

1. 选择性 PCBs　主要有蜂毒明肽（Aparmin）、北非蝎毒素（Charybdotoxin，CTX）和树眼镜蛇毒素（Dendrotoxin，DTX）。

2. 非选择性 PCBs　主要有四乙基胺（Tetraethylammonium，TEA）和4-氨基吡啶（4-Aminopyridine，4-AP）。

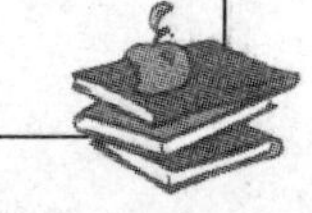

3. 磺酰脲类的口服降糖药 选择性阻断胰岛细胞上的ATP敏感钾通道，引起钙内流增加，促进胰岛素的释放。

4. Ⅲ类抗心律失常药 如溴卞胺、胺碘酮等，抑制延迟整流钾通道是目前多数新Ⅲ类抗心律失常药的最主要的作用机制。

（二）钾通道开放药

1. 药理作用及机制 钾通道开放药（potassium channel openers，PCOs）可抑制胰岛β细胞释放胰岛素；具有心肌保护作用；对早后去极化所引起的心律失常有对抗作用；能消除先天性肌强直患者的自发性肌挛缩；降低神经元的兴奋性，减少癫痫样的异常放电；作用于心肌或平滑肌的ATP敏感钾通道，使平滑肌电活动减少而引起舒张。由于钾通道开放药的组织选择性低，所以存在较多的副作用。

2. 临床常用的药物

吡那地尔（Pinacidil）属第一代钾通道开放剂，可产生松弛血管平滑肌和降低血压的作用，降压的同时可反射性引起心率增快。该药能改善脂质代谢，还具有逆转高血压左心室肥厚作用。能对抗多种生物活性物质引起的支气管平滑肌痉挛。主要用于轻、中度高血压，一般作为三线药物。也可用于治疗支气管哮喘、应激性膀胱综合征等平滑肌痉挛疾病。

二氮嗪（Diazoxide，低压唑）作用迅速，尤其是对小动脉的舒张作用更为明显，外周阻力降低，血压下降。由于降压作用，可反射性引起心率增快，心输出量增加，肾素分泌增多，水钠潴留。临床上主要用于抗高血压，特别适用于恶性高血压、高血压危象，但对嗜铬细胞瘤引起的高血压无效。也用于治疗胰岛素分泌过多引起的低血糖症，特别是幼儿特发性低血糖症或胰岛瘤引起的严重低血糖。

尼可地尔（Nicorandil，烟浪丁）选择性扩张冠状动脉和抑制冠脉痉挛，能明显增加冠脉流量，且持续时间长，其作用比硝酸酯类药物强。主要用于治疗心绞痛，尤其对劳累型和自发型心绞痛的疗效较明显。

米诺地尔（Minoxidil，长压定）主要扩张小动脉，对容量血管无明显的作用。降压作用强而持久，并伴有反射性交感神经兴奋。主要用于重度原发性和肾性高血压，但不作为一线药物。

【自测习题】

一、填空题

1. 离子通道是细胞膜上特殊的亲________性孔道，可选择性地允许某种离子顺其电化学梯度跨膜________转运。

2. ATP敏感的钾通道当细胞内ATP浓度明显________时，该型钾通道开放。

3. 亲脂性高的尼莫地平对________血管有较高的选择性。

4. 钙通道阻滞药主要用于治疗________型心绞痛。

5. 二氢吡啶类钙通道阻滞药中与钙通道受体亲和力最高的是________。

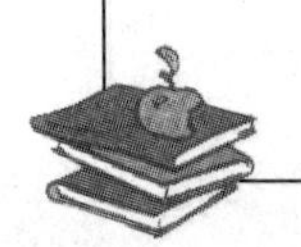

二、选择题

单项选择题

1. 延迟整流钾通道（Kv）属于
   A. 电压门控性离子通道　　B. 配体门控性离子通道
   C. 机械门控性离子通道　　D. 非门控背景通道
   E. 非门控漏通道
2. L 型钙通道属于
   A. 电压门控性离子通道　　B. 配体门控性离子通道
   C. 机械门控性离子通道　　D. 非门控背景通道
   E. 非门控漏通道
3. 二氢吡啶类钙通道阻滞药可选择性阻滞的钙通道类型是
   A. L 型　　B. N 型　　C. P 型
   D. R 型　　E. T 型
4. 粉防己碱主要选择性阻滞的钙通道类型是
   A. L 型　　B. N 型　　C. P 型
   D. R 型　　E. T 型
5. 蜘蛛毒主要选择性阻滞的钙通道类型是
   A. L 型　　B. N 型　　C. P 型
   D. R 型　　E. T 型
6. 治疗阵发性室上性心动过速的首选药为
   A. 维拉帕米　　B. 硝苯地平　　C. 地尔硫䓬
   D. 粉防己碱　　E. 氟桂利嗪
7. 防治蛛网膜下腔出血引起的脑血管痉挛及脑栓塞宜选用
   A. 维拉帕米　　B. 硝苯地平　　C. 地尔硫䓬
   D. 粉防己碱　　E. 氟桂利嗪
8. 尼卡地平作用特点的叙述错误的是
   A. 扩张冠脉血管的作用强于硝苯地平
   B. 对心脏的抑制作用弱于硝苯地平
   C. 对外周血管的扩张作用与硝苯地平相似
   D. 长期给药易产生耐药性
   E. 对脑血管也有较好的扩张作用
9. 属于选择性钾通道阻滞剂的是
   A. 蜂毒明肽　　B. 四乙基胺　　C. 4－氨基吡啶
   D. 磺酰脲类口服降糖药　　E. Ⅲ类抗心律失常药
10. 恶性高血压、高血压危象宜选用
   A. 维拉帕米　　B. 硝苯地平　　C. 地尔硫䓬
   D. 二氮嗪　　E. 苄普地尔

多项选择题

11. 关于钙通道阻滞药负性肌力作用叙述正确的是
    A. 具有兴奋－收缩脱偶联作用　　B. 具有频率（使用）依赖性
    C. 可降低心肌的耗氧量　　D. 具有剂量依赖性
    E. 整体情况下硝苯地平有轻微的正性肌力作用
12. 关于钙通道阻滞药对心脏作用叙述正确的是
    A. 负性肌力作用　　B. 负性频率作用　　C. 负性传导作用
    D. 保护缺血心肌　　E. 逆转心肌肥厚
13. 关于钙通道阻滞药抗高血压作用特点叙述错误的是
    A. 对高肾素型高血压患者效果更好
    B. 降压作用迅速
    C. 对代谢无明显的影响
    D. 兼有扩张冠脉和外周血管、扩张支气管平滑肌的作用
    E. 长期应用可致血管重构
14. 关于氨氯地平作用特点叙述错误的是
    A. 具有较强的心脏选择性　　B. 起效慢，作用时间长
    C. 不良反应少而轻　　D. 生物利用度低，首过效应明显
    E. 年老者和肝功能不良者 $t_{1/2}$ 明显延长
15. 钾通道开放药作用叙述错误的是
    A. 促进胰岛 β 细胞释放胰岛素
    B. 具有心肌保护作用
    C. 对早后去极化所引起的心律失常有对抗作用
    D. 能增强神经元的兴奋性
    E. 能消除先天性肌强直患者的自发性肌挛缩

三、配对题

1. 吡那地尔　　A. 阻滞 L 型钙通道
2. 硝苯地平　　B. 阻滞 T 型钙通道
3. 蜂毒明肽　　C. 阻滞 P 型钙通道
4. 蜘蛛毒　　D. 阻滞钾通道
5. 粉防已碱　　E. 激活钾通道

四、判断题

1. 钙通道阻滞药主要舒张动脉，对静脉影响较小。
2. 在整体条件下硝苯地平表现为轻微的正性肌力作用。
3. 尼群地平降压作用温和而持久，适合长期治疗高血压。
4. 非洛地平生物利用度高，是同类药物中首过效应最轻微的。
5. III 类抗心律失常药属于选择性钾通道开放药。

五、简答题

简述硝苯地平与维拉帕米作用的异同。

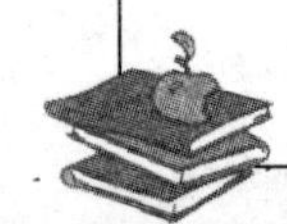

【参考答案】

一、填空题

1. 水　被动　2. 降低　3. 脑　4. 变异　5. 伊拉地平

二、选择题

1. A　2. A　3. A　4. E　5. C　6. A　7. E　8. D　9. A　10. D
11. ABCDE　12. ABCDE　13. AE　14. AD　15. ACD

三、配对题

1. E　2. A　3. D　4. C　5. B

四、判断题

1. √　2. √　3. √　4. ×　5. ×

五、简答题

硝苯地平与维拉帕米作用的异同：

硝苯地平	维拉帕米
对血管选择性高，扩张血管	对心脏选择性高
反射性交感张力增高，无明显心脏抑制作用，甚至会加快心率	心脏抑制作用明显，心率减慢
用于治疗各种高血压	是治疗阵发性室上性心动过速的首选药

（朱东亚　徐　逸）

CHAPTER 第二十八章

抗心律失常药

【学习要点】

1. 掌握抗快速型心律失常药物对心肌电生理特性的基本影响、抗心律失常药物分类、各类代表药物及其抗心律失常作用的机制。

2. 熟悉心律失常发生的基本电生理基础及各类代表药物（奎尼丁、利多卡因、普萘洛尔、胺碘酮、维拉帕米等）的药理作用、临床应用和主要不良反应。

3. 了解心律失常发生机制、临床习惯分类。

【要点精讲】

正常心脏兴奋由窦房结发起，经传导系统扩布于整个心脏。正常兴奋的产生及扩布依赖于膜两侧不同离子按时、有序的跨膜运动。

心律失常是指心脏兴奋的起源、频率、节律以及传导速度和顺序等发生异常，临床以心率过快、过慢或节律不整等为主要表现，少数可以综合征形式出现。

心律失常发生的基础是心肌细胞电生理的异常，快速型心律失常的基本电生理变化是自律性升高、折返激动、后除极和触发活动。临床则根据异常兴奋产生的部位、表现特征等将心律失常进行分类。

一、抗心律失常药的基本电生理作用及药物分类

（一）抗快速型心律失常药的基本电生理作用

1. 降低自律性 ①药物抑制快反应细胞 4 相 Na^+ 内流或抑制慢反应细胞 4 相 Ca^{2+} 内流，降低自动除极速率；②促进 3 相 K^+ 外流而增大最大舒张电位。

2. 终止折返激动 药物通过加快传导，消除单向传导阻滞；减慢传导使单向传导阻滞变为双向阻滞；延长有效不应期（effective refractory period，ERP）或使邻近心肌 ERP 趋于一致而消除折返。

3. 抑制后除极和触发活动 消除早后除极和迟后除极。

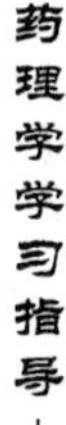

（二）抗心律失常药物的分类

依据药物对心肌细胞膜的作用不同而将治疗快速型心律失常的药物分为四类，各类药物对心肌电生理特性的影响（电药理效应）见下表。

抗心律失常药物分类及各类作用特点和代表药物

类别		主要影响离子通道	敏感心肌	对心肌生物电的影响			药物
				自律性	传导性	不应期	
Ⅰ类（Na^+通道阻滞药）	$Ⅰ_A$	中度阻滞 Na^+ 通道，轻度阻滞 K^+、Ca^{2+} 通道	心房、心室肌，浦肯野细胞	降低	减弱	延长	奎尼丁，普鲁卡因胺，丙吡胺等
	$Ⅰ_B$	轻度阻滞 Na^+ 通道，促进 K^+ 外流	心室肌，浦肯野细胞	降低	减弱或加强	相对延长	利多卡因，苯妥英钠，美西律等
	$Ⅰ_C$	重度阻滞钠通道，	心房、心室肌	降低	明显减弱	延长	普罗帕酮，恩卡尼等
Ⅱ类（β受体阻断药）		抑制 Ca^{2+} 内流；抑制快反应细胞 Ca^{2+} 依赖性 K^+ 外流。	窦房结、房室结、心房肌	降低	减弱	延长	普萘洛尔、美托洛尔
Ⅲ类（动作电位时程延长药）		主要阻断 K^+ 外流，同时兼有Ⅰ、Ⅱ、Ⅳ类作用	均有影响	降低		延长	胺碘酮、索他洛尔
Ⅳ类（钙拮抗药）		阻断 Ca^{2+} 通道	慢反应细胞，缺血心肌	降低	减弱	延长	维拉帕米、地尔硫䓬

注：Ⅰ类药物中，根据药物对钠通道阻滞程度的不同分为$Ⅰ_A$、$Ⅰ_B$、$Ⅰ_C$三个亚类。

二、常用抗心律失常药

（一）Ⅰ类药——钠通道阻滞药

1. $Ⅰ_A$类 适度阻滞心肌细胞膜钠通道，抑制0相钠内流，降低V_{max}、减慢传导。不同程度地降低心肌细胞膜对K^+、Ca^{2+}的通透性，延长APD和ERP，可将单向传导阻滞转变为双向阻滞，消除折返激动。此类药物在心脏的作用部位广泛。

奎尼丁（Quinidine）能降低自律性、延长APD和ERP、减慢传导；可阻断α受体、M受体，静脉给药时可导致血压降低并反射性心动过速；抑制心肌收缩力。奎尼丁为广谱抗心律失常药，可治疗各种快速型心律失常，包括频发性室上性和室性早搏、心房纤颤和心房扑动、转复和预防室上性和室性心动过速等。安全范围小，常见和严重不良反应主要为心血管方面，如低血压、心力衰竭等，严重者可发生奎尼丁晕厥、室颤，临床仅限于住院患者用。

普鲁卡因胺（Procainamide）作用与奎尼丁相似，但无α受体阻断作用，抑制心肌收缩和抗胆碱作用弱。属广谱抗心律失常药，主要用于室性心律失常，对心房纤颤及心房扑动的转复作用弱于奎尼丁。

丙吡胺（Disopyramide）用于房颤和房扑复律后窦性节律的维持，或预防室性心动过速和心室纤颤的复发。抗胆碱作用比奎尼丁更为显著，治疗房扑或房颤时应同时给予减慢房室传导的药物。抑制心肌收缩力的作用更为明显，能够加重或诱发心力衰竭，充血性心力衰竭患者忌用。

2. $Ⅰ_B$类 轻度阻滞心肌细胞膜钠通道，促 K^+ 外流作用显著。能降低自律性，影响传导，缩短 APD，相对延长 ERP。主要作用于心室肌和希－浦氏纤维系统。

利多卡因（Lidocaine）静脉给药，可降低心肌自律性、相对延长 ERP、改善传导。属窄谱抗心律失常药，主要用于各种室性心律失常。特别适用于心肌梗死引起的室性早搏、室性心动过速、心室颤动。不良反应有神经系统症状、心血管反应等，剂量过大引起窦性停搏、房室传导阻滞、血压下降。

苯妥英钠（Phenytoin Sodium）可口服。对心肌电生理作用与利多卡因相似。能与强心苷竞争 Na^+，K^+－ATP 酶。主要用于室性心律失常，是强心苷中毒所致快速心律失常的首选，尤其对强心苷引起的伴有房室传导阻滞的室上性心动过速效果更佳。

美西律（Mexiletine）口服治疗各种快速型室性心律失常，尤其是强心苷中毒、心肌梗死引起的室性心律失常疗效较好。

3. $Ⅰ_C$类 重度阻滞心肌细胞膜钠通道，显著降低动作电位 0 相上升速率和幅度，对传导的抑制作用最为明显，对复极过程影响小。抑制 4 相 Na^+ 内流，降低自律性。

普罗帕酮（Propafenone）口服吸收完全，首过消除明显，肝脏代谢活性产物阻滞 Na^+ 通道的作用与原形药等效。降低浦肯野纤维及心室肌自律性，延长 APD 和 ERP，明显减慢传导速度。尚有阻滞 L 型钙通道及阻断 β 受体的作用。适用于室上性及室性早搏、心动过速及预激综合征伴发心动过速或心房纤颤者。阻断 β 受体可引起窦性心动过缓、房室传导阻滞、加重心衰、哮喘等。

氟卡尼（Flecainide）可治疗室上性及室性心律失常，但一般不常规使用，临床上保留用于危及生命的室性心动过速。可诱发致死性心律失常。

（二）Ⅱ类药——β 肾上腺素受体阻断药

本类药物主要通过阻断 β 受体发挥作用，心肌电生理影响兼有其他三类药物特点。此类药物的抗心肌缺血、改善心肌病变等作用对防止严重心律失常发生及猝死等有显著意义。

普萘洛尔（Propranolol）降低窦房结、心房、浦肯野纤维自律性，对儿茶酚胺引起的迟后除极及触发活动有对抗作用。用于治疗室上性心律失常，尤其对交感神经过度兴奋者疗效好。对由运动和情绪激动、甲状腺功能亢进和嗜铬细胞瘤等所诱发的室性心律失常亦有效。可致窦性心动过缓、房室传导阻滞、低血压、心力衰竭等，对有病态窦房结综合征、房室传导阻滞、支气管哮喘或慢性肺部疾患者禁用。

美托洛尔（Metoprolol）为选择性 $β_1$受体阻断药，作用类似普萘洛尔但较弱，对窦房结、房室结的自律性和传导性有明显抑制作用，对儿茶酚胺诱发的室性、室上性心律失常疗效较好。禁用于病态窦房结综合征、严重心动过缓、房室传导阻滞、严重的心力衰竭、低血压患者及孕妇。

（三）Ⅲ类药——选择性延长复极的药物

本类药物的共同特点是明显延长 APD 和 ERP，作用机制与多种离子通道有关。如阻断与复极化过程有关的 K^+ 通道，抑制 K^+ 外流，或增加内向电流如 Na^+ 和 Ca^{2+} 内流；延长 EPR 可以取消折返，抑制异常冲动。

胺碘酮（Amiodarone）作用出现缓慢而持久。阻滞 K^+ 通道及 Na^+、Ca^{2+} 通道，阻断 α、β 受体。明显抑制复极过程，延长 APD 及 ERP；降低窦房结和浦肯野纤维自律性、减慢房室结及浦肯野纤维的传导速度；有扩张冠脉，降低外周血管阻力，降低心肌耗氧量等作用。为广谱抗心律失常药，可用于治疗室上性及室性心律失常，对预激综合征并发的室上性折返性心动过速疗效好。剂量过大可致严重的心律失常；长期用药可影响甲状腺功能；眼角膜微粒沉淀发生率较高，少见有肺间质纤维化。

索他洛尔（Sotalol）选择性阻滞 I_{Kr}（延迟整流钾电流）及非选择性的 β 受体阻断作用。延长心房肌、心室肌、房室结和浦氏纤维的 APD 和 ERP；降低窦房结及浦肯野纤维的自律性；并通过 β 受体阻断作用减慢房室传导。可用于多种室上性和室性心律失常治疗。过量时可明显延长 Q－T 间期。低血钾、肾功能低下、有遗传性长 Q－T 综合征者慎用。

溴苄胺（Bretylium）静脉维持输注用于治疗心室纤颤和预防其再发作。

（四）Ⅳ类药——钙拮抗药

本类药主要阻滞 Ca^{2+} 通道，作用于慢反应细胞。减慢心率、降低房室结传导速率、延长 ERP。

维拉帕米（Verapamil）阻滞心肌细胞膜 L 型 Ca^{2+} 通道，降低慢反应细胞自律性、减慢房室结传导、延长不应期。主要用于室上性快速型心律失常，阵发性室上性心动过速首选；还可用于心肌缺血致室性心律失常等。静脉注射速度过快可引起心脏抑制。禁用于病态窦房结综合征及Ⅱ、Ⅲ度房室传导阻滞、心力衰竭及心源性休克者。

地尔硫䓬　对心肌电生理影响与维拉帕米相似，主要用于室上性心律失常。

（五）其他类

腺苷（Adenosine）作用于 A_1 受体，激活 ACh 敏感的 K^+ 通道，促 K^+ 外流。抗心律失常作用迅速而短暂，临床静脉快速注射给药治疗折返性室上性心律失常。

三、抗心律失常药物的合理用药

（1）首先去除诱发心律失常的因素；
（2）明确治疗目的，合理用药；
（3）减少不良反应；
（4）警惕抗心律失常药物的促心律失常作用；
（5）熟悉抗心律失常药物相互作用。

【自测习题】

一、名词解释

1. 有效不应期　　2. 折返激动　　3. 后除极

二、选择题

单项选择题

1. 下列药物中，首选用于治疗室性快速型心律失常的是

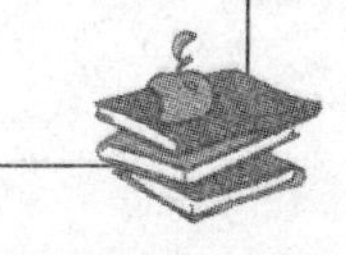

A. 普罗帕酮　　B. 普萘洛尔　　C. 利多卡因
D. 奎尼丁　　E. 地高辛

2. 长期应用可导致角膜微粒沉着的药物是
A. 胺碘酮　　B. 普罗帕酮　　C. 索他洛尔
D. 氟卡尼　　E. 维拉帕米

3. 抗快速型心律失常的药物对心肌电生理的影响不包括
A. 降低自律性　　B. 加强传导　　C. 减慢传导
D. 延长不应期　　E. 提高阈电位（负值减小）

4. 利多卡因无效的心律失常是
A. 心肌梗死致室性心律失常　　B. 强心苷中毒致室性心律失常
C. 心室纤颤　　D. 室上性心律失常
E. 室性早搏

5. 对Ⅰ类抗心律失常药描述正确的是
A. 均可明显延长动作电位时程
B. 均可阻滞钾外流
C. 因钠通道阻滞而传导性降低
D. 可绝对或相对延长不应期
E. 对慢反应细胞无影响

6. 抗心律失常药物临床应用共同的不良反应是
A. 消化道反应　　B. 致心律失常作用　　C. 心功能衰竭
D. 血流动力学紊乱　　E. 低血压

7. 关于胺碘酮药理作用描述错误的是
A. 阻断钾外流　　B. 降低自律性　　C. 明显减慢传导
D. 明显延长不应期　　E. 增加心肌耗氧量

8. 维拉帕米首选适应证是
A. 阵发性室上性心动过速
B. 心梗后室性快速型心律失常
C. 窦性心动过速
D. 预激综合征
E. 心房扑动

9. 最常用于治疗快速型心律失常的钙拮抗药是
A. 氨氯地平　　B. 地尔硫䓬　　C. 维拉帕米
D. 氟卡尼　　E. 普鲁卡因胺

10. 治疗心室纤颤的首选药物是
A. 普萘洛尔　　B. 维拉帕米　　C. 利多卡因
D. 胺碘酮　　E. 奎尼丁

11. 普萘洛尔禁用于
A. 窦性心动过速　　B. 室上性心动过速
C. 房性早博　　D. 房室传导阻滞
E. 肥厚性心肌病心律失常

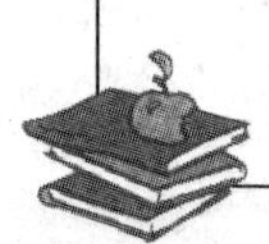

12. 下列药物中，具有α、β受体阻断作用的抗心律失常药物是

A. 苯妥英钠　　B. 胺碘酮　　C. 美西律
D. 普萘洛尔　　E. 索他洛尔

13. 治疗急性心肌梗死引起的室性心律失常的最佳药物是

A. 奎尼丁　　B. 苯妥英钠　　C. 利多卡因
D. 维拉帕米　　E. 普萘洛尔

14. 下列叙述错误的是

A. 胺碘酮可减慢房室结及浦肯野纤维的传导速度
B. 维拉帕米是抗心律失常药中的Ⅳ类药
C. Ⅱ类抗心律失常药主要是β肾上腺素受体阻断药
D. 利多卡因可治疗各种室性心律失常
E. 普鲁卡因胺是I_B类抗心律失常药

15. I_A类抗心律失常药的作用机制是

A. 抑制Na^+内流和K^+外流
B. 促K^+外流
C. 抑制Ca^{2+}内流
D. 促Na^+外流
E. 抑制Na^+内流和促K^+外流

16. 利多卡因抗心律失常的作用机制是

A. 降低窦房结自律性
B. 阻断β受体
C. 抑制Na^+内流，促进K^+外流
D. 促进Na^+外流和K^+外流
E. 抑制Na^+内流和K^+外流

17. 对于胺碘酮的叙述错误的是

A. 作用产生慢，持续时间长
B. 明显延长APD和ERP
C. 降低窦房结和浦肯野纤维的自律性
D. 长期应用可影响甲状腺功能
E. 禁用于预激综合征所致室上性心动过速

18. 治疗阵发性室上性心动过速的最佳药物是

A. 奎尼丁　　B. 利多卡因　　C. 普鲁卡因胺
D. 苯妥英钠　　E. 维拉帕米

多项选择题

19. 药物降低心肌自律性的方式有

A. 促进4相K^+外流　　B. 抑制4相Na^+内流
C. 抑制4相Ca^{2+}内流　　D. 抑制0相Na^+内流
E. 促进3相K^+外流

20. 苯妥英钠可用于治疗

A. 强心苷中毒致快速型心律失常　　B. 室性早搏

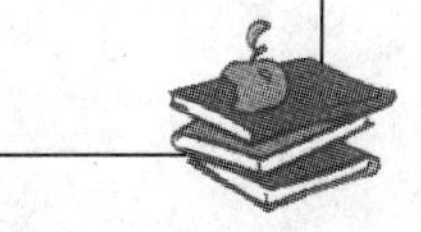

C. 三叉神经痛　　D. 癫痫大发作
E. 窦性心动过缓

21. 常用的抗室性心律失常药物不包括
A. 美西律　　B. 普鲁卡因胺　　C. 维拉帕米
D. 普萘洛尔　　E. 胺碘酮

22. 主要用于治疗窦性心动过速的药物有
A. 索他洛尔　　B. 地尔硫䓬　　C. 维拉帕米
D. 普萘洛尔　　E. 胺碘酮

23. 下列药物中能够明显延长动作电位时程的有
A. 利多卡因　　B. 奎尼丁　　C. 普萘洛尔
D. 索他洛尔　　E. 胺碘酮

三、配对题

1. 阵发性室上性心动过速首选　　A. 胺碘酮
2. 阵发性室性心动过速首选　　B. 维拉帕米
3. 窦性心动过速首选　　C. 利多卡因
4. 预激综合征首选　　D. 普萘洛尔

5. 适宜抑制 Na^+ 内流也抑制 K^+ 外流的药是　　A. 奎尼丁
6. 激活 ACh 敏感的 K^+ 通道，促进 K^+ 外流的是　　B. 苯妥英钠
7. 可引起甲状腺功能紊乱的药物是　　C. 腺苷
8. 可将强心苷从 Na^+，K^+ – ATP 酶释放的是　　D. 胺碘酮

四、简答题

1. 抗快速型心律失常药物对心肌电生理的基本作用。
2. 利多卡因消除折返激动的作用机制。
3. 抗心律失常药物的促心律失常作用。
4. 抗心律失常药物为什么又可引起心律失常。
5. 比较 I_A 类和 I_B 类抗心律失常药在影响传导性和不应期方面有何不同。
6. 临床广泛应用的抗快速型心律失常药物分类法及代表药。

【参考答案】

一、名词解释

1. 有效不应期是指动作电位过程中，从除极开始到膜电位恢复至 –60 ~ –50mV 前，细胞对新刺激不产生可扩布的动作电位的时间。

2. 折返激动是指心脏兴奋传导过程中因某一通路障碍，使冲动围绕此障碍做循环运动，导致心脏反复被激动的现象。

3. 后除极是指一次动作电位中，在复极过程中再次发生的一种除极。

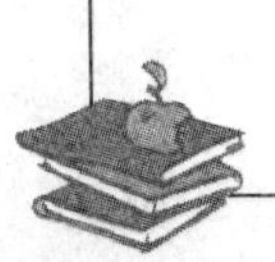

二、选择题

1. C　2. A　3. E　4. D　5. D　6. B　7. E　8. A　9. C　10. C　11. D　12. B　13. C　14. E　15. A　16. C　17. E　18. E　19. ABCE　20. ABCD　21. CD　22. BCD　23. BCDE

三、配对题

1. B　2. C　3. D　4. A　5. A　6. C　7. D　8. B

四、简答题

1. 抗快速型心律失常药物对心肌电生理的基本作用：①降低自律性；②终止折返激动；③抑制后除极和触发活动。

2. 利多卡因消除折返激动的作用机制：通过促进3相K^+外流而加大最大舒张电位，使再兴奋时0相除极速率增加，传导加强，能够正向通过障碍区（取消单向阻滞），停止折返激动。

3. 抗心律失常药物的促心律失常作用是指应用治疗量抗心律失常药物且血药浓度低于中毒水平时，药物诱发既往未曾发生过的心律失常，或者使原有的心律失常恶化。

4. 抗心律失常药物引起心律失常的原因：心律失常发生的基础是心肌电生理的异常。抗心律失常药物是通过不同机制改变异常的电生理特性，若作用不能恰到好处，便可引起新的心律失常或使原有心律失常加重。

5. I_A类与I_B类抗心律失常药在影响传导性和不应期的主要区别：

	传导性	不应期
I_A类	减慢传导	延长不应期
I_B类	改善传导，根据心肌所处情况不同可有减慢、加速、或无明显影响	不应期的绝对值缩短，但增加其在整个APD中的比例（相对延长）

6. 根据Vaughan Williams分类法，将治疗快速型心律失常药物分成以下几类：

类别			代表药
Ⅰ类	I_A	适度钠通道阻滞药	奎尼丁
	I_B	轻度钠通道阻滞药	利多卡因
	I_C	重度钠通道阻滞药	普罗帕酮
Ⅱ类		β肾上腺素受体阻断药	普萘洛尔
Ⅲ类		选择性延长动作电位时程的药物	胺碘酮
Ⅳ类		钙拮抗药	维拉帕米

（李卫平）

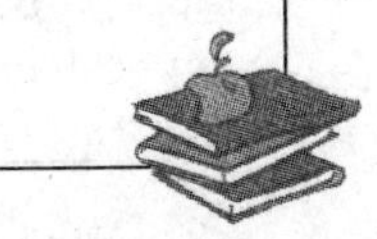

CHAPTER 第二十九章

治疗心力衰竭的药物

【学习要点】

1. 掌握血管紧张素转化酶抑制药、AT_1受体拮抗药、利尿药、β受体阻断药及强心苷治疗充血性心力衰竭的药理作用、作用机制及临床应用。

2. 熟悉治疗充血性心力衰竭的药物分类，强心苷的毒性反应及防治。

3. 了解地高辛、洋地黄毒苷、毛花丙苷、毒毛花苷K的药动学特点。血管扩张药及非苷类正性肌力药的作用特点。

【要点精讲】

心力衰竭又称为充血性心力衰竭（congestive heart failure，CHF），是指心脏病发展到一定程度，即使充分发挥代偿能力仍然不能泵出足够的血液以适应机体所需而产生一系列病理生理状态和临床综合征。

1. **血管紧张素转化酶抑制药（angiotensin converting enzyme inhibitor，ACEI）** 通过抑制ACE，减少血液循环中和局部组织中AngⅡ的产生，减少儿茶酚胺的释放，防止血管增生和心肌重构的发生。抑制缓激肽降解，进而通过刺激缓激肽-前列腺素-NO通路而发挥扩张血管作用。减少醛固酮分泌，减轻心脏前负荷。广泛用于CHF的治疗，常与利尿药、地高辛合用，作为治疗CHF的基础药物。常用药物有：**卡托普利**、**依那普利**、**福辛普利**、**赖诺普利**、**喹那普利**、**雷米普利**等。

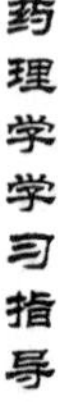

2. **血管紧张素Ⅱ受体（AT_1受体）阻断药（angiotensinⅡreceptor blocker，ARB）** 通过拮抗AT_1受体，可完全阻断AngⅡ的作用，预防和逆转心血管的重构。对缓激肽的代谢无影响，故一般不引起咳嗽。常用药物有**氯沙坦**、**缬沙坦**、**坎地沙坦**、**厄贝沙坦**、**替米沙坦**、**奥美沙坦**等。

3. **抗醛固酮药** **螺内酯**（Spironolactone）为抗醛固酮药，最早作为保钾利尿药应用。可纠正单用ACEI或ARB伴发的“醛固酮逃逸现象”，从而阻止CHF的恶化。与ACEI或ARB合用疗效更佳。

4. **利尿药（Diuretics）** 通过排钠利尿，降低血管张力，使心脏前、后负荷降低，改善CHF症状，是治疗各种程度CHF的一线药物。

5. **β受体阻断药（β adrenoceptor antagonists）** 通过以下几方面缓解CHF症状，降

低病死率。①上调β受体信号传导通路，逆转β受体减敏现象，使心肌对儿茶酚胺反应性增强，心肌收缩力增强；②改善心脏的收缩与舒张功能；③拮抗交感神经活性，避免由于儿茶酚胺持久增高引起的能量耗竭、线粒体损伤，改善心肌肥厚和重构现象；④抑制RAAS，减少肾素的释放及其继发效应，防止过高浓度的AngⅡ对心脏的损害；⑤抗心律失常和抗心肌缺血。可用于各种原因导致的CHF。

6. 强心苷（Cardiac Glycosides） 治疗心力衰竭主要基于下面的作用：

（1）正性肌力作用 治疗量强心苷可选择性作用于心肌，使其收缩力加强，心输出量增多。主要特点是：①加快心肌纤维缩短速度，使心室收缩期缩短，舒张期相对延长，从而增加心肌供血和回心血量；②心肌收缩力加强，心排血量增加，心室残余血量减少，心室容积缩小，室壁张力降低而使CHF患者的心肌耗氧量降低。

正性肌力的作用机制：抑制心肌细胞膜上的Na^+，K^+－ATP酶，细胞内Na^+增多，进而通过Na^+/Ca^{2+}交换使心肌细胞内游离Ca^{2+}增多、心肌收缩力增加。

（2）负性频率作用 心肌收缩力加强，心输出量增加，反射性兴奋迷走神经而使心率减慢。

（3）减慢房室结传导。

（4）其他 对CHF患者还有利尿作用及扩张血管的作用。

临床上对伴有心房纤颤或心室率快的心功能不全疗效最好。对风湿性、高血压性心脏病以及慢性冠心病尤其是心脏已扩大者引起的心功能不全，疗效也好。还可用于心房纤颤、心房扑动及阵发性室上性心动过速。

安全范围小。可引起胃肠道症状、神经系统反应及心脏毒性，一旦出现中毒者，轻者口服氯化钾，出现室性心律失常者注射苯妥英钠或利多卡因，严重危及生命的地高辛中毒，应用地高辛特异抗体Fab片段抢救。

7. 扩血管药 治疗CHF的作用机制是：扩张动、静脉血管，减轻心脏前、后负荷，降低心肌耗氧量，增加心搏出量和减轻肺淤血，改善心功能。常用药物有**硝普钠**（Sodium Nitroprusside）、**硝酸甘油**（Nitroglycerin）、**氨氯地平**（Amlodipine）等。

8. 非苷类正性肌力药 包括：β受体激动药**多巴酚丁胺**（Dobutamine）、多巴胺类药**多巴胺**（Dopamine）、磷酸二酯酶抑制药**米力农**（Milrinone）、增敏药**左西孟旦**（Levosimendan）等。临床试用治疗CHF有效，但此类药物可能增加CHF患者的病死率，不宜作常规治疗用药。

【自测习题】

一、名词解释

1. 强心苷　　2. 钙增敏药

二、填空题

1. 强心苷中毒的停药指征是________、________和________。

2. ACE抑制药抑制________，竞争性地阻断________转化________。还可抑制________降解，发挥扩张血管作用。

3. 卡托普利可抑制______，氯沙坦可阻断______，均属作用于______药物。

4. 螺内酯可用于纠正单用ACEI或ARB伴发的______现象。

5. 利尿药治疗CHF通过排______增加，一方面减少静脉回流和降低前负荷，从而减轻肺淤血；另一方面降低血管壁中______量，血管平滑肌细胞______交换减少，细胞内______降低，导致血管张力和收缩性降低，因而减轻心脏后负荷。

6. 卡维地洛治疗CHF时通过阻断______及______而发挥全面抗交感神经作用。

7. 强心苷可使CHF患者心搏出量______，对正常人心搏出量______。对正常心脏用药后心肌氧耗量______，对于CHF患者用药后心肌总耗氧量______。

8. 强心苷正性肌力的作用机制主要通过抑制______，使胞浆内的______浓度增加而产生的。负性频率作用主要是由强心苷增强______活性引起。

9. 强心苷用于心房纤颤是因为其能______房室传导，______过多的冲动到达______，从而使心室率______。

10. 强心苷心脏毒性反应有______、______和______。

11. 强心苷中毒时出现室性心律失常可用______或______治疗，出现窦性心动过缓可用______治疗。

12. 硝酸甘油治疗心衰的主要药理学基础是______。

三、选择题

单项选择题

1. 既可用于CHF又可用于高血压的药物是
   A. 地高辛　B. 卡托普利　C. 硝酸甘油
   D. 米力农　E. 多巴胺

2. 可用于治疗CHF的ACE抑制药是
   A. 维拉帕米　B. 硝普钠　C. 氯沙坦
   D. 硝酸甘油　E. 卡托普利

3. 可防止和逆转CHF患者心血管重构、降低死亡率的药物是
   A. 依那普利　B. 氢氯噻嗪　C. 地高辛
   D. 普萘洛尔　E. 米力农

4. 血管紧张素转化酶抑制药治疗心衰和抗高血压的作用机制不包括
   A. 减少肾素释放　B. 减少血管紧张素Ⅱ形成
   C. 降低醛固酮水平　D. 抑制缓激肽降解
   E. 抑制血管和心肌重构

5. 可用于治疗CHF的AT_1受体阻断药是
   A. 米力农　B. 卡托普利　C. 硝普钠
   D. 氯沙坦　E. 地高辛

6. 通过上调β受体信号传导通路，拮抗交感神经活性而产生治疗CHF作用的药物是
   A. 美托洛尔　B. 米力农　C. 氯沙坦
   D. 多巴胺　E. 卡托普利

7. 通过抑制肾小管特定部位钠或氯的重吸收，减轻心脏前、后负荷，改善CHF症状的药物是

A. 美托洛尔　　B. 米力农　　C. 氢氯噻嗪
D. 硝普钠　　E. 氯沙坦

8. 属于非苷类的正性肌力作用的药物是
A. 肼屈嗪　　B. 胺碘酮　　C. 依那普利
D. 维司力农　　E. 毒毛花苷 K

9. 强心苷产生正性肌力的作用机制是
A. 抑制 Na^+，K^+-ATP 酶　　B. 抑制磷酸二酯酶Ⅲ
C. 抑制血管紧张素转换酶　　D. 激活 Na^+，K^+-ATP 酶
E. 抑制腺苷酸环化酶

10. 地高辛的作用靶点是
A. 磷酸二酯酶　　B. 鸟苷酸环化酶
C. 腺苷酸环化酶　　D. Na^+，K^+-ATP 酶
E. H^+，K^+-ATP 酶

11. 关于强心苷对心肌电生理特性的影响，正确的是
A. 降低窦房结自律性　　B. 降低普肯野纤维自律性
C. 加快房室结传导　　D. 延长心房有效不应期
E. 延长普肯野纤维有效不应期

12. 治疗量强心苷产生负性频率作用的原因是
A. 直接抑制房室结的传导　　B. 直接抑制窦房结自律性
C. 直接抑制房室束的传导　　D. 反射性增加迷走神经活性
E. 阻断 β_1 受体

13. 强心苷降低心房纤颤患者心室率的原因是
A. 降低心室肌自律性　　B. 降低窦房结自律性
C. 降低心房自律性　　D. 延长心房有效不应期
E. 减慢房室传导

14. 强心苷禁用于治疗
A. 心力衰竭　　B. 心房纤颤　　C. 心房扑动
D. 室性心动过速　　E. 阵发性室上性心动过速

15. 强心苷的不良反应不包括
A. 恶心呕吐　　B. 视觉障碍　　C. 室性心律失常
D. 窦性心动过缓　　E. 水钠潴留

16. 治疗强心苷中毒引起的窦性心动过缓可选用
A. 阿托品　　B. 肾上腺素　　C. 氯化钾
D. 利多卡因　　E. 苯妥英钠

17. 增加细胞内 cAMP 含量的药物是
A. 卡托普利　　B. 依那普利　　C. 米力农
D. 左西孟旦　　E. 异波帕胺

18. 能增高向宁蛋白 C 对 Ca^{2+} 的敏感性，加强心肌收缩力作用的药物是
A. 多巴酚丁胺　　B. 米力农　　C. 卡托普利
D. 左西孟旦　　E. 异波帕胺

多项选择题

19. 可用于治疗心力衰竭的药物有

A. 卡托普利　B. 地高辛　C. 卡维地洛
D. 螺内酯　E. 硝酸山梨酯

20. 具有加强心肌收缩力作用的药物是

A. 卡托普利　B. 米力农　C. 多巴酚丁胺
D. 左西孟旦　E. 毒毛花苷 K

21. 影响肾素－血管紧张素－醛固酮系统治疗心力衰竭的药物有

A. 卡托普利　B. 米力农　C. 螺内酯
D. 缬沙坦　E. 多巴胺

22. 地高辛对心脏的作用包括

A. 增强心肌收缩力　B. 减慢房室结传导
C. 使衰竭心脏耗氧量减少　D. 对衰竭心脏有正性频率作用
E. 缩短心房有效不应期

23. 强心苷对心脏电生理特性的影响表现为

A. 降低窦房结自律性　B. 降低浦肯野纤维自律性
C. 延长浦肯野纤维不应期　D. 减慢房室传导
E. 缩短心房不应期

24. 地高辛可用于治疗

A. 心力衰竭　B. 阵发性室上性心动过速
C. 心房纤颤　D. 心房扑动
E. 室性心动过速

25. 强心苷的不良反应包括

A. 胃肠道反应　B. 粒细胞减少　C. 色视障碍
D. 心脏毒性　E. 皮疹

26. 关于强心苷的作用，正确的是

A. 治疗量因减慢 Ca^{2+} 内流而减慢房室结的传导
B. 治疗量因加速 K^+ 外流而降低窦房结的自律性
C. 因减少 K^+ 向浦肯野纤维内转运而增加其自律性
D. 因加速 K^+ 外流而延长心房肌的有效不应期
E. 中毒剂量因促进 Ca^{2+} 内流而引起后除极

27. 用强心苷治疗心衰可产生的效应是

A. 增加心搏出量　B. 排钠利尿　C. 缩小已扩张的心脏
D. 升高中心静脉压　E. 降低血浆肾素活性

28. 地高辛抗体解救强心苷中毒的机制是

A. 抑制强心苷吸收　B. 促进强心苷代谢
C. 减少强心苷在肾小管重吸收　D. 与游离的强心苷结合
E. 促强心苷自 Na^+，K^+－ATP 酶的结合中解离

29. 通过扩张血管作用治疗心衰的药物包括

A. 多巴酚丁胺　B. 硝普钠　C. 氨氯地平

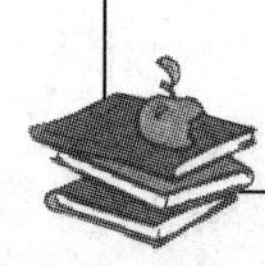

D. 硝酸甘油　　E. 哌唑嗪

30. 可使心衰病情恶化的因素有

A. 交感神经活性增高　　B. RAAS 激活

C. 精氨酸加压素分泌增加　　D. 心钠素含量增多

E. β 受体的密度下降

四、配对题

1. 卡托普利　　A. 抑制 Na^+，K^+-ATP 酶
2. 地高辛　　B. 抑制磷酸二酯酶Ⅲ
3. 美托洛尔　　C. 抑制血管紧张素转换酶
4. 米力农　　D. 激动 β 受体
5. 多巴酚丁胺　　E. 阻断 β 受体

五、判断题

1. 卡托普利通过促进缓激肽的降解，而用于心衰的治疗。
2. 氯沙坦可预防和逆转心血管的重构。
3. β 受体阻断药是一种很强的负性肌力药，因而禁用于心衰的治疗。
4. 利尿药是心衰标准治疗中必不可少的组成部分。
5. 毒毛花苷 K 主要以原形经肾排泄，消除快，半衰期短。
6. 强心苷主要用于心跳骤停的急救。
7. 强心苷对室性心动过速疗效最好。
8. 多巴酚丁胺激动 β_1 受体，增强心肌收缩力，可作为心衰的常规治疗用药。
9. 血管扩张药治疗心衰的药理学基础是扩张动静脉，降低心脏前后负荷。
10. 多巴胺多用于治疗急性心衰。

六、简答题

1. 列举出四类常用的治疗心衰的药物，并各举一例代表药说明其主要通过什么作用机制而发挥疗效。

2. 简述强心苷中毒的表现及药物治疗的机制。

【参考答案】

一、名词解释

1. 强心苷是一类选择性地作用于心肌，具有增强心肌收缩力及影响心肌电生理作用的苷类化合物，

2. 钙增敏药能增高向宁蛋白 C 对 Ca^{2+} 的敏感性，使心肌细胞在不增加胞内钙的情况下提高收缩性，可避免因细胞内钙过多引起的不良后果。属非苷类正性肌力药。

二、填空题

1. 频发室性早搏　窦性心动过缓　色视障碍

2. ACE　Ang Ⅰ　Ang Ⅱ　缓激肽

3. ACE　AT_1受体　肾素－血管紧张素－醛固酮系统

4. 醛固酮逃逸

5. Na^+　Na^+　Na^+-Ca^{2+}　Ca^{2+}

6. α受体　β受体

7. 增加　无影响　增加　下降

8. Na^+，K^+－ATP酶　Ca^{2+}　迷走神经

9. 减慢　防止　心室　减慢

10. 异位节律点的自律性增高　抑制房室传导　抑制窦房结

11. 苯妥英钠　利多卡因　阿托品

12. 扩张静脉，降低前负荷

三、选择题

1. B　2. E　3. A　4. A　5. D　6. A　7. C　8. D　9. A　10. D
11. A　12. D　13. E　14. D　15. E　16. A　17. C　18. D　19. ABCDE
20. BCDE　21. ACD　22. ABCE　23. ADE　24. ABCD　25. ACD　26. ABCE
27. ABCE　28. DE　29. BCDE　30. ABCE

四、配对题

1. C　2. A　3. E　4. B　5. D

五、判断题

1. ×　2. √　3. ×　4. √　5. √　6. ×　7. ×　8. ×　9. √　10. √

六、简答题

1. 列举四类治疗心衰的常用药物：

分类	药物	作用机制
血管紧张素转换酶抑制药	卡托普利	抑制ACE，抑制RAAS 抑制心肌肥厚及重构 改善血流动力学
利尿药	氢氯噻嗪	排Na^+增加→降低前负荷 Na^+-Ca^{2+}交换↓→胞内Ca^{2+}↓→后负荷↓
受体阻断药	美托洛尔	上调受体信号传导通路 改善心脏的收缩与舒张功能 拮抗交感神经活性 抑制RAAS 抗心律失常和抗心肌缺血
强心苷	地高辛	抑制Na^+，K^+－ATP酶→胞浆内Ca^{2+}↑

2. 强心苷中毒的表现及药物治疗的机制：

中毒表现	措施	机制
严重恶心、呕吐、腹泻	停药，口服氯化钾	阻止强心苷与受体结合
视觉障碍	停药，口服氯化钾	阻止强心苷与受体结合
室性早搏及室性心动过速	苯妥英钠 利多卡因	能使与酶结合的强心苷解离，自律性↓，传导改善
传导阻滞或窦性心动过缓	阿托品	阻断 M 受体，加快心率
严重危及生命的地高辛中毒	地高辛抗体	与地高辛有极高的亲和力，使地高辛与心肌细胞 Na^+，K^+ - ATP 酶脱离

（何冰）

第二十九章　治疗心力衰竭的药物

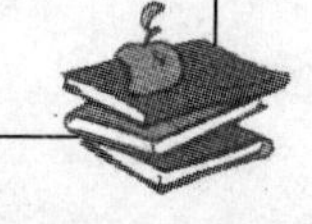

CHAPTER 第三十章

抗高血压药

【学习要点】

1. 掌握抗高血压药物的分类、各类代表药的降压机制、临床应用及主要不良反应。
2. 熟悉各类代表药的作用特点、选药和应用原则。
3. 了解常用降压药的药动学特点。

【要点精讲】

凡能降低血压而用于高血压治疗的药物称为抗高血压药（antihypertensive drugs）。根据抗高血压药物的作用部位或机制不同，可将其分为：利尿降压药、交感神经抑制药、钙通道阻滞药、肾素－血管紧张素系统抑制药和血管扩张药等。高血压治疗要遵从终生治疗、平稳降压、联合用药、保护靶器官和个体化用药的原则。

氢氯噻嗪（Hydrochlorothiazide）是临床治疗高血压最为常用的利尿降压药。降压作用温和、持久，对立位和卧位均有降压作用，长期用药无明显耐受性。氢氯噻嗪的初期降压作用可能是通过排钠利尿，减少细胞外液和血容量，从而降低心排出量和血压；长期应用则与降低外周血管阻力有关。可单用或与其他抗高血压药联合应用治疗各类高血压。单用适用于轻、中度高血压。长期大剂量应用常致低血钾、低血镁、高血糖、高脂血症等改变，并可增高血浆肾素活性，病人适度限钠或与β受体阻断药、血管紧张素转化酶抑制药、血管紧张素Ⅱ受体阻断药合用可避免或减少不良反应。

吲哒帕胺（Indapamide）降压效应系利尿和血管舒张的共同作用的结果。不引起血脂改变，不减少肾血流量，无体位性低血压，对糖代谢也无明显影响。

依普利酮（Eplerenone）是新一代醛固酮受体阻断剂，除轻度利尿外，还具有抗心肌和血管肥厚、抗纤维化，保护终末器官等作用，用于高血压、充血性心力衰竭的治疗。主要不良反应为高血钾。

普萘洛尔（Propranolol）是常用的β受体阻断药。降压作用与下述机制有关：①阻断心脏β_1受体，抑制心肌收缩，减慢心率，降低心排出量；②阻断肾小球旁器的β_1受体，减少肾素分泌，从而抑制肾素－血管紧张素系统活性；③阻断中枢β受体，使外周交感神经活性降低；④阻断外周去甲肾上腺素能神经末梢突触前膜β_2受体，抑制正反馈调节作用，减

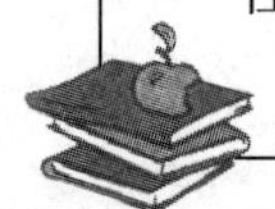

少去甲肾上腺素的释放；⑤促进前列环素的生成，能降低心血管并发症（脑卒中、心肌梗死等）的发生率和病死率。口服吸收完全，首过效应显著，个体差异较大。降压作用维持时间长。用药应逐渐加量，但每日用量不宜超过300mg。吸烟患者服用普萘洛尔效果差。

哌唑嗪（Prazosin）为常用的选择性 α_1 受体阻断药，可用于长期治疗高血压病。口服易吸收，降压作用可持续10h。使用初期反射性兴奋交感神经，引起心率增快和血浆肾素活性增高。长期使用时，产生持久的扩血管作用，心排血量、心率和血浆肾素活性可能恢复正常，可能是对 α_2 受体阻断作用较弱所致。适用于各型高血压，单用治疗轻、中度高血压，重度高血压合用利尿药和β受体阻断药以增强降压效果。对高血压合并前列腺肥大者尤为适合，并有降低血脂作用。

拉贝洛尔（Labetalol）通过阻断 α_1、β受体，降低外周血管阻力而产生降压作用。对心排出量与心率影响较少。降压作用强、快，适用于各型高血压，静脉注射可治疗高血压危象。无严重不良反应。

卡维地洛（Carvedilol）能选择性阻断 α_1 受体和非选择性阻断β受体，降低外周阻力。可扩张冠状动脉和肾血管，还具有抗氧化作用。用于治疗轻度及中度高血压或伴有肾功能不全、糖尿病的高血压患者。还可用于治疗充血性心力衰竭。不良反应与普萘洛尔相似，但不影响血脂代谢。严重肝功能损伤的病人不宜使用。

硝苯地平（Nifedipine）为钙通道阻滞药，能选择性地阻断电压门控性 Ca^{2+} 通道，抑制细胞外 Ca^{2+} 内流，松弛阻力血管（小动脉）血管平滑肌，降低外周血管阻力，使血压下降。口服易吸收。可用于治疗各型高血压，尤以低肾素性高血压疗效好，可单用或与利尿药、β受体阻断药、血管紧张素转化酶抑制药合用。硝苯地平能引起交感神经反射性活动增高，对伴有缺血性心脏病患者宜慎用，以免加剧缺血症状。

卡托普利（Captopril）又名开搏通，为第一个口服有效的血管紧张素转化酶（ACE）抑制药。该药通过减少血管紧张素Ⅱ生成、缓激肽降解以及醛固酮分泌等途径发挥降压作用。口服作用快，舌下含服作用更快更剧烈，只适合于重病人。卡托普利是目前美国FDA唯一批准用于治疗糖尿病肾病的ACE抑制药。有如下优点：①降压时不伴有反射性心率加快，对心排出量无明显影响；②可预防和逆转心肌与血管构型重建；③增加肾血流量，保护肾脏；④不引起水钠潴留；⑤降压作用稳定，无耐受性，突然停药无反跳现象；⑥能改善胰岛素抵抗，不引起电解质紊乱和脂质代谢改变。

氯沙坦（Losartan）又名科索亚，是治疗高血压的第一个血管紧张素Ⅱ受体（AT_1）的阻断药，可在体内转化成活性更强的E3174。本品口服吸收迅速，首过效应明显。本品用于治疗轻、中度高血压，适用于不同年龄的高血压患者，对伴有肾病和慢性心功能不全患者有良好疗效。与利尿药或钙通道阻滞药合用，可增强降压疗效。

可乐定（Clonidine）激动延髓孤束核次一级神经元（抑制性神经元）突触后膜 α_{2A} 肾上腺素受体及延髓嘴端腹外侧区咪唑啉 I_1 受体，抑制血管运动中枢传出冲动，降低外周交感神经张力而降压。适用于肾性高血压或兼患消化性溃疡的高血压患者。有嗜睡、口干、便秘以及胃酸分泌减少等不良反应。

肼屈嗪（Hydralazine）又名肼苯哒嗪，口服吸收好。该药通过直接松弛小动脉平滑肌，降低外周阻力而降压，对卧位和立位血压均有效，适用于中、重度高血压，常与其他降压药合用。

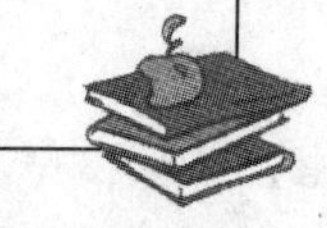

【自测习题】

一、填空题

1. 根据抗高血压药物的作用部位或机制，可将其分为________、________、________、________、________等。

2. 目前我国临床常用的一线抗高血压药是________、________、________、________和________。

3. 第一个口服有效的ACEI为________。ACEI通过减少________生成、________降解以及________分泌等途径发挥降压作用。

4. 常用于临床的非肽类血管紧张素Ⅱ（AT_1）受体拮抗药包括________、________、________、坎地沙坦等，具有受体________高，________与特异性强，口服有效，作用时间长，无部分激动活性等优点。

5. ACEI的主要的不良反应有________、________、________等。咳嗽为________，多见于用药开始几周内。咳嗽与支气管痉挛的原因可能与这类药物抑制________和________代谢有关。

6. 直接扩张血管平滑肌的降压药有________和________。

7. 高血压治疗要遵从________、________、________、________和________的原则。

二、选择题

单项选择题

1. 肾性高血压宜选用
A. 可乐定　B. 硝苯地平　C. 美托洛尔
D. 哌唑嗪　E. 卡托普利

2. 高血压伴心绞痛病人（变异型心绞痛除外）宜选用
A. 可乐定　B. 普萘洛尔　C. 肼屈嗪
D. 氢氯噻嗪　E. 卡托普利

3. 有肾功能不良的高血压患者宜选用
A. 硝苯地平　B. 可乐定　C. 氯沙坦
D. 卡托普利　E. 普萘洛尔

4. 合并糖尿病及胰岛素抵抗的高血压患者宜用
A. 阿替洛尔　B. 普萘洛尔　C. 卡托普利
D. 氢氯噻嗪　E. 拉贝洛尔

5. 可加重由胰岛素引起的低血糖反应的药物是
A. 肼屈嗪　B. 哌唑嗪　C. 普萘洛尔
D. 硝苯地平　E. 米洛地尔

6. 高血压合并消化性溃疡者宜选用
A. 可乐定　B. 二氮嗪　C. 肼屈嗪
D. 利血平　E. 胍乙啶

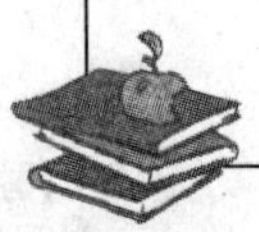

7. 对阿片类药物成瘾者戒断症状有一定治疗作用的抗高血压药物是

A. 可乐定　B. 肼屈嗪　C. 拉贝洛尔

D. 二氮嗪　E. 硝苯地平

8. 使用利尿药后期的降压机制是

A. 排 Na^+ 利尿，降低血容量　B. 降低血浆肾素活性

C. 抑制醛固酮的分泌　D. 增加血浆肾素活性

E. 减少血管平滑肌细胞内 Na^+

9. 降压同时不会引起反射性心率加快的药物是

A. 卡托普利　B. 米诺地尔　C. 硝普钠

D. 硝苯地平　E. 肼屈嗪

10. 必须静脉滴注才能维持降压效果的是

A. 硝苯地平　B. 哌唑嗪　C. 卡托普利

D. 硝普钠　E. 硝酸甘油

11. 对心脏有明显抑制作用的药物是

A. 硝苯地平　B. 维拉帕米　C. 卡托普利

D. 尼莫地平　E. 肼屈嗪

12. 可推迟或防止糖尿病肾病进展的药物是

A. 卡托普利　B. 利血平　C. 肼屈嗪

D. 米洛地尔　E. 二氮嗪

多项选择题

13. 卡托普利的不良反应是

A. 低血压　B. 血管神经性水肿　C. 干咳

D. 嗅觉、味觉缺失　E. 高血钾

14. 第一线抗高血压药包括

A. 利尿药　B. 钙通道阻滞药　C. AT_1受体阻断药

D. ACE 抑制药　E. β 受体阻断药

15. 下列关于 β 受体阻断药的降压作用机制，说法正确的是

A. 减慢心率从而减少心输出量而发挥降压作用

B. 通过抑制血管紧张素的合成发挥降压作用

C. 抑制肾素分泌发挥降压作用

D. 在中枢抑制交感神经系统活性

E. 增加前列环素的合成而扩张血管

16. 普萘洛尔禁用于

A. 窦性心动过缓　B. 甲状腺功能亢进　C. 支气管哮喘

D. 变异性心绞痛　E. 外周血管痉挛性疾病

17. 普萘洛尔的降压作用机制包括

A. 阻断血管平滑肌上的 β 受体　B. 阻断心血管运动中枢的 β 受体

C. 阻断外周突触前膜的 β 受体　D. 阻断心肌上的 $β_1$受体

E. 阻断肾小球旁细胞上的 $β_1$受体

18. 可抑制肾素释放的药物有

A. 普萘洛尔　　B. 美托洛尔　　C. 维拉帕米
D. 噻嗪类　　E. 肼屈嗪

19. 硝苯地平的不良反应包括
A. 头痛　　B. 心悸　　C. 踝部水肿
D. 便秘　　E. 颜面潮红

20. 高血压药物治疗的原则
A. 终生治疗　　B. 保护靶器官　　C. 平稳降压
D. 联合用药　　E. 间断用药

21. 可引起心悸诱发心绞痛的药物有
A. 肼屈嗪　　B. 硝苯地平　　C. 维拉帕米
D. 利血平　　E. 卡托普利

三、配对题

1. 氢氯噻嗪　　A. 钙通道阻滞药
2. 美托洛尔　　B. β 受体阻断药
3. 哌唑嗪　　C. α 受体阻断药
4. 维拉帕米　　D. 利尿降压药
5. 可乐定　　E. 血管紧张素Ⅱ受体阻断药
6. 依那普利　　F. K^+ 通道开放药
7. 替米沙坦　　G. 中枢性降压药
8. 米诺地尔　　H. 血管紧张素转化酶抑制药

四、判断题

1. 依那普利为第一个口服有效的 ACE 抑制药。
2. 可乐定是我国临床常用的一线抗高血压药。
3. ACE 抑制药的降压机制是通过抑制 ACE，减少 AngⅡ的生成和缓激肽的降解而发挥作用。
4. 刺激性干咳为氯沙坦治疗高血压时主要不良反应之一。
5. 硝苯地平可用于治疗各型高血压，尤以低肾素性高血压疗效好。
6. 硝普钠通过释放 NO，激活鸟苷酸环化酶，增加血管平滑肌细胞内 cGMP 水平而起降压作用。

五、简答题

1. 试述抗高血压药的分类及各类代表药有哪些？
2. 试述血管紧张素转化酶抑制药的抗高血压及抑制心肌肥厚的作用机制。
3. 直接扩张血管的降压药有哪些不良反应？如何克服？

【参考答案】

一、填空题

1. 利尿降压药　交感神经抑制药　钙通道阻滞药　肾素－血管紧张素系统抑制药

血管扩张药

2. 利尿降压药　肾上腺素受体阻断药　血管紧张素转化酶抑制药　钙通道阻滞药　血管紧张素Ⅱ受体阻断药

3. 卡托普利　血管紧张素Ⅱ　缓激肽　醛固酮

4. 氯沙坦　厄贝沙坦　缬沙坦　亲和力　选择性

5. 高血钾　咳嗽　血管神经性水肿　刺激性干咳　缓激肽　P物质

6. 肼屈嗪　硝普钠

7. 终生治疗　平稳降压　联合用药　保护靶器官　个体化用药

二、选择题

1. E　2. B　3. A　4. C　5. C　6. A　7. A　8. E　9. A　10. D　11. B　12. A　13. ABCDE　14. ABCDE　15. ACDE　16. ACDE　17. BCDE　18. AB　19. ABCE　20. ABCD　21. AB

三、配对题

1. D　2. B　3. C　4. A　5. G　6. H　7. E　8. F

四、判断题

1. ×　2. ×　3. √　4. ×　5. √　6. √

五、简答题

1. 抗高血压药物的分类及代表药如下：

（1）利尿降压药　如氢氯噻嗪等。

（2）交感神经抑制药

①中枢性降压药：如可乐定、利美尼定等；

②神经节阻断药：如樟磺咪芬等；

③去甲肾上腺素能神经末梢阻断药：如利血平、胍乙啶等；

④肾上腺素受体阻断药：如普萘洛尔、哌唑嗪等。

（3）肾素－血管紧张素系统抑制药

①血管紧张素转换酶（ACE）抑制药：如卡托普利等；

②血管紧张素Ⅱ受体阻断药：如氯沙坦等；

③肾素抑制药：如雷米克林等。

（4）钙通道阻滞药　如硝苯地平等。

（5）血管扩张药　如肼屈嗪和硝普钠等。

2. ACEI抗高血压的机制：

①抑制血浆与组织中ACE，阻止AngⅡ的生成，降低外周血管阻力；

②抑制缓激肽降解，升高缓激肽水平，继而促进一氧化氮（NO）和前列环素生成，产生舒血管效应；

③减弱AngⅡ对交感神经末梢突触前膜AT受体的作用，降低中枢交感神经活性，减弱外周交感神经张力，降低外周血管阻力；

④减少醛固酮分泌，促进水钠排泄，减轻水钠潴留。

ACEI 抑制心肌肥厚的机制：

①降低心肌与血管组织 ACE 活性，抑制 AngⅡ直接促血管平滑肌细胞、成纤维细胞增殖与心肌细胞肥大等作用；

②抑制交感神经递质的促心肌细胞肥大作用；

③对抗醛固酮的促增殖作用。

3．直接扩张血管的降压药的不良反应：这类药扩张血管（尤其是小动脉）降低血压，将反射性兴奋交感神经，使心脏兴奋，心输血量增加，还可使肾素活性增加，致水钠滞留。

克服方法：合用 β 受体阻断药和利尿药。

（彭　军）

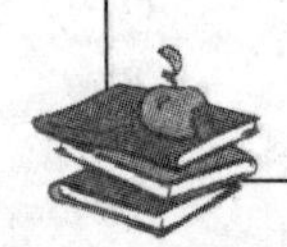

CHAPTER 第三十一章

抗心肌缺血药

【学习要点】

1. 掌握硝酸甘油的药理作用、作用机制、临床应用及主要不良反应。

2. 熟悉β受体阻断药、钙通道阻滞药抗心绞痛的作用和应用；抗心肌缺血药物的联合应用。

3. 了解抗心绞痛药的分类。

【要点精讲】

抗心肌缺血药又称抗心绞痛药，主要用于治疗缺血性心脏病。该类药物通过减少心肌的需氧，尽可能地维持需氧与供氧之间的平衡状态，阻止或逆转缺血心肌损伤的恶化。抗心肌缺血药物可通过下列几个环节发挥作用：①增加心肌氧供应：舒张冠状动脉，解除冠状动脉痉挛或促进缺血区血管生长及侧支循环形成而增加冠状动脉血流量；②减少心肌耗氧量：扩张外周血管，减小前后负荷，降低心室壁肌张力，或减慢心率和减弱心肌收缩力，从而减少心肌耗氧量；③改善心肌代谢：降低细胞内 Ca^{2+} 浓度，保护线粒体功能，降低游离脂肪酸，促进脂代谢转化为糖代谢，纠正心肌代谢紊乱；④抑制血小板集聚和抗血栓形成。

治疗心肌缺血的药物主要包括：①硝酸酯类；②β受体阻断药；③钙通道阻滞药；④抗血小板和抗血栓形成药；⑤其他抗心肌缺血药。

硝酸甘油（Nitroglycerin）为临床最常用的硝酸酯类抗心肌缺血药物。本品口服肝脏首过效应显著。舌下含服经口腔黏膜迅速吸收，可避免药物在肝脏首过效应。该药的基本作用是舒张血管平滑肌，其舒张静脉作用较动脉明显。其舒张血管作用是通过释放一氧化氮（NO）所介导。硝酸甘油对各型心绞痛均有效，可用于治疗与预防心绞痛的发作，用药后能迅速缓解疼痛症状，改善心电图的缺血性改变，提高患者的运动耐量。脑血管扩张引起的搏动性头痛是硝酸甘油最常见的不良反应。硝酸甘油连续用药可出现快速耐受性。

普萘洛尔（Propranolol）是经典的β受体阻断药，其抗心肌缺血作用主要通过减慢心率、减弱心收缩力、降低外周阻力、增加缺血区供血和改善心肌代谢等多条途径实现。普萘洛尔能有效降低稳定型心绞痛的心肌缺血发作频率和程度，提高运动耐量。对心绞痛伴有高血压或心律失常患者尤为适用。对不稳定型心绞痛，普萘洛尔可减少心肌缺血再发作次数和持续时间，减少心肌梗死发生率。对心肌梗死患者可缩小梗死范围，降低急性心肌梗死患者的死亡率。不宜用于变异型心绞痛，因其阻断冠状动脉β受体，使α受体占优势，易导致冠状动脉收缩而加重心肌缺血症状。

硝苯地平（Nifedipine）为常用的Ca^{2+}通道阻滞药，其抗心肌缺血作用主要通过舒张血管、减慢心率、减弱心收缩力、防止Ca^{2+}超负荷和抑制血小板聚集等多条途径实现。硝苯地平对血管平滑肌的舒张作用较明显，能扩张冠状动脉缓解冠脉痉挛，对变异型心绞痛疗效好。对稳定型心绞痛，宜与β受体阻断药合用，单用硝苯地平因降压作用反射性加快心率，心肌收缩力增强，增加心肌耗氧量而加重心绞痛症状和增加发生心肌梗死的危险。硝苯地平不抑制房室传导，适用于伴有房室传导阻滞的心绞痛病人。

阿司匹林（Aspirin）具有抑制血小板聚集，防止血栓形成的作用。小剂量阿司匹林可用于防治血栓性疾病如冠状动脉硬化性疾病和心肌梗死，能减少缺血性心脏病发作和复发的危险，降低心肌梗死发生率和死亡率。

【自测习题】

一、填空题

1. 心肌的供氧量取决于动、静脉________及________的血流量，心肌耗氧量除取决于心肌收缩力外，还取决于________与________。

2. 硝酸甘油抗心绞痛的主要给药途径是________，连续用药可出现________，克服的方法是________、________等。

3. 常用抗心绞痛药有________、________、________等三类。每类的代表药分别是________、________、________。

4. 临床上常将硝酸甘油与普萘洛尔合用抗心绞痛，合用的意义在于前者可克服后者________、________，而后者可克服前者________、________。但合用时须注意________，否则____________反而诱发心绞痛的产生。

5. 硝酸甘油临床适应证包括________、________、________。

6. 小剂量阿司匹林可有效预防冠心病和心肌梗死，因为该药具有抗________和防止________形成的作用。

二、选择题

单项选择题

1. 硝酸甘油作用最强的平滑肌是

A. 小动脉平滑肌　　B. 小静脉平滑肌　　C. 较大的动脉平滑肌

D. 支气管平滑肌　　E. 胃肠道平滑肌

2. 硝酸酯类舒张血管的机制是

A. 直接作用于血管平滑肌　　B. 阻断α受体

C. 促进前列环素生成　　D. 释放一氧化氮

E. 阻滞Ca^{2+}通道

3. 不宜用于变异型心绞痛的药物是

A. 硝酸甘油　B. 硝苯地平　C. 维拉帕米

D. 普萘洛尔　E. 硝酸异山梨酯

4. 具有抗心绞痛和抗心律失常的药物是

A. 硝酸甘油　B. 普萘洛尔　C. 阿司匹林

D. 硝酸异山梨酯　E. 吗多明

5. 普萘洛尔、维拉帕米的共同禁忌证是

A. 轻、中度高血压　B. 变异型心绞痛

C. 强心苷中毒时心律失常　D. 甲亢伴有窦性心动过速

E. 严重心功能不全

6. 普萘洛尔、硝酸甘油、硝苯地平治疗心绞痛的共同作用是

A. 减慢心率　B. 缩小心室容积　C. 扩张冠脉

D. 降低心肌氧耗量　E. 抑制心肌收缩力

7. 影响普萘洛尔治疗心绞痛的不利因素是

A. 心收缩力增加，心率减慢

B. 心室容积增大，射血时间延长，增加氧耗

C. 心室容积缩小，射血时间缩短，降低氧耗

D. 扩张冠脉，增加心肌血供

E. 扩张动脉，降低后负荷

8. 下列关于硝酸甘油不良反应的叙述正确的是

A. 降低颅内压　B. 降低眼内压　C. 心率减慢

D. 致高铁血红蛋白症　E. 搏动性头痛

9. 变异型心绞痛宜选用

A. 硝酸甘油　B. 硝苯地平　C. 硝普钠

D. 阿替洛尔　E. 普萘洛尔

10. 下列减弱硝苯地平治疗心绞痛的因素是

A. 心室张力降低　B. 心率加快　C. 心室压力减小

D. 改善缺血区供血　E. 增加侧支血流

多项选择题

11. 通过释放 NO 而发挥效应的药物是

A. 硝苯地平　B. 硝酸甘油　C. 硝普钠

D. 硝酸异山梨酯　E. 普萘洛尔

12. 普萘洛尔的药理作用有

A. 减慢心率　B. 减弱心肌收缩力　C. 改善缺血区供血

D. 扩张冠状动脉　E. 降低心室压力

13. 下列药物合用正确的是

A. 硝酸甘油与普萘洛尔治疗稳定型心绞痛

B. 硝苯地平与普萘洛尔治疗不稳定型心绞痛

C. 强心苷与普萘洛尔治疗心房纤颤

D. 维拉帕米与地尔硫䓬治疗变异型心绞痛

E. 普萘洛尔与噻吗洛尔治疗不稳定型心绞痛

14. 加快心率的药物有

A. 硝苯地平　　B. 维拉帕米　　C. 地尔硫䓬
D. 硝酸甘油　　E. 普萘洛尔

15. 吗多明的药理作用是

A. 降低心脏前负荷　　B. 降低心脏后负荷
C. 扩张冠脉，改善心内膜下心肌的供血　　D. 降低心肌耗氧量
E. 只降低前负荷而不降低后负荷

16. 硝苯地平的适应证有

A. 稳定型心绞痛　　B. 高血压　　C. 胆绞痛
D. 脑血管病　　E. 变异型心绞痛

17. 普萘洛尔的临床用途包括

A. 变异型心绞痛　　B. 不稳定型心绞痛　　C. 稳定型心绞痛
D. 窦性心动过速　　E. 轻、中度高血压

18. 伴有哮喘病的心绞痛患者，宜选用的药物有

A. 硝酸甘油　　B. 普萘洛尔　　C. 噻吗洛尔
D. 硝苯地平　　E. 单硝酸异山梨酯

三、配对题

1. 硝酸甘油　　A. ADP受体阻滞剂
2. 硝苯地平　　B. 钾离子通道开放剂
3. 普萘洛尔　　C. 新型NO供体
4. 噻氯匹定　　D. 硝酸酯类
5. 尼可地尔　　E. β受体阻断剂
6. 吗多明　　F. 钙通道阻滞剂

四、判断题

1. 硝酸甘油直接舒张血管而发挥抗心绞痛作用。
2. 脑血管扩张引起的搏动性头痛是硝酸甘油最常见的不良反应。
3. 硝酸甘油连续用药可出现快速耐受性，间断性用药则不会产生耐受。
4. 普萘洛尔对心绞痛伴有高血压或变异型心绞痛患者尤为适用。
5. 对稳定型心绞痛，硝苯地平宜与β受体阻断药合用。
6. 小剂量阿司匹林可用于防治心肌梗死。
7. 吗多明能自发释放NO产生舒血管效应，不易产生耐受性。

五、简答题

1. 常用于抗心绞痛的钙通道阻滞药有哪些？为什么硝苯地平宜与普萘洛尔合用治疗稳定型心绞痛而维拉帕米则慎用？

2. 硝酸酯类药物抗心绞痛的作用机制。

3. 硝酸甘油与普萘洛尔合用治疗心绞痛的机制。

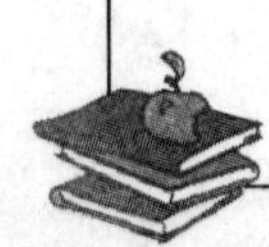

【参考答案】

一、填空题

1. 氧分压差　冠状动脉　心室壁张力　心率

2. 舌下含服　耐受性　采用小剂量给药　间歇给药

3. 硝酸酯类　β受体阻断药　钙拮抗剂　硝酸甘油　普萘洛尔　硝苯地平

4. 心室容积增大　射血时间延长　反射性心率加快　心收缩力增强
剂量不宜过大　血压过低造成冠脉流量减少

5. 抗心绞痛（治疗各型心绞痛）　急性心肌梗死　难治性充血性心力衰竭

6. 血小板聚集　血栓

二、选择题

1. B　2. D　3. D　4. B　5. E　6. D　7. B　8. E　9. B　10. B
11. BCD　12. ABCE　13. ABC　14. AD　15. ABCD　16. ABE　17. BCDE　18. ADE

三、配对题

1. D.　2. F.　3. E.　4. A.　5. B.　6. C

四、判断题

1. ×　2. √　3. ×　4. ×　5. √　6. √　7. √

五、简答题

1. 常用于抗心绞痛的钙通道阻滞药有：硝苯地平、维拉帕米和地尔硫䓬。

因为单用硝苯地平因降压作用反射性加快心率，心肌收缩力增强，增加心肌耗氧量而加重心绞痛症状和增加发生心肌梗死的危险，合用普萘洛尔则可减轻硝苯地平的这一作用。由于维拉帕米本身也能抑制心肌收缩力和减慢心率，因此与普萘洛尔合用应慎重。

2. 硝酸酯类药物抗心绞痛的作用机制：①降低心肌耗氧量；②增加冠状动脉血流量，改善缺血区的血流供应；③缺血心肌的保护作用。

3. 硝酸甘油与普萘洛尔合用治疗心绞痛的机制：

硝酸甘油	普萘洛尔
加强心肌收缩力↑	心肌收缩力↓
反射性加快心率↑	减慢心率↓
	心室容积增大，射血时间延长
二者联合用药可互相消除增加心肌耗氧量的不利因素，产生协同抗心绞痛作用	

（彭　军）

CHAPTER 第三十二章

调血脂药与抗动脉粥样硬化药

【学习要点】

1. 掌握调血脂药和抗动脉粥样硬化药的分类及降血脂作用特点。

2. 熟悉他汀类、贝特类、烟酸类、抗氧化剂、多烯脂肪酸类和黏多糖类作用特点。

3. 了解血浆脂蛋白的分类及高脂血症的分型。

【要点精讲】

用于防治动脉粥样硬化（atherosclerosis，AS）的药物称为调血脂药和抗 AS 药。血脂是血浆中所含脂类的总称，包括游离胆固醇（free cholesterol，FC）、胆固醇酯（cholesterolester，CE）、甘油三酯（trigkyceride，TG）和磷酯（phosphdipid，PL）等，它们在血浆中分别与载脂蛋白结合形成血浆脂蛋白，易于转运和代谢。某些血脂或脂蛋白高出正常范围，则可称为高脂血症（hyperlipemia）或高脂蛋白血症（hyperlipoprteinemia）。

他汀类 为羟甲基戊二酰辅酶（HMG－CoA）还原酶抑制剂，HMG－CoA 还原酶是肝细胞合成胆固醇过程中的限速酶，若抑制该酶的活性，就能有效地减少或阻断内源性胆固醇的合成。本类药物均具有与 HMG－CoA 相似羟甲基戊二酸结构，主要分为内酯环型和开环羟基酸型，是抑制 HMG－CoA 还原酶所必需的基团。内酯环型者如洛伐他汀和辛伐他汀，在肝中水解成具有活性的开环羟基酸型才能发挥其药理活性。开环羟基酸型者如普伐他汀，可直接发挥药理活性。人工合成氟伐他汀，介于二者之间。该类药物明显降低血浆 TC 和 LDL－C，略升高 HDL－C。同时还具有抗氧化、抑制细胞黏附、免疫抑制、抑制血管平滑肌细胞的增殖和促进其凋亡、防止血栓形成等作用。为治疗高胆固醇血症的首选药物，有较好的耐受性和安全性，辛伐他汀和西立伐他汀肌病发生率较高。常用药物有：**洛伐他汀**（Lovastatin）、**氟伐他汀**（Fluvastatin）、**阿伐他汀**（Atorvastatin）及**西立伐他汀**（Cerivastatin）等。

胆汁酸结合树脂 主要为碱性阴离子交换树脂。该类药物口服后不被消化道吸收，在肠道内能与胆汁酸呈不可逆结合，促进胆汁酸随大便排出体外，因而阻断胆汁酸的肠肝循环，同时也阻断外源性（食物）胆固醇的吸收，降低血浆 TC 和 LDL－Ch。主要用于Ⅱa 和Ⅱb 型高脂血症及杂合子家族性高胆固醇血症。少数患者可产生胃肠道反应，偶见腹泻、脂肪痢、出血、骨质疏松、短暂的转氨酶升高和高氯酸血症等。常用药物有**考来烯胺**（Cholestyramine，降胆敏，消胆胺）、**考来替泊**（Colestipol，降胆宁）和 Colesevelam（WelChol，维康）等。

酰基辅酶 A 胆固醇酰基转移酶抑制药 乙酰辅酶 A 胆固醇酰基转移酶（ACAT）具有促进细胞内 CH 转化为 CE 的功能。此转化促进 VLDL 在肝细胞中组成和释放，促进 CH 在血管壁的蓄积和在小肠的吸收，促进泡沫细胞的形成等，从而促进 AS 病变过程。ACAT 抑制药是一作用于新靶点的调血脂和抗 AS 药物。常用药物为**甲亚油酰胺**（Melinamide）。

贝特类药 该类药物主要具有降低血中的 TG 和 VLDL 作用，以及抗凝血、抗血栓和抗炎性反应等作用。作用机制复杂，可能与激活过氧化物酶体增殖激活受体－α（PPARα）途径有关。主要用于原发性高 TG 血症，对Ⅲ型高脂血症和混合型高脂血症有较好的疗效。也可用于Ⅱ型糖尿病引起的高脂血症。不良反应发生率低，主要表现为消化道反应（食欲减退、恶心、腹胀等）。常用药物为：**苯扎贝特**（Bezafibrate）、**吉非贝齐**（Gemfibrate）、**非诺贝特**（Fenofibrate）、**环丙贝特**（Ciprofibrate）、**益多酯**（Etofylline Clofibrate）等。

烟酸（Nicotinic acid）口服吸收迅速而完全。烟酸为 B 族维生素之一，可有明显的降血脂作用。既降低 TC 又降低 TG，同时升高 HDL－C 及降低 Lp（a），降血脂作用机制尚不十分明确。为广谱调血脂药，与他汀类或贝特类药物合用，可提高疗效。用量较大，常可出现皮肤潮红及瘙痒，胃肠道刺激症状。

普罗布考（Probucol）经胃肠道吸收少，且不规则，食物可促进其吸收。通过阻断脂质过氧化过程并减少脂质过氧化物（LPO）的产生，而产生较强的抗氧化作用，其降脂作用弱，能使血浆 TC 及 LDL－C 降低，对 VLDL、TG 影响较少。主要用于Ⅱ型，特别是Ⅱa型高脂血症的治疗。与胆固醇结合树脂、他汀类药物合用有协同作用。最常见的不良反应为胃肠道不适。

多烯脂肪酸又称多不饱和脂肪酸（polyunsaturated fatty acid，PUFA）。可分为 $n-6$（$\omega-6$）型和 $n-3$（$\omega-3$）型两种。前者包括亚油酸和 γ－亚麻酸，后者除 α－亚麻油酸外，还有长链 PUFA、二十碳五烯酸（EPA）和二十二碳六烯酸（DHA）等。$n-3$ 型调血脂作用比 $n-6$ 型显著，降低 TG 及 VLDL－TG 的作用较强，略升高 HDL－C，其作用机制可能与抑制肝脏 TG 和 ApoB 合成、提高 LPL 活性、促进 VLDL 分解有关。$n-3$ 型多烯脂肪酸还有抑制血小板聚集、降低全血黏度、抑制内皮生长因子，增强内皮舒张因子功能等作用。适用于高 TG 血症患者。长期应用能预防动脉粥样硬化形成，并使斑块消退。

低分子肝素（Low molecular weight heparins LMWH）具有调血脂作用，并能防止白细胞、血小板及有害因子黏附、聚集和有害物质释放，发挥保护血管内皮功能的作用，还有抗凝血，抑制血栓形成的作用，这些作用都有助于对抗 AS 的形成。

【自测习题】

一、名词解释

调血脂药和抗动脉粥样硬化药

二、填空题

1. 他汀类药物通过抑制________产生调血脂作用，明显降低血中________和________。

2. 考来烯胺在肠道内能与________呈不可逆结合，促进________随大便排出体外，因而阻断________的________。

3. 烟酸的降血脂作用与抑制________和促进________活性有关，明显降低血中________和________。

4. 主要降低血中 TG 和 VLDL 的药物有________和________。

5. 主要降低血浆 TC 和 LDL - ch 的药物有________、________和________。

三、选择题

单项选择题

1. 抑制 HMG - CoA 还原酶而影响胆固醇合成的抗动脉粥样硬化药是
   A. 洛伐他汀　　B. 普罗布考　　C. 烟酸
   D. 非诺贝特　　E. 考来烯胺

2. 能明显降低血浆胆固醇的药是
   A. 烟酸　　B. 苯扎贝特　　C. 多烯脂肪酸
   D. 普罗布考　　E. 氟伐他汀

3. 能明显降低血浆甘油三酯的药物是
   A. 考来烯胺　　B. 抗氧化剂　　C. 塞伐他汀
   D. 洛伐他汀　　E. 吉非贝齐

4. 久用可导致胆囊炎或胆结石的药物是
   A. 烟酸　　B. 普罗布考　　C. 塞伐他汀
   D. 氯贝丁酯　　E. 考来替泊

5. 可使血中尿酸增多，痛风患者禁用的药物是
   A. 普罗布考　　B. 烟酸　　C. 吉非贝齐
   D. 洛伐他汀　　E. 考来替泊

6. 长期使用可引起脂溶性维生素缺乏的药物是
   A. 考来烯胺　　B. 普罗布考　　C. 烟酸
   D. 洛伐他汀　　E. 吉非贝齐

7. 具有调血脂作用，又有抗凝血，抑制血栓形成作用的药物是
   A. 依诺肝素　　B. 烟酸　　C. α - 亚麻酸
   D. 普罗布考　　E. 氟伐他丁

8. 对于普罗布考下列描述错误的是
   A. 具有抗氧化作用
   B. 降低 TC 同时，也降低 VLDL、TG
   C. 长期使用可降低冠心病的发病率
   D. 特别适合Ⅱa 型高脂血症的治疗
   E. 最常见的不良反应为胃肠道不适

多项选择题

9. 对贝特类药物降血脂作用描述正确的是
   A. 显著降低 TG、VLDL、LDL、升高 HDL
   B. 主要用于原发性高 TG 血症
   C. 促使 sLDL 转化
   D. 有抗血小板聚集作用
   E. 降低血浆黏度作用

10. 普罗布考的药理作用是
    A. 降低 TC　　B. 降低 LDL - ch　　C. 降低 VLDL
    D. 抗氧化作用　　E. 降低 HDL - ch

11. 具有抗血管内皮细胞损伤作用的抗动脉粥样硬化药有
    A. 贝特类药　　B. 他汀类药　　C. 抗氧化剂
    D. 黏多糖　　E. 脂肪酸

12. 具有降低 LP（a）作用的药物是
    A. 烟酸　　B. 阿西莫司　　C. 硫酸软骨素
    D. 苯扎贝特　　E. 司坦唑醇

13. 考来烯胺降血脂作用是
    A. 与胆酸汁络合而中断胆汁酸的肝肠循环
    B. 增加胆固醇向胆酸转化
    C. 影响胆固醇的吸收
    D. 减少胞内 cAMP 含量
    E. 增加胞内 cAMP 含量

14. 烟酸的主要不良反应有
    A. 刺激胃肠道、并加重溃疡　　B. 致瘙痒及皮肤潮红
    C. 便秘　　D. 降低血糖
    E. 减少尿酸排泄，降低糖耐量而使尿酸增加，血糖增加

15. 他汀类药物临床上可用于
    A. 高胆固醇血症的首选药物　　B. 预防血管成形术后再狭窄
    C. 肾病综合征　　D. 骨质疏松症
    E. 缓解器官移植后的排斥反应

四、配对题

1. 甲亚油酰胺　　A. 抑制 HMG - CoA 还原酶
2. 氟伐他汀　　B. 抑制脂肪酶

3. 维生素 E　　　　　　　C. 抑制磷脂酶 A_2 和脂氧酶
4. 阿西莫司　　　　　　　D. 抑制酰基辅酶 A 胆固醇酰基转移酶
5. 苯扎贝特　　　　　　　E. 激活过氧化物酶体增殖激活受体 - α 途径

五、判断题

1. 烟酸的降血脂作用主要是通过抑制 HMG - CoA 还原酶。
2. 考来烯胺降血脂作用是通过与胆汁酸络合而中断胆汁酸的肠肝循环。
3. 普罗布考在降低 LDL 的同时也降低 HDL。
4. 深海鱼油具有调血脂作用。
5. 辛伐他汀是无活性的内酯环型，在肝内水解为开环型发挥作用。

六、简答题

比较他汀类与贝特类降血脂的作用机制、作用特点及临床用途。

【参考答案】

一、名词解释

动脉粥样硬化主要表现为动脉内膜脂质沉积，单核细胞和淋巴细胞浸润及血管平滑肌细胞增生等，形成泡沫细胞、脂纹和纤维斑块，引起血管壁硬化、管腔狭窄和血栓形成，可引发严重的心脑血管疾病及其他临床事件。用于防治动脉粥样硬化（AS）的药物称为调血脂药和抗动脉粥样硬化药。

二、填空题

1. HMG - CoA 还原酶　TC　LDL
2. 胆汁酸　胆汁酸　胆汁酸　肠肝循环
3. 脂肪酶　脂蛋白脂酶　TG　VLDL
4. 贝特类　烟酸类
5. 他汀类　胆汁酸结合树脂　酰基辅酶 A 胆固醇酰基转移酶抑制药

三、选择题

1. A　2. E　3. E　4. D　5. B　6. A　7. A　8. B　9. ABCDE　10. ABDE　11. ABCD　12. ABDE　13. ABC　14. ABE　15. ABCDE

四、配对题

1. D　2. A　3. C　4. B　5. E

五、判断题

1. ×　2. √　3. √　4. √　5. √

六、简答题

他汀类与贝特类降血脂的作用机制、作用特点及临床用途：

	他汀类	贝特类
作用机制	抑制 HMG－CoA 还原酶	激活过氧化物酶体增殖激活受体－α 途径
作用特点	降血脂作用 LDL－Ch＞ TC＞TG HDL 升高	明显降低 TG 和 VLDL HDL 升高
临床用途	高胆固醇血症的首选 预防血管成形术后再狭窄 肾病综合征 排斥反应 骨质疏松症	原发性高 TG 血症 Ⅱ型糖尿病引起的高脂血症

（何　冰）

CHAPTER 第三十三章

利尿药和脱水药

【学习要点】

1. 掌握利尿药和脱水药定义、利尿药分类、各类代表药物（呋塞米、氢氯噻嗪、螺内酯、氨苯蝶啶）的药理作用、临床应用和主要不良反应。

2. 熟悉托拉塞米、布美他尼、氯噻酮、阿米洛利等药物作用特点，常用利尿药应用注意事项，脱水药作用及临床应用。

3. 了解肾脏生理与利尿药作用基础的关系，呋塞米及氢氯噻嗪的药物相互作用。

【要点精讲】

一、利尿药

（一）基本概念

利尿药（diuretics）指作用于肾脏、影响肾小球滤过、肾小管的重吸收和分泌等功能，促进体内电解质和水分排出的药物。

目前临床应用的有效利尿药主要是影响肾小管不同部位对原尿中电解质重吸收，进而影响水分重吸收，产生利尿作用的。因肾小管不同部位对原尿中电解质吸收的机制和量不同，利尿药产生的利尿效应也不同。

（二）常用利尿药

利尿药主要根据其作用部位、化学结构及利尿效能分为高效利尿药、中效利尿药、弱效利尿药三类。

1. 高效利尿药 药物作用于髓袢升支，又称袢利尿药。

特点 本类药物通过与肾小管髓袢升支细胞膜 $Na^{+}-K^{+}-2Cl^{-}$ 同向转运体结合，抑制其对 Na^{+}、K^{+}、$2Cl^{-}$ 的同向转运。同时影响尿液浓缩功能和尿液稀释功能，Na^{+}、K^{+}、Cl^{-}、Ca^{2+}、Mg^{2+} 等离子总排出增多。短期用药能增加尿酸排泄，而长期用药则可引起高尿酸血症。

主要用于治疗充血性心衰、肝硬化、肾脏疾病等多种原因引起的中、重度水肿，急进

型高血压、高血压危象等。主要不良反应有：水、电解质平衡紊乱，低氯碱血症；耳毒性（耳鸣、听力障碍）等。其他可有消化系统、神经系统等多种症状出现。

呋塞米（Furosemide，呋喃苯胺酸，速尿）是高效、速效利尿药。口服易吸收，$t_{1/2}$个体差异较大，肝和/（或）肾功能降低时明显延长。大部分以原形经肾脏排泄。除利尿作用外，还有抑制前列腺素分解酶的活性，使PGE_2含量升高，产生扩张血管作用，可降低肾血管阻力，扩张肺静脉，降低肺毛细血管通透性。呋塞米在高钙血症时，可引起肾结石。

托拉塞米（Torasemide）除抑制髓袢升支$Na^+-K^+-2Cl^-$共同转运外，还有拮抗醛固酮作用和抗TXA_2缩血管作用。利尿作用是呋塞米的3倍，且持久，是治疗急性肾衰竭、肝硬化腹水及脑水肿的一线用药。该药发生离子平衡紊乱、耳毒性等不良反应几率均低于呋塞米，对尿酸排泄无影响，耐受性好。肾衰竭患者用药安全，无蓄积作用。

布美他尼（Bumetanide）作用产生快，持续时间较呋塞米长，利尿强度约为呋塞米的20～60倍，某些对呋塞米无效的病例仍可能有效。排钾作用及耳毒性均较呋塞米轻。

2．中效利尿药

特点 本类药物作用于远曲小管近端，抑制Na^+、Cl^-的共同转运，使Na^+、Cl^-重吸收减少。应用后可增加水及Na^+、K^+、Cl^-、HCO_3^-、Mg^{2+}等离子排泄，产生中等强度利尿作用。不良反应以水、电解质紊乱较为常见。长期、大量应用易发生血Na^+、K^+、Cl^-、Mg^{2+}等离子降低。还可引起高尿酸血症、过敏反应等。其他有皮疹、荨麻疹等。

噻嗪类包括氢氯噻嗪、氯噻嗪、苄氟噻嗪等。本类各药效能相似，仅体内过程和效价强度各异。

氢氯噻嗪（Hydrochlorothiazide）为噻嗪类代表药物。具有利尿作用、抗利尿作用和降压作用。可使尿Ca^{2+}排泄减少。肾功能降低时噻嗪类药物利尿作用降低，当肾小球滤过率低于30ml/min，噻嗪类不发挥利尿作用，且能进一步损害肾功能。

主要用于多种疾病引起的中等程度水肿和高血压治疗，也可用于中枢性或肾性尿崩症、肾结石的治疗。不良反应与剂量和疗程有关。长期大量应用除引起离子平衡紊乱外，还可引起高血糖、高血脂、高尿酸血症等。慎用于以下情况：无尿或严重肾功能衰竭、糖尿病、高尿酸血症或有痛风病史、严重肝功能损害、高钙血症、低钠血症、红斑狼疮、妊娠期等。

非噻嗪类中效利尿药的结构不同于噻嗪类，但作用机制、利尿效果及临床应用与噻嗪类相似，如**氯噻酮**（Chlortralidone）、**吲哒帕胺**（Indapamide）及**美托拉宗**（Metolazone）等。

3．弱效利尿药

特点 作用于远曲小管远端和集合管。常用有螺内酯、氨苯蝶啶、阿米洛利等。与前述利尿药不同的是，这些药物在增加Na^+排出的同时减少了K^+排泄，故又被称为留钾利尿药。主要作用于近曲小管的乙酰唑胺也产生弱效利尿作用。

螺内酯（Spironolactone）化学结构与醛固酮相似，与醛固酮受体结合，拮抗醛固酮作用，产生排Na^+留K^+作用，增加尿量。利尿作用与体内醛固酮水平相关。作用产生较慢而持久。临床多与高效利尿药或中效利尿药合用，以增强利尿效果并减少K^+的排出。主要用于治疗醛固酮升高的水肿（如肝硬化腹水、肾病综合征）；也用于充血性心力衰竭治疗，除利尿、维持K^+平衡外，尚有抗组织重构作用。还可用于原发性醛固酮增多症的诊断和治疗。主要不良反应是高钾血症。肾功能不良者禁用。

氨苯蝶啶（Triamterene）较螺内酯作用产生快但持续时间短。直接阻断远曲小管远端

和集合管管腔膜 Na^+ 通道，抑制管腔液中 Na^+ 重吸收，减少 K^+ 排泄，同时减少 H^+、Ca^{2+}、Mg^{2+} 的排泄。临床用途与不良反应与螺内酯相似。因代谢产物仍具有药理活性，故肝、肾功能不良者均慎用或禁用。高钾血症患者禁用。

阿米洛利（Amiloride）作用机制与氨苯蝶啶相同。留 K^+、利尿作用均强于氨苯蝶啶和螺内酯。

乙酰唑胺（Acetazolamide）为可逆的强效碳酸酐酶抑制剂，作用部位广泛。利尿作用部位主要在近曲小管，利尿作用弱。乙酰唑胺还可抑制房水生成，有降低眼内压作用。临床主要用于青光眼和某些水肿性疾病的辅助治疗。还用于纠正代谢性碱中毒、预防和治疗急性高山病引起的肺水肿及脑水肿等。

二、脱水药

脱水药（dehydrate agents）又称渗透性利尿药。是一类非电解物质，具有增加血浆渗透压，能在肾小球自由滤过，但不易被肾小管重吸收的特性。

甘露醇（Mannitol）口服不吸收，静脉内给药极少向组织分布，主要以原形随尿液排泄。通过提高血浆渗透压、肾小管内渗透压等作用促使组织内水分向血管内转移，并通过肾脏排出。是治疗脑水肿的首选药；还可用于青光眼急性发作和术前准备；急性肾衰竭时与强效利尿药合用。

最常见不良反应为水和电解质紊乱。快速大量静注可因血容量骤增而导致心力衰竭、稀释性低钠血症，偶可致高钾血症、渗透性肾病等。静脉滴注外漏，可发生局布组织肿胀，严重可坏死。低温时可析出结晶，注意温热（$<80℃$）充分溶解后用。禁用于心力衰竭、活动性颅内出血患者。

山梨醇（Sobitol）可在体内转变为糖，使其高渗作用减弱，且持续时间短。

高渗葡萄糖（Hypertonic Glucose）因其易于向组织分布及代谢，作用弱而短暂，与甘露醇交替应用。对脑缺血患者易引起乳酸增加，加重脑组织损伤，停药后颅内压“反跳”明显，可能加剧病情。目前已较少应用。

【自测习题】

一、名词解释

1. 利尿药　2. 脱水药　3. 渗透性肾病

二、填空题

1. 常用的利尿药主要根据其作用部位、化学结构及利尿效能分为________、________、________三类。

2. 呋塞米可使血钙________、血钾________；氢氯噻嗪可使血钙________、血钾________；螺内酯可使血钾________。

3. 少尿或无尿患者应用呋塞米最大剂量________小时仍无效时应停药。

4. 呋塞米与氨基糖苷类、头孢菌素类药物等合用可增加________和________不良

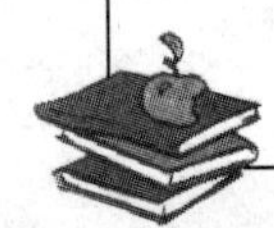

反应。

5. 当肾小球滤过率低于30ml/min，________类利尿药不发挥利尿作用，且能进一步损害肾功能。

6. 氢氯噻嗪抗利尿作用除与降低细胞内________离子有关外，还与抑制________酶有关。

7. 吲哒帕胺低剂量时________作用明显，而________作用微弱。

8. 作用于远曲小管远端和集合管的弱效利尿药有________、________和________。

9. 甘露醇是治疗多种原因引起的________的首选药。

10. 所有利尿药最常见和共同的不良反应是________。

三、选择题

单项选择题

1. 利尿药是指
   A. 治疗少尿的药物　　B. 作用于肾脏，增加电解质和水排泄的药物
   C. 治疗水肿的药物　　D. 抑制抗利尿激素释放的药物
   E. 一切可以增加尿量的药物

2. 噻嗪类利尿药的作用部位在
   A. 近曲肾小管　　B. 髓袢降支粗段　　C. 髓袢升支粗段
   D. 远曲小管近段　　E. 远曲小管远段

3. 呋塞米的利尿作用部位在
   A. 近曲肾小管　　B. 髓袢降支粗段　　C. 髓袢升支粗段
   D. 远曲小管近段　　E. 远曲小管远段

4. 氨苯蝶啶的利尿作用部位在
   A. 近曲肾小管　　B. 髓袢降支粗段　　C. 髓袢升支粗段
   D. 远曲小管近段　　E. 远曲小管远段及集合管

5. 抑制 $Na^+-K^+-2Cl^-$ 转运体的利尿药是
   A. 呋塞米　　B. 氢氯噻嗪　　C. 螺内酯
   D. 氨苯蝶啶　　E. 氯噻酮

6. 关于托拉塞米下述错误的是
   A. 有拮抗醛固酮的作用　　B. 可对抗 TXA_2 的缩血管作用
   C. 利尿作用较呋塞米弱　　D. 对尿酸排泄无影响
   E. 对脂代谢和糖代谢无不良影响

7. 下列药物中不属于强效利尿药的是
   A. 呋塞米　　B. 布美他尼　　C. 吲哒帕胺
   D. 依他尼酸　　E. 托拉塞米

8. 氢氯噻嗪的药理作用特点不包括
   A. 具中等强度利尿作用　　B. 有抗利尿作用
   C. 可增加尿 Ca^{2+} 排出　　D. 能抑制尿酸排泄
   E. 严重肾功能衰竭时利尿作用消失，并有加重肾损害作用

9. 利尿作用依赖于体内醛固酮水平的药物是

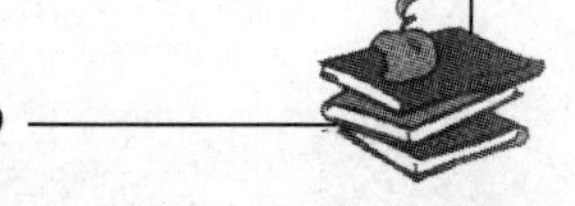

A. 螺内酯　　B. 乙酰唑胺　　C. 呋塞米
D. 氯噻酮　　E. 吲哒帕胺

10. 临床主要用于青光眼和某些水肿性疾病辅助治疗的药物是
A. 螺内酯　　B. 乙酰唑胺　　C. 氨苯蝶啶
D. 氯噻酮　　E. 吲哒帕胺

11. 低剂量（<2.5mg/d）降压作用明显，利尿作用微弱，临床主要用于高血压治疗的药物是
A. 螺内酯　　B. 乙酰唑胺　　C. 氨苯蝶啶
D. 氯噻酮　　E. 吲哒帕胺

12. 关于呋塞米，下述正确的是
A. 长期应用可降低血尿酸水平
B. 能提高前列腺素分解酶的活性
C. 不应与氨基糖苷类等具有耳毒性的药物合用
D. 因可增加尿钙排泄，适用于肾结石患者
E. 静脉用药应以葡萄糖稀释，不宜用氯化钠稀释

13. 噻嗪类利尿药药理学特点不包括
A. 作用机制相同　　B. 效能相似　　C. 体内过程有差异
D. 效价强度不同　　E. 有效剂量的大小在各药的实际应用中有重要意义

14. 弱效利尿药共同的特点是
A. 都是通过拮抗醛固酮产生作用
B. 化学结构相似
C. 都是保钾利尿药
D. 主要作用部位在肾单位的集合管
E. 因作用弱，临床仅用于轻度水肿患者

15. 可以抑制、逆转组织重构的利尿药是
A. 螺内酯　　B. 乙酰唑胺　　C. 氨苯蝶啶
D. 氯噻酮　　E. 氢氯噻嗪

多项选择题

16. 关于脱水药，下述正确的是
A. 主要通过增加血浆渗透压起作用
B. 能经肾小球自由滤过
C. 不易被肾小管重吸收
D. 主要通过口服给药
E. 禁用于充血性心力衰竭患者

17. 高效利尿药的共同特点是
A. 作用部位在髓袢降支粗段
B. 抑制肾小管上皮细胞膜对 Na^+、K^+、$2Cl^-$ 的同向转运
C. 主要用于治疗多种原因引起的严重水肿
D. 可引起低钾、低钠、低钙血症，低氯性碱中毒等电解质平衡紊乱
E. 对严重肝功能损害者可能诱发肝昏迷

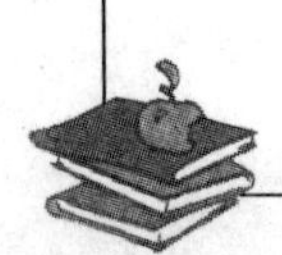

18. 关于托拉塞米下述正确的是

A. 有拮抗醛固酮的作用　B. 可对抗 TXA_2 的缩血管作用

C. 利尿作用较呋塞米强　D. 可抑制尿酸排泄

E. 对脂代谢和糖代谢无不良影响

19. 氢氯噻嗪适应证有

A. 多种疾病引起的中等程度水肿　B. 高血压

C. 中枢性或肾性尿崩症　D. 肾结石

E. 高钙血症

20. 呋塞米可用于治疗

A. 某些毒物中毒　B. 急性左心衰、肺水肿

C. 急进型高血压　D. 防、治急性肾功能衰竭

E. 高钾血症、高钙血症

21. 呋塞米可引起

A. 低钾血症　B. 低钙血症　C. 耳鸣、听力障碍

D. 原有糖尿病加重　E. 严重肝功能衰竭时，可能诱发肝性脑病

22. 螺内酯的药理作用特点包括

A. 体内醛固酮水平影响本药的利尿作用

B. 有抑制、逆转组织重构作用，对充血性心力衰竭有特殊治疗意义

C. 久用可引起血 K^+ 升高

D. 禁用于肾功能不良患者

E. 减少钾排出

23. 呋塞米应用时要注意

A. 严密监查离子平衡，尤其注意血 K^+ 浓度

B. 慎用于糖尿病、高尿酸血症

C. 老年人应用不良反应明显

D. 为尽快取得疗效，应从大剂量开始应用

E. 孕妇、尤其是妊娠前 3 个月应尽量避免应用

24. 关于呋塞米药物相互作用下述正确的是

A. 肾上腺皮质激素能升高本药的利尿作用，并减少低钾血症的发生机会

B. 与多巴胺合用，利尿作用增强

C. 消炎镇痛药能增强本药的利尿作用

D. 与碳酸氢钠合用发生低氯性碱中毒机会增加

E. 与氨基糖苷类、头孢菌素类药物等合用，增加耳毒性和肾毒性

25. 关于利尿药，下述正确的是

A. 布美他尼的耳毒性较大，不适用于有听力障碍的患者

B. 托拉塞米治疗充血性心力衰竭总有效率高于呋塞米

C. 氯噻酮可用于尿崩症治疗

D. 对磺胺类药物过敏的患者不可应用噻嗪类利尿药

E. 氢氯噻嗪可预防含钙盐成分形成的结石

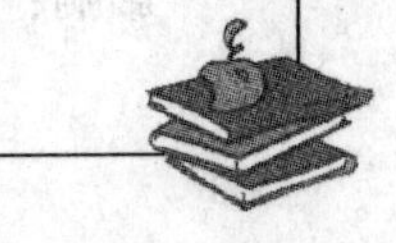

四、简答题

1. 比较呋塞米、氢氯噻嗪及螺内酯的作用部位、作用机制及对血中离子、血糖、血尿酸的影响。

2. 与呋塞米比较，托拉塞米在作用机制及药理作用方面的特点。

3. 氢氯噻嗪为什么能够产生抗利尿作用?

4. 脱水剂为何禁用于充血性心力衰竭的患者?

【参考答案】

一、名词解释

1. 利尿药：直接作用于肾脏，主要通过影响不同部位肾小管对电解质重吸收和分泌等功能，促进体内电解质和水分排出的药物。

2. 脱水药：具有增加血浆渗透压，能在肾小球自由滤过，但不易被肾小管重吸收、增加肾小管内尿液渗透压的特性。通过吸收组织中水分，增加血容量，增加肾小球滤过率并减少肾小管重吸收，促使组织水分排出的药物。

3. 渗透性肾病：又称甘露醇肾病，为甘露醇不良反应之一，主要见于大剂量快速静脉滴注时。表现为肾小管上皮细胞肿胀，空泡形成，尿量减少，甚至急性肾功能衰竭。

二、填空题

1. 高效　中效　弱效
2. 降低　降低　升高　降低　升高
3. 24
4. 耳毒性　肾毒性
5. 噻嗪类
6. 钠　磷酸二酯
7. 降压（扩血管）　利尿
8. 螺内酯　氨苯蝶啶　阿米洛利
9. 脑水肿
10. 水和电解质平衡紊乱

三、选择题

1. B　2. D　3. C　4. E　5. A　6. C　7. C　8. C　9. A　10. B　11. E　12. C　13. E　14. C　15. A　16. ABCE　17. BCDE　18. ABCE　19. ABCD　20. ABCDE　21. ABCDE　22. ABCDE　23. ABCE　24. BDE　25. BCDE

四、简答题

1. 呋塞米、氢氯噻嗪及螺内酯的作用部位、作用机制及对血中离子、血糖、血尿酸的影响：

药物	作用部位	作用机制	血钠	血钾	血钙	血尿酸	血糖
呋塞米	髓袢升支粗段	抑制 $Na^+-K^+-2Cl^-$ 共同转运体	降低	降低	降低	升高	升高
氢氯噻嗪	远曲小管近端	抑制 Na^+、Cl^- 共同转运	降低	降低	升高	升高	升高
螺内酯	远曲小管远端和集合管	拮抗醛固酮作用	降低	升高			

2. 与呋塞米比较，托拉塞米在药理作用及作用机制方面的特点：

托拉塞米除抑制髓袢升支 $Na^+-K^+-2Cl^-$ 共同转运外，还有拮抗醛固酮作用和抗 TXA_2缩血管作用，对糖代谢和脂代谢无不良影响。利尿作用是呋塞米的 3 倍，且持久。

3. 氢氯噻嗪产生抗利尿作用的机制：

氢氯噻嗪抗利尿作用是因为药物降低血中 Na^+浓度，减轻对渴中枢渗透压感受器的刺激，减少饮水量，尿量减少。也有认为是抑制磷酸二酯酶，增加细胞内 cAMP 浓度，使远曲小管、集合管对水的重吸收增加，减少尿量。

4. 脱水药禁用于充血性心力衰竭患者的理由：

脱水药通过增加血浆渗透压使组织中水分进入血管，增加血容量，增加充血性心力衰竭患者心脏负荷，加重病情，所以禁用。

（李卫平）

第六篇　作用于血液、呼吸、消化系统的药物

CHAPTER 第三十四章

作用于血液及造血器官的药物

【学习要点】

1. 掌握抗凝血药、抗血小板药和抗贫血药的作用机制、特点、应用及主要不良反应。
2. 熟悉纤维蛋白溶解药、促凝血药的作用特点、应用及注意问题。
3. 了解血容量扩充剂右旋糖酐的作用及应用。

【要点精讲】

一、抗凝血药

抗凝血药（anticoagulanls）是一类干扰凝血因子，阻止血液凝固的药物，主要用于血栓栓塞性疾病的预防与治疗。该类药物过量均可引起自发性出血。临床常用药物有肝素、香豆素类等。

肝素（Heparin）是带有大量阴电荷的大分子，口服和直肠给药不被吸收，采用静脉给药。肝素在体内、外均有强大的抗凝作用，其抗凝机制是激活和强化抗凝血酶Ⅲ（Antithrombin Ⅲ，ATⅢ）活性，加速ATⅢ对凝血酶及含丝氨酸残基蛋白酶的凝血因子Ⅻa、Ⅺa、Ⅸa、Ⅹa等的灭活，阻断凝血过程。除抗凝作用外，肝素可促进脂蛋白酯酶的释放，发挥降脂作用，但有“反跳”现象，停药后会回升。还可抑制炎症介质活性和炎症细胞活动，具有抗炎以及抗血管内膜增生等作用。临床主要用于血栓栓塞性疾病、早期弥散性血管内凝血及体外抗凝（如心血管手术、体外循环、血液透析等）。肝素过量引起自发性出血，故应用时适当控制剂量、检测凝血时间和部分凝血活素时间（aPTT）。一旦发生自发性出血，应停用肝素，注射强碱性及带有阳电荷的硫酸鱼精蛋白。部分病人（约25%）应用肝素2～14天期间可出现肝素诱发的血小板减少等不良反应。

香豆素类常用的有双香豆素（Dicoumarol）、华法林（Warfarin）、醋硝香豆素（Acenocoumarol）和双香豆乙酯（Ethylbiscoumacetate）等。此类药物口服吸收快而完全，体内抗凝而体外无抗凝作用，抗凝作用持久（华法林2～5天，双香豆素4～7天）。其抗凝机制是拮抗维生素 K 的作用。在肝脏，抑制维生素 K 由环氧化物向氢醌型转化，从而抑制凝血因子Ⅱ、Ⅶ、Ⅸ、Ⅹ及内源性抗凝血蛋白 C 和 S 的氨基末端谷氨酸残基的 γ - 羧化，使其不能转化为活性因子，阻断凝血过程。临床主要用于防治血栓栓塞性疾病，亦可与抗血小板药合用，减少风湿性心脏病、髋关节固定术、人工瓣膜置换术后的静脉血栓发生率。过量易发生出血，出血可用维生素 K 对抗，必要时输新鲜血浆或全血。某些药物可增强或减弱此类药物的抗凝作用，临床联合用药时应该给予特殊注意。

水蛭素（Hirudin）是从水蛭唾液中提取并纯化的抗凝成分。其抗凝作用是直接抑制凝血酶，使凝血酶的蛋白水解功能受到抑制，阻止纤维蛋白的凝集和血小板的聚集和分泌，从而使纤维蛋白和交联蛋白形成的血小板聚集易于解离，产生强大而持久的抗血栓作用。药用的还有基因重组水蛭素（Lepirudin）。临床用于预防术后血栓形成、血管成形术后血管再狭窄、DIC 的急性期、不稳定型心绞痛、急性心肌梗死后溶栓的辅助治疗、血液透析中血栓形成等。

二、抗血小板药

抗血小板药又称血小板抑制药，主要通过抑制血小板代谢、干预 ADP 的诱导作用、抑制凝血酶和阻断 GPⅡb/Ⅲa 受体等药物作用靶点产生作用。

阿司匹林（Aspirin）通过抑制环氧酶，干扰花生四烯酸代谢，减少血栓烷 A_2（TXA_2）的产生，抑制血小板功能。此外，阿司匹林还可拮抗纤维蛋白原溶解导致的血小板激活，以及抑制 t - PA 的释放。临床用于预防心肌梗死和脑血栓形成，也能减少短暂性脑缺血的发生率。

利多格雷（Ridogrel）是 TXA_2 合成酶抑制药，直接干扰 TXA_2 的合成，减少 TXA_2 的水平，并提高 PGI_2 的含量，兼有中度的 TXA_2 受体阻断作用。其抗血栓作用与阿司匹林和水蛭素相当甚至效果更好，但不良反应轻，病人可以耐受。

双嘧达莫（Dipyridamole）又称潘生丁（Persantin），通过抑制磷酸二酯酶（PDEs）或增加腺苷环化酶活性，增加 cAMP 含量，以及增强 PGI_2 的作用和减少 TXA_2 的合成。对胶原、ADP、肾上腺素及低浓度凝血酶诱导的血小板聚集有抑制作用，体内、外均有抗血栓作用。临床用于血栓栓塞性疾病的治疗，与华法林合用于心脏瓣膜置换术，防止术后血小板血栓的形成，以及阻抑动脉粥样硬化早期的病变过程。

噻氯匹啶（Ticlopidine）通过抑制 ADP 诱导的血小板膜糖蛋白 GPⅡb/Ⅲa 受体与纤维蛋白原结合，从而抑制血小板聚集。用于预防急性心肌梗死、脑中风和外周动脉血栓性疾病的复发。长期用药注意出血和白细胞减少等不良反应。

阿昔单抗（Abciximab）又称阿伯西马，是血小板膜糖蛋白 GPⅡb/Ⅲa 受体阻断药。阿昔单抗等药物阻碍血小板膜糖蛋白 GPⅡb/Ⅲa 受体与配体结合，抑制血小板聚集，对血栓形成、溶栓和预防血管再闭塞有明显治疗作用，并试用于急性心肌梗死、溶栓治疗、不稳定型心绞痛和血管成形术后再梗塞。

三、纤维蛋白溶解药

纤维蛋白溶解药（fibrinolytic drugs）能使纤溶酶原转变为纤溶酶，加速纤维蛋白和纤

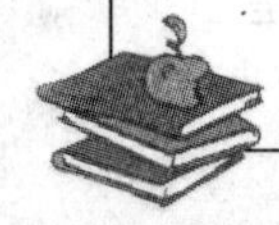

维蛋白原的降解，导致血栓溶解，又称血栓溶解药。常用的有链激酶（Streptokinase，SK）、尿激酶（Urokinase，UK）及组织型纤溶酶原激活物（tissue - type Plasminogen Activator，t - PA）。

链激酶（SK）与纤溶酶原结合促使游离的纤溶酶原转变为有活性的纤溶酶，迅速水解血栓中纤维蛋白，导致血栓溶解。用于治疗血栓栓塞性疾病。其主要不良反应是出血，可注射氨甲苯酸对抗。禁用于消化性溃疡、严重高血压、新近创伤、伤口愈合中的患者。具有抗原性，可见皮疹、药热等过敏反应。

尿激酶（UK）能直接激活纤溶酶原，使纤溶酶原从 Arg560 ~ Val561 处断裂成纤溶酶而发挥溶血栓作用，用途和禁忌证同链激酶。

组织型纤溶酶原激活物（t - PA）可选择性地激活结合在纤维蛋白上的纤溶酶原，而对循环血液中纤溶酶原作用很弱，出血不良反应少。

阿尼普酶（Anistreplase）为第二代溶栓药，其特点是保护纤溶酶原的活性部位，起效有一定潜伏期，容易进入血凝块与纤维蛋白结合，血栓溶解活性强。用于急性心肌梗死和其他血栓性疾病。

葡激酶（Staphylokinase）是从金黄色葡萄球菌中分离出来的溶解血栓的酶类物质，现采用 DNA 重组技术制备。主要激活纤溶酶原转变为纤溶酶，产生溶栓作用。血管内给药，治疗急性心肌梗死等血栓性疾病。

四、促凝血药

促凝血药与抗纤维蛋白溶解药均有止血作用，又称止血药。**维生素 K**（Vitamin K）是 γ - 羧化酶的辅酶，参与肝脏合成凝血因子Ⅱ、Ⅶ、Ⅸ、Ⅹ、抗凝血蛋白 C 和抗凝血蛋白 S，起到止血作用。用于维生素 K 缺乏引起的出血，如梗阻性黄疸、胆瘘、慢性腹泻和新生儿出血等患者，也用于香豆素类和水杨酸类药物过量引起的出血。抗纤溶剂是一类竞争性对抗纤溶酶原激活因子，使纤溶酶原不能转变为纤溶酶而产生止血作用，药物有氨甲苯酸（Paminomethylbenzoic Acid，PAMBA）、氨甲环酸（Tranexamic acid，AMCHA）等。凝血酶（Thrombase）可直接激活胶溶状态的纤维蛋白原转化为凝胶状态的纤维蛋白凝血块；促进血小板聚集和释放效应，加速血液凝固；促进上皮细胞生成，减少创面渗出。用于毛细血管、小血管及实质性脏器出血的止血。**血凝酶**（Hemocoagulase，立止血）除增加血小板黏附力及凝聚力，促进纤维蛋白聚合成多聚体起到止血作用外，并间接促进凝血酶生成起到止血作用，呈现凝血和止血的双重作用。

五、抗贫血药

根据贫血发生的原因和血常规的改变，临床将贫血分为缺铁性贫血、巨幼红细胞性贫血及再生障碍性贫血，其治疗的方法和药物也各不相同。

铁剂主要用于缺铁性贫血的治疗，药物有**硫酸亚铁**（Ferrous Sulfate）、**枸橼酸铁铵**（Ferric Ammonium Citrate）和**右旋糖酐铁**（Iron Dextran）等。铁剂在消化道是以亚铁离子（Fe^{2+}）形式吸收，胃酸、维生素 C、食物中果糖、半胱氨酸等有助于铁的吸收，而胃酸缺乏及食物中高磷、高钙、鞣酸等物质则妨碍铁的吸收。铁剂常见的不良反应是对胃肠道有刺激性，也可引起便秘。过量误服可引起急性中毒，采用磷酸盐或碳酸盐溶液洗胃，去铁胺注入胃内进行解救。

叶酸（Folic Acid）属水溶性B族维生素，主要用于巨幼红细胞性贫血，对维生素 B_{12} 缺乏所致“恶性贫血”，大剂量叶酸可纠正血常规，但不能改善神经症状；对因使用叶酸对抗剂甲氨蝶呤、乙胺嘧啶、甲氧苄啶等所致巨幼红细胞性贫血，由于二氢叶酸还原酶被抑制，应用一般叶酸无效，需选用甲酰四氢叶酸钙（Calcium Leucovorin）治疗。叶酸在体内被还原和甲基化为5－甲基四氢叶酸（$5-CH_3H_4$PteGlu）才具有活性，通过传递一碳单位，参与嘌呤核苷酸和胸嘧啶脱氧核苷酸（dTMP）的合成及某些氨基酸的互变。

维生素 B_{12}（Vitamin B_{12}）为含钴复合物，其在胃内吸收需要内因子的协助。维生素 B_{12} 可促进叶酸的循环利用，对维持神经组织髓鞘完整性起到重要的作用。用于治疗恶性贫血及巨幼红细胞性贫血，也作为肝病、神经系统疾病的辅助治疗药物。

红细胞生成素（Erythropoietin，EPO）是由肾脏近曲小管管周细胞（peritubular cells）分泌的糖蛋白，现用DNA重组技术合成，用于多种原因引起的贫血。

粒细胞集落刺激因子（Granulocyte Colony－Stimuhting Factor，G－CSF）是血管内皮细胞、单核细胞和成纤维细胞合成的糖蛋白。药用为重组人G－CSF，又称非格司亭（Filgrastim）。用于多种血液系统疾病所致中性粒细胞减少。

粒细胞/巨噬细胞集落刺激因子（Granulocyte－Macrophage Colony－Stimulating Factor，GM－CSF）主要来源于活化的T淋巴细胞、单核细胞、成纤维细胞和血管内皮细胞。药用为重组人GM－CSF，又称沙格司亭（Sargramostim），用于骨髓移植、肿瘤放疗和化疗引起的粒细胞减少症以及并发的感染；也用于某些骨髓造血不良、再生障碍性贫血或艾滋病有关粒细胞缺乏症。

六、血容量扩充药

右旋糖酐（Dextran）是高分子葡萄糖的聚合物，药物有中分子右旋糖酐、低分子右旋糖酐和小分子右旋糖酐。具有提高血浆胶体渗透压、扩充血容量以及抗血栓形成、改善微循环和渗透性利尿等作用。主要用于低血容量性休克和防治脑水肿以及休克后期的弥散性血管内凝血（DIC）、心肌梗死、脑血栓等。

【自测习题】

一、名词解释

1．抗凝血药　2．纤维蛋白溶解药　3．红细胞生成素

二、填空题

1．肝素过量常见的不良反应是________，应用________解救。

2．常用的香豆素类药物有________、________，此类药物________有效，起效________，但维持时间________，其抗凝机制是____________________。

3．抗血小板药包括________、________、________、________。

4．链激酶、尿激酶是________药，过量会发生________，可用________拮抗。

5．维生素K作为γ－羧化酶的辅酶，参与肝脏合成凝血因子________、________、________、________及________和________。

6．阿司匹林抗血小板的作用机制是抑制________，使________合成减少。主要的不良反应是________、________。

7．维生素B_{12}的吸收需要和________结合，临床主要用于治疗________、________。

8．血栓溶解药的主要缺点是________，过量可诱发________。

9．口服铁剂以________形式在十二指肠和空肠上段吸收，食物中________、________可促进铁的吸收，而________、________、________等物质可抑制铁的吸收。

三、选择题

单项选择题

1．肝素的抗凝作用机制是

A．抑制血小板功能　　B．激活纤溶酶原
C．激活和强化抗凝血酶Ⅲ　　D．拮抗维生素K
E．阻断GPⅡb/Ⅲa受体

2．在下面描述中不符合肝素作用特点的是

A．体内、外都有抗凝作用　　B．口服和直肠给药吸收快
C．抗凝活性强　　D．抗凝活性半衰期与剂量有关
E．大部分经单核－巨噬细胞破坏

3．肝素不适用于下面哪种情况

A．深静脉血栓　　B．DIC晚期　　C．急性心肌梗死
D．心血管手术　　E．血液透析

4．肝素应用过量引起自发性出血时可选用的拮抗药物是

A．鱼精蛋白　　B．氨甲苯酸　　C．维生素K
D．噻氯匹啶　　E．去甲肾上腺素

5．双香豆素类药物的抗凝作用是通过

A．抑制TXA_2的合成　　B．激活和强化抗凝血酶Ⅲ
C．激活纤溶酶原　　D．拮抗维生素K
E．阻断GPⅡb/Ⅲa受体

6．肝素和双香豆素均可用于治疗

A．脑溢血　　B．血栓栓塞性疾病
C．弥散性血管内凝血晚期　　D．高脂血症
E．体外循环抗凝

7．下列不符合华法林作用特点的是

A．抗凝作用起效慢　　B．体内外都有抗凝作用
C．口服有效　　D．抗凝作用维持时间长
E．与血浆蛋白结合率高

8．应用抗凝药物时，最容易发生的严重不良反应是

A．血液凝固　　B．降低肝微粒体酶活性

C. 出血　　D. 增加鸟嘌呤二核苷酸的水平
E. 以上均不对

9. 不属于抗血小板药物的是
A. 阿昔单抗　　B. 噻氯匹啶　　C. 双嘧达莫
D. 尿激酶　　E. 阿司匹林

10. 噻氯匹啶的抗血小板作用是通过
A. 抑制环氧酶
B. 激活纤溶酶原
C. 干扰 GPⅡb/Ⅲa 受体与纤维蛋白原结合
D. 抑制腺苷摄取
E. 激活腺苷酸环化酶

11. 阿昔单抗的抗血小板作用是通过
A. 拮抗维生素 K　　B. 络合血液中的 Ca^{2+}
C. 激活和强化抗凝血酶Ⅲ　　D. 阻断血小板膜 GPⅡb/Ⅲa 受体与其配体结合
E. 激活纤溶酶原

12. 梗阻性黄疸引起的出血宜选用
A. 去甲肾上腺素　　B. 氨甲苯酸　　C. 链激酶
D. 纤维蛋白原　　E. 维生素 K

13. 具有促进凝血作用的物质是
A. 粒细胞/巨噬细胞集落刺激因子　　B. 粒细胞集落刺激因子
C. 前肽释放酶抑制剂　　D. 组织型纤溶酶原激活因子
E. 纤维蛋白溶解抑制剂

14. 最有利于铁剂吸收的组合是
A. 碳酸钙 + 硫酸亚铁　　B. 维生素 C + 硫酸亚铁
C. 四环素 + 硫酸亚铁　　D. 同型半胱氨酸 + 富马酸亚铁
E. 果糖 + 枸橼酸亚铁

15. 应用甲氨蝶呤引起的贫血宜选用
A. 维生素 B_{12}　　B. 叶酸　　C. 二氢叶酸
D. 硫酸亚铁　　E. 甲酰四氢叶酸钙

16. 可影响维生素 B_{12} 吸收的情况是
A. 胰酶　　B. 内因子缺乏　　C. 碳酸氢盐
D. 浓茶　　E. 与四环素合用

17. 口服硫酸亚铁最常见的不良反应是
A. 高血压　　B. 出血反应　　C. 胃肠道反应
D. 过敏反应　　E. 嗜睡

18. 硫酸亚铁适用于治疗哪种贫血
A. 小细胞低色素性贫血　　B. 巨幼红细胞性贫血　　C. 恶性贫血
D. 再生障碍性贫血　　E. 溶血性贫血

19. 铁剂急性中毒的特殊解毒剂是
A. 磷酸钙　　B. 四环素　　C. 转铁蛋白

D. 碳酸氢钙　　E. 去铁胺

20. 链激酶过量引起出血时宜选用

A. 维生素 K　　B. 氨甲苯酸　　C. 去甲肾上腺素

D. 维生素 C　　E. 维生素 B_{12}

21. 慢性失血所致贫血时宜选用

A. 右旋糖酐铁　　B. 硫酸亚铁　　C. 叶酸铁

D. 维生素 B_{12}　　E. 红细胞生成素

22. 最适用于叶酸治疗的贫血是

A. 高铁血红蛋白血症　　B. 缺铁性贫血　　C. 血小板减少性紫癜

D. 巨幼红细胞性贫血　　E. 溶血性贫血

多项选择题

23. 下列说法符合贫血治疗的是

A. 采用铁剂、维生素 B_{12} 及叶酸同时治疗贫血，治疗效果最好

B. 以叶酸为主，辅以维生素 B_{12} 治疗营养性巨幼红细胞性贫血效果好

C. 治疗贫血时，要先明确贫血类型，再给予相应的药物治疗

D. 治疗恶性贫血采用注射维生素 B_{12}

E. 甲氨蝶呤所致贫血应口服叶酸进行治疗

24. 右旋糖酐的特点是

A. 分子量大　　B. 不溶于水

C. 有渗透性利尿作用　　D. 能抑制血小板凝聚

E. 用于防治休克时的弥散性血管内凝血

25. 具有抑制凝血过程作用的药物是

A. 维生素 K　　B. 维生素 B_{12}　　C. 双香豆素

D. 阿司匹林　　E. 华法林

26. 维生素 B_{12} 可用于治疗

A. 恶性贫血　　B. 外周神经炎　　C. 巨幼红细胞性贫血

D. 支气管哮喘　　E. 肝病

27. 可增强香豆素抗凝作用的药物是

A. 阿司匹林　　B. 苯巴比妥　　C. 维生素 C

D. 广谱抗生素　　E. 利福平

28. 符合肝素特点的叙述是

A. 主要集中于血管内皮

B. 维生素 K 可拮抗其抗凝作用

C. 呈强酸性及带大量的负电荷

D. 是黏多糖的盐酸盐

E. 小剂量即能加强抗凝血酶Ⅲ中和灭活Ⅻa 和Ⅹa 等凝血因子的作用

29. 符合链激酶特点的叙述是

A. 对急性新鲜血栓效果好

B. 可与纤溶酶原结合成复合物

C. 过量时可引起出血

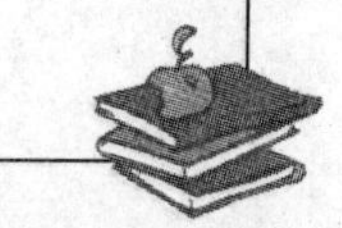

D. 具有抗原性

E. 对纤维蛋白无特异性

30. 符合组织型纤溶酶原激活物特点的叙述是

A. 具有抗原性
B. 对肺栓塞和急性心肌梗死效果好
C. 首次剂量加大
D. 是一种蛋白酶
E. 剂量加大也可引起出血

31. 维生素 K 可治疗

A. 梗阻性黄疸出血
B. 慢性腹泻出血
C. 肝素过量引起出血
D. 新生儿出血
E. 前列腺术后出血

32. 纤维蛋白溶解药是

A. 前列环素
B. 噻氯匹啶
C. 双嘧达莫
D. 链激酶
E. 尿激酶

33. 符合抗凝血药华法林作用特点的是

A. 水合氯醛可减弱其抗凝作用
B. 在血浆中与血浆蛋白结合率低
C. 保泰松可以增强其抗凝作用
D. 仅体内有抗凝作用
E. 过量出血时可给予维生素 K 治疗

四、配对题

1. 双香豆素过量引起出血时宜选用
2. 肝素过量引起出血宜选用
3. 血液透析时引起的肾性贫血宜选用
4. 过量铁剂中毒应选用
5. 血液透析抗凝应选用
6. 缺铁性贫血应选用
7. 巨幼红细胞性贫血应选用
8. 失血性休克时宜选用

A. 鱼精蛋白
B. 维生素 K
C. 去铁胺
D. 红细胞生成素
E. 肝素
F. 叶酸
G. 右旋糖酐
H. 硫酸亚铁

五、判断题

1. 香豆素类药物口服吸收慢，故其抗凝血作用显效慢。
2. 尿激酶是治疗急性肺栓塞的药物。
3. 对于小细胞低色素性贫血也可给予叶酸治疗。
4. 食物中高磷、高钙、鞣酸等物质可妨碍铁剂在肠道的吸收。
5. 氨甲苯酸对纤溶亢进所引起的出血效果好，对创伤性大出血无止血作用。
6. 维生素 K 对于肝病所致的出血具有很好的止血作用。
7. 对于恶性贫血，叶酸可改善血常规异常，但不能改善神经损害症状。
8. 肝素慎用于有出血倾向的患者。
9. 对于内因子缺乏引起的贫血，必须注射硫酸亚铁。
10. 阿司匹林过量引起的出血，可给予维生素 K 治疗。

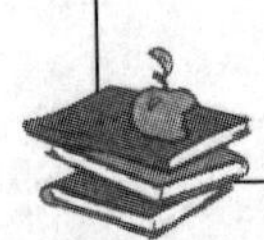

11. 当内因子缺乏时，主要影响维生素 B_{12}的吸收，对维生素 K 吸收几乎没有影响。
12. 由于小分子右旋糖酐疏通微循环作用较好，故适用于血栓栓塞性疾病的治疗。

六、简答题

1. 试比较肝素与双香豆素抗凝作用的异同点。
2. 简述常用的抗血小板药物及其作用机制。
3. 对于巨幼红细胞性贫血和“恶性贫血”，叶酸和维生素 B_{12}在作用上有何异同?

【参考答案】

一、名词解释

1. 抗凝血药是一类干扰凝血因子，阻止血液凝固的药物，主要用于血栓栓塞性疾病的预防与治疗。

2. 纤维蛋白溶解药是使纤维蛋白溶解酶原（纤溶酶原）转变为纤维蛋白溶解酶（纤溶酶)，快速降解纤维蛋白和纤维蛋白原，限制血栓增大和溶解血栓，故又称血栓溶解药。

3. 红细胞生成素是由肾脏近曲小管管周细胞产生的糖蛋白，具有加速祖细胞分化为原红细胞；加速红细胞分裂增殖和成熟，并促进骨髓内网织红细胞和成熟红细胞释放入血的作用。

二、填空题

1. 自发性出血　鱼精蛋白
2. 双香豆素　华法林　口服　慢　长　拮抗维生素 K 的作用
3. 阿司匹林　双嘧达莫　噻氯匹啶　阿昔单抗
4. 血栓溶解　出血　纤维蛋白溶解抑制药
5. Ⅱ　Ⅶ　Ⅸ　Ⅹ　抗凝血蛋白 C　抗凝血蛋白 S
6. 环氧酶　TXA_2　诱发消化道溃疡　消化道出血
7. 内因子　巨幼红细胞性贫血　恶性贫血
8. 对纤维蛋白选择性低　出血
9. 亚铁　果糖　半胱氨酸　高磷　高钙　鞣酸

三、选择题

1. C　2. B　3. B　4. A　5. D　6. B　7. B　8. C　9. D　10. C　11. D
12. E　13. E　14. B　15. E　16. B　17. C　18. A　19. E　20. B　21. B　22. D
23. BCD　24. ACDE　25. CDE　26. ABCE　27. AD　28. ACE　29. ABCDE
30. BDE　31. ABD　32. DE　33. CDE

四、配对题

1. B　2. A　3. D　4. C　5. E　6. H　7. F　8. G

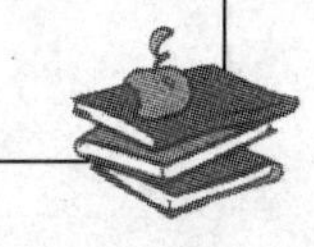

五、判断题

1. × 2. √ 3. × 4. √ 5. √ 6. × 7. √ 8. √ 9. × 10. √ 11. √ 12. √

六、简答题

1. 肝素与双香豆素抗凝作用的异同点：

	双香豆素	肝素
不同点	口服有效	口服无效
	起效缓慢，作用持久	起效快，作用强
	体内有效，体外无效	体内、体外均有效
	拮抗维生素 K	增强 ATⅢ活性
	过量出血维生素 K 解救	过量出血用鱼精蛋白解救
相同点	过量引起自发性出血 防治血栓栓塞性疾病	

2. 抗血小板药物及其作用机制：

常用药物	作用机制
阿司匹林（Aspirin）	抑制环氧酶，减少血栓素 A_2（TXA_2）合成
噻氯匹啶（Ticlopidine）	干扰血小板膜糖蛋白 GPⅡb/Ⅲa 受体与纤维蛋白原结合
双嘧达莫（Dipyridamole）	抑制磷酸二酯酶，轻度增加腺苷环化酶活性，使血小板细胞内 cAMP 升高
阿昔单抗（Abciximab）	阻断血小板膜 GPⅡb/Ⅲa 受体，减少与配体结合，抑制血小板聚集

3. 叶酸和维生素 B_{12} 均可改善巨幼红细胞性贫血和“恶性贫血”的血常规变化，相互之间可产生协同作用，但对“恶性贫血”出现的神经症状，叶酸没有改善作用，必须用维生素 B_{12} 治疗。

（吕俊华）

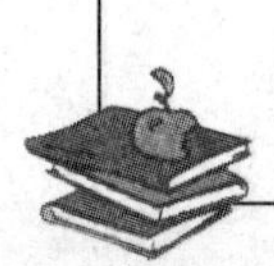

CHAPTER 第三十五章

作用于呼吸系统的药物

【学习要点】

1. 掌握平喘药的分类及各类平喘药的药理作用、作用机制、临床应用及主要不良反应。
2. 熟悉中枢性镇咳药可待因和右美沙芬的作用特点。
3. 了解外周性镇咳药及祛痰药氯化铵、氨溴索的药理作用特点。

【要点精讲】

一、平喘药

糖皮质激素具有强大的抗喘作用，其抗喘机制可能与其抗炎及抗过敏作用有关。糖皮质激素能抑制前列腺素和白三烯的生成；减少炎性介质的生成和反应；能使小血管收缩，渗出减少；能增加β受体的反应性。长期应用不良反应多，仅适用于哮喘持续状态或其他药物难以控制的严重哮喘。

倍氯米松（Beclomethasone）具有强大的局部抗炎作用，可气雾吸入直接作用于气道而发挥平喘作用。自肺吸收后，迅速灭活，几无全身不良反应。主要用于皮质激素依赖者，以代替泼尼松（强的松）全身给药，能继续控制症状并使肾上腺皮质功能得到恢复。一般在用药后10天作用才达高峰。哮喘急性发作或持续状态不宜用。每次吸药后漱去咽喉部的残留药物，则可明显减少咽部感染。

氟尼缩松（Flunisolide）作用与倍氯米松相似，但作用时间较长。

肾上腺素（Adrenaline）对α和β受体都有强大的激动作用。舒张支气管主要靠激动β_2受体。激动α受体可使呼吸道黏膜血管收缩，减轻黏膜充血水肿，有利于气道通畅。但也可收缩呼吸道平滑肌，对哮喘不利。激动β_1受体可引起心动过速，甚至心律失常等不良反应。现该药仅作皮下注射，用于缓解哮喘急性发作。

麻黄碱（Ephedrine）作用缓慢、温和而持久，且口服有效，适用于轻症哮喘的治疗和预防。主要不良反应为中枢兴奋引起失眠。易产生快速耐受性。

异丙肾上腺素（Isoprenaline）对β_1和β_2受体都有较强的激动作用。吸入给药能迅速改

善喘息症状，用于支气管哮喘急性发作。

沙丁胺醇（Salbutamol）口服有效，作用比较持久。气雾吸入 10～15min 内出现最大效应。平喘作用与异丙肾上腺素相当，而对心脏兴奋作用小，是一种较理想的平喘药。

克仑特罗（Clenbuterol）为强效选择性 β_2受体激动药，具有强扩张支气管作用，约为沙丁胺醇的 100 倍，不论何种途径给药均能发挥平喘作用；肌震颤和心脏不良反应均比沙丁胺醇少而轻。

特布他林（Terbutaline）可口服，也可注射，是选择性作用于 β_2受体的药物中唯一能皮下注射的，作用持久，但重复用药易致蓄积作用。

福莫特罗（Formoterol）、**沙美特罗**（Salmeterol）为长效选择性 β_2受体激动剂，作用强而持久。主要用于慢性哮喘及慢性阻塞性肺病，特别适用于哮喘夜间发作的患者。

氨茶碱（Aminophylline）可口服，也可注射。生物利用度及消除速率个体差异大，故要剂量个体化。可抑制磷酸二酯酶而使 cAMP 分解减少；可阻断腺苷受体；促进内源性肾上腺素和去甲肾上腺素释放，增强膈肌和肋间肌的收缩性；还有强心、扩血管和利尿作用。主要用于治疗急、慢性哮喘及其他慢性阻塞性肺疾患。口服用于预防急性发作，静脉滴注或注射用于哮喘持续状态和 β 受体激动药不能控制的严重哮喘。

异丙基阿托品（Ipratropium）能阻滞乙酰胆碱的作用。有明显的支气管扩张作用，无明显全身性不良反应。主要用于喘息性慢性支气管炎。

色甘酸钠（Sodium Cromoglycate）不能直接松弛支气管平滑肌，但能选择性稳定肺组织肥大细胞膜，阻止肥大细胞脱颗粒释放介质；抑制过强的神经反射，因而可降低气道的高反应性并间接阻止肥大细胞释放介质。主要用于支气管哮喘的预防性治疗，能防止变态反应或运动引起的速发和迟发哮喘。

奈多罗米（Nedocromil）作用比色甘酸钠强。吸入给药能降低哮喘患者的气道反应，改善症状和肺功能。可预防性治疗哮喘、喘息性支气管炎。

酮替酚（Ketotifen）既有类似色甘酸钠的抑制过敏介质释放的作用，又有抗组胺和抗 5－HT 的作用。对各型哮喘均有一定的预防效果，对儿童哮喘效果最好。

扎鲁司特（Zafirlukast）能竞争性阻断白三烯 D_4（LTD_4）和白三烯 E_4（LTE_4）受体，能抑制白三烯 C_4（LTC_4）、LTD_4和 LTE_4引起的豚鼠气道炎症反应。口服吸收良好，用于哮喘的预防和长期治疗，病人耐受良好。

齐留通（Zileuton）为选择性 5－脂氧酶抑制剂，通过抑制 5－脂氧酶的活性而减少白三烯的生成。适用于轻、中度成年人哮喘的预防和长期治疗。主要的副作用是引起转氨酶升高，偶见黄疸性肝炎，停药后可恢复。

二、镇咳药

可待因（Codeine）选择性抑制延脑咳嗽中枢，镇咳作用强而迅速，适用于剧烈的刺激性干咳。镇咳剂量不抑制呼吸，成瘾性也较吗啡弱。不良反应有恶心、呕吐、便秘；大剂量明显抑制呼吸中枢。

右美沙芬（Dextromethorphan）作用强度与可待因相等，但无成瘾性，无镇痛作用，用于干咳。

喷托维林（Pentoxyverine）对咳嗽中枢有直接抑制作用，尚有微弱的局麻作用和轻度阿

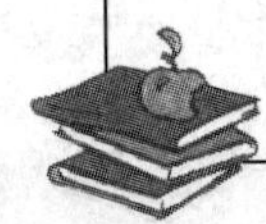

托品样作用，有利于缓解支气管平滑肌痉挛。镇咳作用比可待因弱，无成瘾性，适用于呼吸道炎症引起的咳嗽。

苯丙哌林（Benproperine）能抑制咳嗽中枢，也能抑制肺及胸膜牵张感受器引起的肺-迷走神经反射，且有平滑肌解痉作用，是中枢性和末梢性双重作用的非成瘾强效镇咳药。临床用于各种原因引起的刺激性干咳。

苯佐那酯（Benzonatate）为局麻药丁卡因的衍生物，具有较强的局麻作用，可抑制肺牵张感受器及感觉神经末梢，从而抑制咳嗽冲动传入中枢，产生镇咳作用。镇咳剂量不抑制呼吸，反而能增加肺通气量。主要用于呼吸系统疾患引起的干咳和阵咳，也可用于支气管镜等检查前预防咳嗽。

三、祛痰药

氯化铵（Ammonium Chloride）口服后刺激呼吸道黏膜，反射性增加呼吸道腺体分泌，使痰液变稀，易于排出。常与其他药物配成复方制剂应用于急、慢性呼吸道炎症而痰多不易咳出的患者。

乙酰半胱氨酸（*N*-Acetylcysteine）分子中的巯基能使黏痰中黏蛋白肽链的二硫键断裂，黏蛋白变成小分子的多肽，因而痰的黏度降低、易于咳出。还可使脓性痰中的DNA裂解，所以也能溶解脓性黏痰。雾化吸入用于治疗黏痰阻塞气道、咳痰困难者。

溴己新（Bromhexine）可直接作用于支气管腺体，促使黏液分泌细胞的溶酶体释出，裂解黏痰中的黏多糖和抑制酸性糖蛋白的合成，使痰的黏稠度降低。用于慢性支气管炎、哮喘和支气管扩张症黏痰不易咳出者。

氨溴索（Ambroxol）是一种黏痰溶解剂及肺表面活性物质合成激活剂，通过刺激肺泡和气管、支气管黏膜腺体分泌小分子黏蛋白，抑制酸性黏多糖的合成及裂解痰中酸性黏多糖纤维，使黏痰减少，痰液稀释，利于排出。适用于痰黏稠不易咳出者。

【自测习题】

一、填空题

1. 沙丁胺醇为选择性________受体激动剂，能松弛________，用于________的治疗。

2. 福莫特罗为新型长效________受体激动剂，也有明显的________作用，主要用于________的治疗。

3. ________是最有效的重症哮喘或哮喘持续状态的治疗药物，全身用药副作用________，吸入给药疗法，全身不良反应________。因糖皮质激素用药后需一定的潜伏期才能奏效，故治疗急性哮喘发作时，应与________等其他速效平喘药联合应用。

4. 色甘酸钠对支气管平滑肌________直接松弛作用，对组胺、白三烯等炎性介质________拮抗作用，故对正在发作的哮喘________效。但能抑制________的释放，可用于________变态反应或运动引起的速发型或迟发型哮喘。

5. 氯化铵为________性祛痰药，乙酰半胱氨酸为________药，羧甲司坦为________药。

二、选择题

单项选择题

1. 可待因主要用于

A. 长期慢性咳嗽　　B. 多痰的咳嗽　　C. 无痰剧烈的干咳

D. 支气管哮喘　　E. 头痛

2. 可用于支气管哮喘的非选择性β肾上腺素受体激动药是

A. 去甲肾上腺素　　B. 异丙肾上腺素　　C. 多巴胺

D. 去氧肾上腺素　　E. 沙丁胺醇

3. 色甘酸钠平喘作用的机制是

A. 激动支气管平滑肌上的β受体

B. 直接舒张支气管平滑肌

C. 有抗炎、抗免疫作用

D. 抑制过敏介质释放

E. 阻断支气管平滑肌上的M受体

4. 哮喘持续状态和重症哮喘宜选用

A. 扎鲁司特　　B. 色甘酸钠　　C. 地塞米松

D. 酮替芬　　E. 异丙阿托品

5. 预防过敏性哮喘最好选用

A. 布地缩松　　B. 氨茶碱　　C. 色甘酸钠

D. 沙丁胺醇　　E. 肾上腺素

6. 氨茶碱平喘的主要机制是

A. 抑制磷酸二酯酶，提高平滑肌内cAMP的含量

B. 激活磷酸二酯酶，降低平滑肌内cAMP的含量

C. 促进肾上腺素的释放

D. 抑制鸟苷酸环化酶

E. 激动支气管平滑肌上的β受体

7. 下列叙述不正确的是

A. 祛痰药可以使痰液变稀或溶解，使痰易于咳出

B. 祛痰药可以作为镇咳药的辅助药使用

C. 祛痰药可以减少痰液对呼吸道黏膜的刺激性，具有间接的镇咳平喘作用

D. 祛痰药促进支气管腺体分泌，有控制继发性感染的作用

E. 祛痰药有弱的防腐消毒作用，可减轻痰液恶臭

8. 下列叙述不正确的是

A. 乙酰半胱氨酸为强还原剂，避免与氧化剂合用

B. 乙酰半胱氨酸不宜与青霉素混合使用

C. 乙酰半胱氨酸可与异丙肾上腺素合用，避免支气管痉挛

D. 乙酰半胱氨酸可使痰的黏度降低

E. 乙酰半胱氨酸可用于支气管哮喘的患者

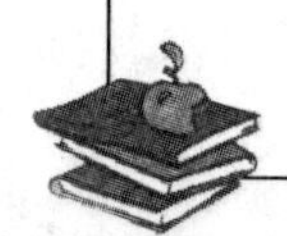

9. 有中枢兴奋作用的药物是

A. 沙丁胺醇　　B. 特布他林　　C. 麻黄碱

D. 去甲肾上腺素　　E. 克仑特罗

10. 具有利尿作用的药物是

A. 异丙托溴铵　　B. 特布他林　　C. 麻黄碱

D. 去甲肾上腺素　　E. 氨茶碱

11. 对哮喘发作无效的药物是

A. 沙丁胺醇　　B. 异丙托溴胺　　C. 麻黄碱

D. 地塞米松　　E. 色甘酸钠

12. 抑制前列腺素、白三烯生成的药物是

A. 沙丁胺醇　　B. 异丙托溴胺　　C. 麻黄碱

D. 丙酸倍氯米松　　E. 扎鲁司特

13. 选择性 5 – 脂氧酶抑制剂是

A. 异丙托溴铵　　B. 特布他林　　C. 扎鲁司特

D. 齐留通　　E. 氨茶碱

14. 糖皮质激素治疗哮喘的主要机制是

A. 提高中枢神经系统兴奋性　　B. 激动支气管平滑肌上 β_2受体

C. 抗炎、抗过敏作用　　D. 激活腺苷酸环化酶

E. 阻断 M 受体

15. 对于哮喘持续状态应选用

A. 静滴氢化可的松　　B. 口服麻黄碱　　C. 气雾吸入色甘酸钠

D. 口服倍布他林　　E. 气雾吸入丙酸倍氯米松

16. 色甘酸钠预防哮喘发作的主要机制是

A. 直接松弛支气管平滑肌

B. 稳定肥大细胞膜，抑制过敏介质释放

C. 阻断腺苷受体

D. 促进儿茶酚胺释放

E. 激动 β 受体

17. 预防过敏性哮喘最好选用

A. 麻黄碱　　B. 氨茶碱　　C. 色甘酸钠

D. 沙丁胺醇　　E. 肾上腺素

18. 选择性白三烯受体竞争性拮抗药是

A. 异丙托溴铵　　B. 特布他林　　C. 扎鲁司特

D. 齐留通　　E. 曲尼司特

19. 无镇痛、成瘾和便秘的中枢性镇咳药是

A. 苯佐那酯　　B. 特布他林　　C. 苯丙哌啉

D. 右美沙芬　　E. 可待因

多项选择题

20. 平喘药的分类和代表药搭配正确的是

A. β 肾上腺素受体激动药—麻黄碱　　B. 糖皮质激素类药—倍氯米松

C. 抗胆碱药—克仑特罗　　D. 抗过敏平喘药—色甘酸钠

E. 茶碱类—氨茶碱

21. 制止哮喘急性发作可以

A. 皮下注射肾上腺素　　B. 气雾吸入异丙肾上腺素

C. 气雾吸入沙丁胺醇　　D. 静脉注射氨茶碱

E. 吸入色甘酸钠

22. 具有选择性激动 β_2受体作用的药物有

A. 沙丁胺醇　　B. 特布他林　　C. 麻黄碱

D. 去甲肾上腺素　　E. 克仑特罗

23. 可产生平喘作用的肾上腺素受体激动剂有

A. 沙丁胺醇　　B. 特布他林　　C. 麻黄碱

D. 去甲肾上腺素　　E. 克仑特罗

24. 中枢性镇咳药有

A. 苯佐那酯　　B. 喷托维林　　C. 福米诺苯

D. 右美沙芬　　E. 可待因

25. 能够引起心脏兴奋的平喘药有

A. 特布他林　　B. 异丙肾上腺素　　C. 麻黄碱

D. 去甲肾上腺素　　E. 克仑特罗

26. 对中枢具有兴奋作用的药物是

A. 沙丁胺醇　　B. 特布他林　　C. 麻黄碱

D. 福莫特罗　　E. 氨茶碱

27. 减少过敏介质释放的药物是

A. 沙丁胺醇　　B. 异丙托溴胺　　C. 麻黄碱

D. 丙酸倍氯米松　　E. 色甘酸钠

28. 恶心性祛痰药有

A. 氯化铵　　B. 羧甲司坦　　C. 乙酰半胱氨酸

D. 溴己胺　　E. 愈创木酚甘油醚

三、判断题

1. 哮喘急性发作或持续状态不宜用倍氯米松。
2. 福莫特罗为长效选择性 β_2受体激动剂，特别适用于哮喘夜间发作的患者。
3. 酮替酚有抗组胺和抗 5 - HT 的作用，对各型哮喘均有一定的预防效果。
4. 苯佐那酯为中枢性镇咳药。
5. 氨溴索为黏痰溶解药。

四、简答题

1. 简述平喘药的分类及代表药。
2. 简述糖皮质激素、沙丁胺醇及色甘酸钠治疗哮喘的主要区别。
3. 简述克仑特罗与福莫特罗作用的主要异同。
4. 镇咳药分为哪几类？每类的代表药及其作用机制是什么？

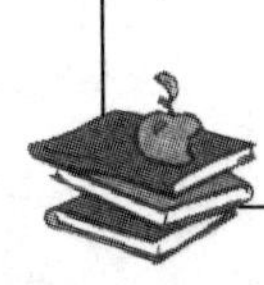

【参考答案】

一、填空题

1. β_2　支气管平滑肌　哮喘
2. β_2　抗炎　慢性哮喘与慢性阻塞性肺病
3. 糖皮质激素　多　少　β_2受体激动药
4. 无　无　无　过敏介质　预防
5. 恶心　黏痰溶解　黏液稀释

二、选择题

1. C　2. B　3. D　4. C　5. C　6. A　7. E　8. E　9. C　10. E　11. E
12. D　13. D　14. C　15. A　16. B　17. C　18. C　19. D　20. ABDE
21. ABCD　22. ABE　23. ABCE　24. BCDE　25. BC　26. CE　27. DE　28. AE

三、判断题

1. √　2. √　3. √　4. ×　5. √

四、简答题

1. 平喘药的分类及代表药：

(1) 抗炎平喘药：倍氯米松等。

(2) 支气管扩张药
- 肾上腺素受体激动药
  - 非选择性 β 受体激动药：肾上腺素等
  - 选择性 β 受体激动药：沙丁胺醇等
- 茶碱类：氨茶碱等
- M 胆碱受体拮抗药：异丙托溴胺等

(3) 抗过敏平喘药
- 肥大细胞膜稳定药：色甘酸钠、曲尼司特、噻拉米特
- H_1受体阻断药：酮替芬、氮草斯汀等
- 抗白三烯药物
  - 竞争性白三烯受体阻断药：扎鲁司特等
  - 5－脂氧酶抑制药：齐留通

2. 糖皮质激素、沙丁胺醇及色甘酸钠治疗哮喘的主要区别：

	糖皮质激素	沙丁胺醇	色甘酸钠
类别	抗炎平喘药	支气管扩张药	抗过敏平喘药
作用机制	抗炎抗过敏	选择性激动 β_2 受体	稳定肥大细胞膜
临床应用	哮喘持续状态或其他药物难以控制的严重哮喘	气雾剂用于制止哮喘急性发作，口服用于预防发作	预防变态反应或运动引起的速发和迟发哮喘

3. 克仑特罗与福莫特罗作用的主要异同：

	克仑特罗	福莫特罗
作用机制	选择性激动 β_2 受体	
作用特点	强效，为沙丁胺醇作用的100倍	长效，作用可维持12h以上，特别适用于哮喘夜间发作者

4. 镇咳药分类及代表药：

- 镇咳药
  - 中枢性镇咳药
    - 成瘾性镇咳药：可待因等
    - 非成瘾性镇咳药：右美沙芬、喷托维林等
  - 外周性镇咳药：苯丙哌林、苯佐那酯等

（季　晖　陈　真）

CHAPTER 第三十六章

作用于消化系统的药物

【学习要点】

1. 掌握抗消化性溃疡药分类、各类代表药的作用机制和临床应用。
2. 熟悉助消化药、止吐药及胃肠动力药、泻药的主要作用和应用。
3. 了解止泻药、利胆药的用途。

【要点精讲】

一、抗消化性溃疡药

消化性溃疡（peptic ulcer）包括胃溃疡（gastric ulcer，GU）和十二指肠溃疡（dudenal ulcer，DU），目前认为其发病机制与黏膜局部损伤和保护机制之间的平衡失调有关。治疗主要是减少胃酸和增强黏膜的保护作用。

（一）抗幽门螺杆菌药

消除幽门螺杆菌可明显减少消化性溃疡的复发率，临床常以阿莫西林（羟氨苄青霉素）、甲硝唑、克拉霉素、四环素、呋喃唑酮等2～3种作联合应用。

（二）抑制胃酸分泌药

1. H_2受体阻断药 代表性药物是**西咪替丁**（Cimetidine），口服易吸收。阻滞胃壁细胞H_2受体，拮抗组胺引起的胃酸分泌，还能使免疫功能增强。对十二指肠溃疡的疗效优于胃溃疡。不良反应较多，包括消化系统反应、中枢神经系统症状、血细胞减少、抗雄性激素作用等。能抑制肝药酶活性。雷尼替丁和法莫替丁作用和应用与西咪替丁相似，但不良反应少。

2. 胃壁细胞 H^+泵抑制药 代表性药物是**奥美拉唑**（Omeprazole），口服后可特异地分布于胃黏膜壁细胞的分泌小管中，抑制 H^+，K^+－ATP 酶（又称质子泵）活性，阻断胃酸分泌的最后步骤，因此本品对各种原因引起的胃酸分泌具有强而持久的抑制作用。适用于胃溃疡、十二指肠溃疡、应激性溃疡、反流性食管炎和卓－艾综合征。不良反应较轻微。本类药物还有**兰索拉唑**（Lansoprazole）、**泮托拉唑**（Pantoprazol）等。

3. M_1胆碱受体阻断药 代表性药物是**哌仑西平**（Pirenzepine），抑制胃酸分泌的作用弱于 H_2受体阻断药，现已少用。

（三）抗酸药

是一类无机弱碱类物质。能中和过多的胃酸，抑制胃蛋白酶活性，降低胃酸、胃蛋白酶对溃疡面的侵蚀，缓解疼痛和促进溃疡面愈合。用于胃、十二指肠溃疡和胃酸分泌过多症的辅助治疗。代表药物有**铝碳酸镁**（Hydrotalcite）。

（四）增强胃黏膜屏障功能的药物

米索前列醇（Misoprostol）为 PGE_1 衍生物，能抑制胃酸分泌；促进黏液和 HCO_3^- 盐分泌，增强黏液 - HCO_3^- 盐屏障，增强黏膜细胞对损伤因子的抵抗力。用于胃、十二指肠溃疡及急性胃炎出血。不良反应主要有子宫收缩，故孕妇禁用。

枸橼酸铋钾（Bismuth Potassium Citrate）口服后与溃疡面或炎症部位形成覆盖性的保护膜，隔绝胃酸、胃蛋白酶对溃疡黏膜的侵蚀，保护溃疡黏膜，还有抗幽门螺杆菌作用。主要用于胃、十二指肠溃疡及慢性胃炎。服药期间口中可能带有氨味，并可使舌、粪染成黑色。长期服用可能引起肾脏毒性，严重肾病患者禁用，孕妇忌用。

二、消化功能调节药

（一）助消化药

乳酶生（Lactasin）为活乳酸杆菌的干制剂，能分解糖类产生乳酸，使肠内酸性增高，抑制肠内腐败菌的繁殖，并防止蛋白质发酵，减少肠内气体的生成。常用于消化不良、腹胀及小儿消化不良性腹泻。

胰酶（Pancreatin）主要含胰蛋白酶、胰淀粉酶和胰脂肪酶。胰蛋白酶能使蛋白转化为蛋白胨，胰淀粉酶能使淀粉转化为糊精与糖，胰脂肪酶能使脂肪分解为甘油和脂肪酸。用于治疗消化不良或慢性胰腺炎引起的消化障碍。

干酵母（Dried Yeast）为麦酒酵母菌的干燥菌体，内含多种 B 族维生素、叶酸、肌醇和麦芽糖酶等。用于食欲减退、消化不良和维生素 B 缺乏症。

胃蛋白酶（Pepsin）在酸性条件下活性较高，且较稳定，可分解蛋白质为蛋白胨。常与稀盐酸同服用于胃蛋白酶缺乏症。

稀盐酸（Dilute Hydrocholoric Acid）为 10% 的盐酸溶液。口服后使胃内酸度增加，使胃蛋白酶原转变为胃蛋白酶。可用于各种原因所致胃酸缺乏症。

（二）止吐药及胃肠动力药

甲氧氯普胺（Metoclopramide）主要作用于延脑催吐化学感受区（CTZ），阻断 CTZ 的多巴胺 DA_2 受体，呈现强大的中枢性镇吐作用。用于治疗肿瘤化疗、放疗、手术后药物引起的呕吐及胃肠道功能障碍的恶心、呕吐。长期大剂量使用可引起锥体外系反应和高泌乳素血症等不良反应。

多潘立酮（Domperidone，吗叮啉）为外周性多巴胺受体拮抗药，能加强胃肠蠕动，阻止食物逆流，产生胃肠促动的作用。用于治疗功能性消化不良，胃、食管反流性疾病和呕吐。不良反应比较轻。

西沙必利（Cisapride，普瑞博思）选择性作用于胃肠道壁肌间神经丛神经节后末梢，促进乙酰胆碱的释放，促进胃肠道动力。用于功能性消化不良，胃、食管反流性疾病等。偶见腹部痉挛、腹鸣和腹泻。偶见过敏。

昂丹司琼（Ondansetron）通过阻断中枢及迷走神经传入纤维 5－HT_3受体而产生强大止吐作用。临床用于肿瘤化疗、放疗引起的恶心、呕吐。

（三）泻药

1．容积性泻药　硫酸镁（Magnesium Sulfate）和**硫酸钠**（Sodium Sulfate）大量服用后，提高肠内渗透压，使肠内容积增大，肠蠕动加快引起排便。硫酸镁导泻作用强于硫酸钠，大量使用可引起肠内渗透压过高，组织内大量丢失水分而导致脱水。月经期、妊娠期妇女及老人慎用。

2．接触性泻药　主要有酚酞、蒽醌类、大黄、蓖麻油。口服本类药与肠黏膜接触，使肠黏膜通透性增加，造成肠内液体和电解质增加，加强了肠蠕动，引起导泻作用，临床上主要用于治疗急、慢性便秘。

3．润滑性泻药　主要有液体石蜡、甘油和蜂蜜等，通过局部润滑，并软化大便而发挥导泻作用。适用于老人肛门手术及小儿便秘患者。

（四）止泻药

1．阿片制剂　用于严重的非细菌感染性腹泻，如复方樟脑酊。

2．收敛剂和吸附剂　鞣酸蛋白在肠中与肠黏膜上蛋白质形成沉淀，附着在肠黏膜上，减轻对肠黏膜刺激，起到收敛止泻作用。药用炭为不溶性粉末，颗粒小、总面积大，能吸附肠内的细菌及气体，防止毒物吸收而止泻，作用迅速。

3．地芬诺酯（Diphenoxylate）　有提高肠道张力和减少肠蠕动作用。成为应用广泛而有效的非特异性止泻药。可用于急慢性腹泻。大剂量长期使用可导致成瘾性。治疗量不良反应轻微，常与硫酸阿托品制成复方制剂复方地芬诺酯。

（五）利胆药

熊去氧胆酸（Ursodeoxycholic Acid）能增加胆酸分泌，减少胆酸和胆固醇吸收，抑制胆固醇合成和分泌，降低胆汁中胆固醇的含量，阻止胆石形成。松弛 Oddi's 括约肌，加强利胆作用。临床用于胆囊功能正常的胆固醇结石、胆囊炎、胆道炎。还可用于胆结石形成的预防。

苯丙醇（Phenvlpropanol）具有利胆作用，能促进胆汁分泌和排除微小结石，并对胆道平滑肌有轻微的解痉作用。主要适用于胆囊炎、胆道炎、胆石症、胆道运动障碍。不良反应较轻。

【自测习题】

一、填空题

1．抗酸药是一类________物质，能中和________，解除________对胃、十二指肠黏膜的侵蚀和________对溃疡面的刺激。

2．米索前列醇是________衍生物，能抑制________分泌，可促进________和________分泌，起保护胃黏膜作用。

3．多潘立酮为________受体阻断药，具有________和________作用，因不易透过血脑屏障，很少发生________的不良反应。

4．泻药根据作用机制可分为________、________和________三类。

二、选择题

单项选择题

1. 下面有关抗酸药的叙述错误的是
   A. 无机弱碱性物质，口服能中和胃酸，抑制胃酶活性
   B. 缓解溃疡疼痛和促进溃疡愈合
   C. 常采用复方制剂
   D. 合用 H_2受体阻断药无增效作用
   E. 对消化性溃疡辅助治疗有价值
2. 不属于抗酸药的是
   A. 三硅酸镁 B. 碳酸氢钠 C. 碳酸钙
   D. 硫酸镁 E. 氢氧化铝
3. 哌仑西平抗消化性溃疡的作用机制是
   A. 中和胃酸 B. 保护胃黏膜 C. 阻断 M_1受体
   D. 阻断 H_2受体 E. 抗幽门螺杆菌
4. 西咪替丁抑制胃酸分泌的机制是
   A. 阻断 M 胆碱受体 B. 阻断 H_2受体 C. 阻断 H_1受体
   D. 激动前列腺素受体 E. 抑制 H^+，K^+ – ATP 酶活性
5. 奥美拉唑是
   A. 抗酸药 B. 质子泵抑制药 C. 胆碱受体阻断药
   D. H_2受体阻断药 E. 黏膜保护药
6. 不抑制胃酸分泌的药物是
   A. M 受体阻断药 B. 抗酸药 C. 前列腺素衍生物
   D. 促胃液素受体阻断药 E. 质子泵抑制药
7. 多潘立酮胃肠促动力的作用机制是
   A. 激动中枢多巴胺受体 B. 阻断中枢多巴胺受体
   C. 激动外周多巴胺受体 D. 阻断外周多巴胺受体
   E. 激动外周 M 受体
8. 米索前列醇禁用于妊娠期妇女的原因是
   A. 升高血压 B. 引起胃出血 C. 收缩子宫平滑肌
   D. 致畸作用 E. 有胃肠道反应
9. 适用于老人、幼儿便秘的泻药是
   A. 液体石蜡 B. 羧甲基纤维素 C. 大黄
   D. 硫酸镁 E. 酚酞
10. 抗消化性溃疡药的分类及代表药搭配正确的是
    A. 黏膜保护药—奥美拉唑 B. 胃酸分泌抑制剂—氢氧化镁
    C. 抗酸药—胶体果胶铋 D. 黏膜保护药—米索前列醇
    E. 胃酸分泌抑制剂——米索前列醇
11. 胃癌术后化疗出现严重的恶心呕吐可选用
    A. 东莨菪碱 B. 丙氯拉嗪 C. 多潘立酮
    D. 昂丹司琼 E. 西沙必利

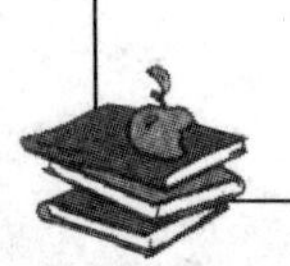

12．抑制胃酸分泌，兼有抗幽门螺杆菌作用的药物是

A．奥美拉唑　B．克拉霉素　C．思密达

D．胃舒平　E．西咪替丁

13．有止吐作用，但较易引起锥体外系反应的是

A．多潘立酮　B．甲氧氯普胺　C．西沙必利

D．吗啡　E．阿托品

多项选择题

14．阻断多巴胺受体而止吐的药物是

A．阿片制剂　B．多潘立酮　C．甲氧氯普胺

D．奥丹西隆　E．氯丙嗪

15．抗酸药的作用特点是

A．中和胃酸　B．减少胃酸分泌

C．降低胃蛋白酶活性　D．对黏膜及溃疡面无保护作用

E．餐后服药可延长药物作用时间

16．对于非细菌感染性腹泻可选用

A．阿片制剂　B．药用炭　C．地芬诺酯

D．抗生素　E．鞣酸蛋白

三、配对题

1．蓖麻油　A．止泻药
2．地芬诺酯　B．接触性泻药
3．开塞露　C．利胆药
4．硫酸镁　D．润滑性泻药
5．熊去氧胆酸　E．容积性泻药

四、判断题

1．口服胰酶时宜与稀盐酸合用。
2．甲氧氯普胺大剂量长期应用可引起锥体外系反应。
3．西沙必利能促进食管、胃、小肠直至结肠的运动，有止吐作用。
4．地芬诺酯是哌替啶同类物，有镇痛作用，对肠道运动的影响与阿片相似。
5．西咪替丁是肝药酶抑制剂。

五、简答题

1．简述常用抗消化性溃疡药的分类及其代表药物。
2．简述常用泻药的分类及作用机制。

【参考答案】

一、填空题

1．无机弱碱性　胃酸　胃酸　胃蛋白酶

2. PGE_1　胃酸　黏液　HCO_3^-盐

3. 多巴胺　止吐　胃肠促动力　锥体外系

4. 容积性泻药　接触性泻药（刺激性泻药）　润滑性泻药

二、选择题

1. D　2. D　3. C　4. B　5. B　6. B　7. D　8. C　9. A　10. D　11. D　12. A　13. B　14. BCE　15. ACE　16. ABCE

三、配对题

1. B　2. A　3. D　4. E　5. C

四、判断题

1. ×　2. √　3. ×　4. ×　5. √

五、简答题

1. 常用抗消化性溃疡药的分类及其代表药物：

（1）抗酸药：如氢氧化镁、三硅酸镁、氧化镁、氢氧化铝、碳酸钙、碳酸氢钠等。

（2）抑制胃酸分泌药
- M_1受体阻断药：如哌仑西平
- H_2受体阻断药：如西咪替丁、雷尼替丁、法莫替丁
- 质子泵抑制药：如奥美拉唑、兰索拉唑、泮托拉唑和雷贝拉唑

（3）黏膜保护药：如前列腺素衍生物、硫糖铝和铋制剂等。

（4）抗幽门螺杆菌药：临床常以阿莫西林、甲硝唑、四环素等2～3种抗生素与1种质子泵抑制药或铋剂同时应用，组成三联或四联疗法。

2. 泻药依药物作用机制分为：

（1）容积性泻药：口服难吸收，在肠内形成高渗压，阻止水分吸收，扩张肠道，促肠道蠕动而致泻。

（2）接触性泻药：能刺激肠道，促进推进性蠕动而致泻。

（3）润滑性泻药：不被肠道吸收，润滑肠壁，软化粪便。

（孟宪丽）

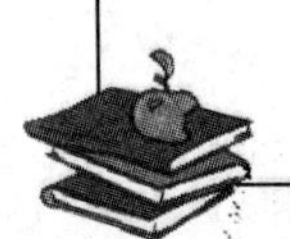

第七篇　作用于内分泌系统药物

CHAPTER 第三十七章

肾上腺皮质激素类药物

【学习要点】

1. 掌握糖皮质激素的生理效应、药理作用、临床应用、主要不良反应及禁忌证。

2. 熟悉肾上腺皮质激素的作用机制、分泌调节和构效关系；熟悉糖皮质激素的体内过程及药物相互作用。

3. 了解糖皮质激素的用法及疗程；了解促皮质素和皮质激素抑制药。

【要点精讲】

一、肾上腺皮质激素的分类

肾上腺皮质激素（adrenocortical hormones）是肾上腺皮质所分泌的激素的总称，属于甾醇类化合物，按其生理功能可分为三类。

1. **糖皮质激素（Glucocorticoids）** 由肾上腺皮质中层的束状带细胞合成和分泌，包括皮质醇（Cortisol）、氢化可的松（Hydrocortisone）和可的松（Cortisone）等，其分泌和生成受促皮质素（ACTH）调节。主要影响生长、发育、免疫功能、心血管功能和应激反应，对钠及钾的作用相对较弱。

2. **盐皮质激素（Mineralocorticoids）** 由肾上腺皮质外层的球状带细胞合成和分泌，包括醛固酮（Aldosterone）及去氧皮质酮（Desoxycortone，Desoxycorticosterone）等，主要影响水盐代谢，在血浆钠钾、血压和血容量的调节中起关键作用。

3. **性激素** 由肾上腺皮质内层的网状带细胞合成和分泌，包括雄激素（Androgens）和少量雌激素（Estrogens）。雄激素过多可引起多毛、女性男性化、卵巢功能紊乱和不育。

二、糖皮质激素

临床常用的皮质激素是指糖皮质激素。糖皮质激素的分泌处于腺垂体 ACTH 的经常性控制之下。ACTH 的分泌呈节律性波动，入睡后分泌逐渐减少，零点最低，随后逐渐升高，至觉醒起床前最高，白天维持在较低水平。因此正常人糖皮质激素的分泌呈昼夜节律性（circadian rhythm）。

糖皮质激素类药物根据其血浆半衰期分短、中、长效三类。短效激素包括：氢化可的松、可的松；中效激素包括：泼尼松、泼尼松龙、甲泼尼龙和曲安西龙；长效激素包括：地塞米松、倍他米松等。

1．生理效应与药理作用

（1）对物质代谢的作用　糖皮质激素为维持机体生命所必需，其作用影响到体内所有细胞、组织及器官，不仅参与糖、蛋白质及脂肪和水电解质等物质代谢的调节，还对机体多种组织器官的功能产生重要影响。一般将相当于正常肾上腺皮质日分泌量的糖皮质激素所起的作用称为生理效应，超生理剂量的作用称为药理作用。而在严重应激时机体分泌的糖皮质激素的量可超过生理日分泌量的10倍。

糖皮质激素促进糖原异生和糖原合成，抑制糖的有氧氧化和无氧酵解，而使血糖升高。糖皮质激素可提高蛋白分解酶的活性，促进多种组织（淋巴、肌肉、皮肤、骨、结缔组织等）中蛋白质分解，并促使所生成的氨基酸转移至肝，加强糖异生而减少蛋白质合成。糖皮质激素促进脂肪分解，抑制其合成。糖皮质激素对不同部位的脂肪作用不同，使四肢脂肪分解加强，而面部和躯干合成增加，大剂量长期应用会升高血浆胆固醇，形成满月脸和向心性肥胖。糖皮质激素有较弱的盐皮质激素样作用，长期大量应用，显示保钠排钾的作用。糖皮质激素还能抑制钙、磷在肠道的吸收和在肾小管内的重吸收，使尿钙排出增加，引起低血钙，长期使用会造成骨质疏松。

（2）抗炎作用　糖皮质激素对炎症的各期均有强大的抑制作用，其抗炎作用环节包括：抑制炎症介质的产生和释放；抑制细胞因子的产生；抑制NO生成；抑制黏附分子的作用；诱导炎性细胞的凋亡等。

（3）免疫抑制与抗过敏作用　糖皮质激素可抑制巨噬细胞吞噬和处理抗原，干扰并阻断淋巴细胞的识别功能；抑制淋巴细胞的DNA、RNA和蛋白质的生物合成，使淋巴细胞破坏、解体，也可使淋巴细胞移行至血管外组织，从而使循环淋巴细胞数减少；较大剂量也抑制B淋巴细胞转化为浆细胞的过程，使抗体生成减少；抑制核转录因子NF-κB活性。

（4）抗休克作用　糖皮质激素抗休克作用机制复杂，可能与下列因素有关，包括稳定溶酶体膜，阻止或减少蛋白水解酶的释放，减少心肌抑制因子（MDF）的形成，避免或减轻了由MDF引起的心肌收缩力下降、内脏血管收缩和网状内皮细胞吞噬功能降低等病理变化，阻断了休克的恶性循环；提高血管系统对儿茶酚胺的敏感性，抑制某些舒血管活性物质的产生，从而降低毛细血管通透性、加强心血管功能，使微循环的血流动力学恢复正常，恢复血压；增强心肌收缩力，增加心排出量，直接扩张痉挛状态的血管，增加肾血流量等。

（5）其他作用　糖皮质激素还具有迅速而良好的退热作用，可用于严重中毒性感染如肝炎、伤寒、脑膜炎、急性血吸虫病、败血症及晚期癌症的发热；糖皮质激素可刺激骨髓造血功能，使红细胞和血红蛋白含量增加，大剂量可使血小板增多，并提高纤维蛋白原浓度，缩短凝血时间；糖皮质激素可加快骨髓中性粒细胞释放入血循环，使血中性粒细胞数量增加，但降低它们的游走、吞噬、消化异物和糖酵解等功能。糖皮质激素具有维持中枢神经系统正常功能的作用；尚可增加胃酸及胃蛋白酶的分泌，增强食欲，促进消化。同时，由于对蛋白质代谢的影响，胃黏液分泌减少，上皮细胞更换率减低，使胃黏膜自我保护与修复能力削弱。

2．作用机制　糖皮质激素通过基因机制，即与细胞核内糖皮质激素反应成分或负性糖皮质激素反应成分相结合，改变基因转录速度，相应地引起某些特定基因的转录增加或减少，继而影响特定有关 mRNA 和蛋白质的合成，产生一系列的生物效应。同时还通过非基因效应，即通过细胞膜上类固醇受体，产生快速非基因效应，也可能通过膜稳定效应产生作用。

3．临床应用 糖皮质激素可用于慢性肾上腺皮质功能不全症、急性肾上腺皮质功能不全（肾上腺危象）紧急处理、先天性肾上腺增生症等替代治疗。还可用于严重急性感染或炎症、自身免疫性疾病和过敏性疾病、休克、急性淋巴细胞性白血病、淋巴瘤、再生障碍性贫血、粒细胞减少症、血小板减少症和过敏性紫癜等，以及脊髓损伤治疗和局部炎症治疗。

4．不良反应 糖皮质激素长期大量应用可导致医源性肾上腺皮质功能亢进症；诱发或加重感染；也可导致消化系统并发症、心血管系统并发症、骨质疏松、伤口愈合延迟、肌肉萎缩、儿童生长缓慢、精神失常、白内障与青光眼等不良反应。肾上腺皮质激素长期大剂量用药后突然停药可引起肾上腺皮质功能不全及反跳现象。

5．禁忌证 有严重的精神病和癫痫病史者、活动性消化性溃疡、新近胃肠吻合术、骨折、创伤修复期、角膜溃疡、肾上腺皮质功能亢进症、严重高血压、糖尿病、孕妇，抗菌药物不能控制的感染如水痘、麻疹、真菌感染等，肿瘤性疾病（除某些血液系统肿瘤外）都禁用糖皮质激素。

6．药物相互作用 糖皮质激素与口服降糖药或胰岛素、口服抗凝药合用，使合用的药物作用减弱；与苯巴比妥、苯妥英钠和利福平合用，皮质激素作用减弱；与噻嗪类利尿药或两性霉素 B 合用，使排钾量增加；糖皮质激素与水杨酸盐合用，后者消除加速，更易致消化性溃疡。

【自测习题】

一、名词解释

1．允许作用　2．库欣综合征

二、填空题

1．糖皮质激素的分泌处于腺垂体________的经常性控制之下。正常人糖皮质激素的分泌呈________。

2．可的松和泼尼松需在肝内转化为________和________才有生物活性，故严重肝功能不全患者，只宜用________或________。

3．糖皮质激素类药可通过________脂皮素的生成，继之抑制________，减少________和________类炎症介质的产生。

4．糖皮质激素长期大剂量用药后突然停药可引起________和________症状。

5．糖皮质激素具有________免疫应答、抗________、抗________、抗________作用。

6．氢化可的松入血后约 90% 与________结合，其中 80% 与特异性________结合，少量与________结合。

7．糖皮质激素可使血中性粒细胞数量________，但________它们的游走、吞噬、消化异物和糖酵解等功能。

8. 长期大剂量应用糖皮质激素时，可考虑加用________或________，否则引起“甾体激素溃疡”。

9. 糖皮质激素可直接________成骨细胞、________破骨细胞，使骨生成减少，骨吸收增加，并促进________排泄。

10. 皮质激素抑制药可代替外科的________术，临床常用的有________和________等。

三、选择题

单项选择题

1. 下列疾病中不可使用糖皮质激素类药的是
   A. 骨质疏松症　B. 再生障碍性贫血　C. 脑水肿
   D. 急性脊髓损伤　E. 自身免疫病
2. 以下关于糖皮质激素特点的叙述正确的是
   A. 抗菌并提高机体抵抗力
   B. 诱发或加重骨髓抑制
   C. 肝功能不良者不宜选用可的松或泼尼松
   D. 增加血液中淋巴细胞数量
   E. 降低血糖
3. 糖皮质激素减轻某些炎症后遗症的原因是
   A. 促进炎症消散　B. 防止粘连和瘢痕
   C. 降低血管通透性　D. 稳定溶酶体膜
   E. 抑制花生四烯酸释放，使炎症介质 PG 合成减少
4. 有精神病或癫痫病史的患者禁用糖皮质激素，是因为糖皮质激素
   A. 具有免疫抑制作用　B. 具有抗感染作用
   C. 可加重寄生虫所致水肿　D. 可增强机体对应激的抵抗力
   E. 可提高中枢神经系统兴奋性
5. 下列表现中非糖皮质激素停药后反应的是
   A. 原病复发或加重　B. 关节痛　C. 发热
   D. 红细胞增加　E. 情绪消沉
6. 糖皮质激素对血液系统的影响主要为
   A. 抑制骨髓造血功能　B. 降低血红蛋白含量
   C. 降低红细胞和血小板数量　D. 降低淋巴细胞数量
   E. 降低中性粒细胞数量
7. 糖皮质激素的抗炎作用环节为
   A. 阻断 COX－2 受体　B. 阻断 H_1 受体
   C. 抑制炎症因子基因的转录　D. 抑制单胺氧化酶活性
   E. 抑制 B 细胞转化为浆细胞
8. 感染性休克用糖皮质激素治疗应采用
   A. 大剂量肌内注射　B. 小剂量反复静脉点滴
   C. 大剂量突击静脉给药　D. 小剂量口服给药
   E. 小剂量快速静脉给药

9. 糖皮质激素的主要不良反应是

A. 骨髓抑制　　B. 库欣综合征　　C. 贫血

D. 凝血障碍　　E. 体位性低血压

10. 可以与糖皮质激素合用的药物为

A. 阿司匹林　　B. 吲哚美辛　　C. 保泰松

D. 胰岛素　　E. 环孢素

多项选择题

11. 糖皮质激素的临床应用为

A. 自身免疫性疾病的治疗　　B. 过敏性疾病的治疗

C. 暴发性流行性脑炎　　D. 感染中毒性休克

E. 粒细胞增多症

12. 糖皮质激素产生退热作用的原因

A. 抑制体温中枢对致热原的反应　　B. 抑制 COX

C. 稳定溶酶体膜　　D. 抑制病毒复制

E. 抑制细菌繁殖

13. 糖皮质激素对糖代谢的影响表现在

A. 促进糖原异生和糖原合成　　B. 抑制糖的有氧氧化

C. 促进胰岛素的分泌　　D. 促进糖原分解

E. 抑制无氧酵解

14. 久用糖皮质激素可致

A. 生长加快　　B. 肌肉消瘦　　C. 皮肤变薄

D. 伤口愈合加快　　E. 骨质疏松

15. 下列关于糖皮质激素的叙述正确的是

A. 有强的盐皮质激素样作用

B. 长期大量应用，显示排钠保钾的作用

C. 有较弱的盐皮质激素样作用

D. 长期大量应用，显示保钠排钾的作用

E. 具有抗菌作用

16. 糖皮质激素免疫抑制作用表现在

A. 抑制巨噬细胞吞噬和处理抗原　　B. 促进 B 淋巴细胞转化为浆母细胞

C. 减少抗体生成　　D. 增强核转录因子 NF－κB 活性

E. 抑制淋巴细胞的 DNA、RNA 和蛋白质的生物合成

17. 糖皮质激素抗休克作用的环节为

A. 破坏溶酶体膜　　B. 提高血管系统对儿茶酚胺的敏感性

C. 增强心肌收缩力　　D. 增加毛细血管的通透性

E. 升高血压

18. 糖皮质激素一般不宜应用于病毒性感染的原因

A. 有抗病毒作用　　B. 降低机体的防御功能

C. 对病毒性炎症抗炎作用弱　　D. 促进病毒感染扩散

E. 临床有特效控制病毒的药

19. 维持时间短的糖皮质激素为

A. 可的松　　B. 地塞米松　　C. 氢化可的松

D. 倍他米松　　E. 醛固酮

20. 皮质激素抑制药是

A. 美替拉酮　　B. 氨鲁米特　　C. ACTH

D. 醛固酮　　E. 米托坦

四、配对题

1. 氢化可的松　　A. 中效糖皮质激素
2. 泼尼松龙　　B. 长效糖皮质激素
3. 地塞米松　　C. 外用激素
4. 氟轻松　　D. 皮质激素抑制药
5. 氨鲁米特　　E. 短效糖皮质激素

五、判断题

1. 大剂量糖皮质激素突击疗法用于过敏性休克的治疗。
2. 小剂量肾上腺皮质激素补充治疗用于慢性肾上腺皮质功能不全的治疗。
3. 促皮质素对维持机体肾上腺正常形态和功能具有重要作用。
4. 糖皮质激素可用于骨折、创伤修复期的治疗。
5. 抗菌药物不能控制的感染如水痘、麻疹、真菌感染等可用糖皮质激素治疗。
6. 糖皮质激素停药过程需缓慢减量，不可骤然停药。
7. 糖皮质激素停药反跳现象属于肾上腺皮质功能减退危象。
8. 糖皮质激素与苯巴比妥合用，作用加强。

六、简答题

1. 糖皮质激素与阿司匹林的抗炎作用机制及强度有何区别?
2. 比较糖皮质激素两种作用机制的区别。

【参考答案】

一、名词解释

1. 允许作用：糖皮质激素对某些组织细胞无作用，但可给其他激素发挥作用创造有力条件，称为允许作用。

2. 库欣综合征：又称医源性肾上腺皮质功能亢进症或类肾上腺皮质功能亢进综合征。表现为肌无力与肌萎缩（负氮平衡造成，多发生于四肢的大肌群，也可在骨盆与肩胛骨肌群）、皮肤变薄、向心性肥胖、满月脸、水牛背、痤疮、多毛、浮肿、高血压、高血脂、低血钾、糖尿等。

二、填空题

1. ACTH　昼夜节律性

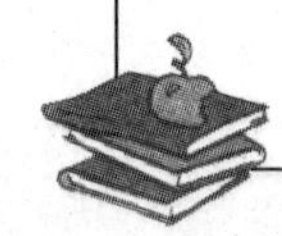

2. 氢化可的松　泼尼松龙　氢化可的松　泼尼松龙
3. 增加　磷脂酶 A_2　前列腺素　白三烯
4. 肾上腺皮质功能不全　反跳现象与激素戒断综合征
5. 抑制　炎　毒　休克
6. 血浆蛋白　皮质激素转运蛋白　白蛋白
7. 增加　降低
8. 抗胆碱药　抗酸药
9. 抑制　激活　钙、磷
10. 肾上腺皮质切除　米托坦　美替拉酮

三、选择题

1. A　2. C　3. B　4. E　5. D　6. D　7. C　8. C　9. B　10. E　11. ABCD　12. AC　13. ABE　14. BCE　15. CD　16. ACE　17. BCE　18. BD　19. AC　20. ABE

四、配对题

1. E　2. A　3. B　4. C　5. D

五、判断题

1. √　2. √　3. √　4. ×　5. ×　6. √　7. ×　8. ×

六、简答题

1. 糖皮质激素与阿司匹林抗炎作用机制及强度的区别：

	糖皮质激素	阿司匹林
机制	通过抑制炎症因子、细胞因子、NO、黏附分子、诱导炎症细胞凋亡等多方面机制发挥抗炎作用	仅通过抑制环氧合酶，减少 PGs 合成发挥抗炎作用
作用强度	强	较弱

2. 糖皮质激素两种作用机制的区别：

	基因效应	非基因效应
作用位置	细胞核内	细胞膜
机制	与激素应答元件结合，改变基因转录速度，相应地引起某些特定基因的转录增加或减少，继而影响特定有关 mRNA 和蛋白质的合成	与细胞膜类固醇受体结合，也可能与膜稳定效应密切相关
作用速度	慢	快（用药后几分钟内发生）

（向　明）

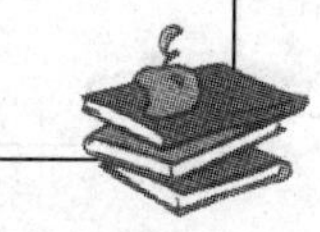

CHAPTER 第三十八章

甲状腺激素及抗甲状腺药

【学习要点】

1. 掌握抗甲状腺药物的分类；硫脲类抗甲状腺药物的药理作用、作用机制、临床应用及不良反应；大剂量碘剂抗甲状腺作用机制、应用和不良反应。

2. 熟悉甲状腺激素的作用、临床应用和不良反应；小剂量碘剂的作用和用途；β 受体阻断药的抗甲状腺作用及应用。

3. 了解甲状腺激素的合成、贮存、分泌、调节及作用机制；放射性碘的抗甲状腺作用及应用；促甲状腺激素（TSH）与促甲状腺激素释放激素（TRH）的临床应用。

【要点精讲】

一、甲状腺激素

甲状腺激素（Thyroid hormones，TH）是维持机体正常代谢、促进生长发育所必须的激素，包括甲状腺素（T_4）和三碘甲状腺原氨酸（T_3）。甲状腺激素由甲状腺腺泡中的甲状腺球蛋白（Thyroglobulin，TG）分子中的酪氨酸经碘化后再缩合而成，在蛋白水解酶作用下，TG 分解并释出 T_3、T_4 进入血液。TH 合成和释放主要受下丘脑和腺垂体调节，且血中 T_3、T_4 水平对腺垂体分泌的 TSH 和下丘脑分泌的 TRH 的释放起负反馈调节作用。

1. 甲状腺激素生理、药理作用

（1）维持正常生长发育　对神经系统和骨骼发育尤为重要，加速胎儿肺发育。

（2）促进代谢和增加产热　促进物质氧化代谢，增加耗氧量，提高基础代谢率，使产热增多。

（3）提高机体交感－肾上腺系统的敏感性　T_3、T_4 能增强机体（心脏）对儿茶酚胺类的敏感性，上调肾上腺素受体。

（4）其他作用　可影响胰岛、甲状旁腺及肾上腺皮质等内分泌腺功能，也影响生殖功能。

2. 临床应用

（1）甲状腺功能减退症的替代治疗　①呆小病；②黏液性水肿；③不典型及亚临床型

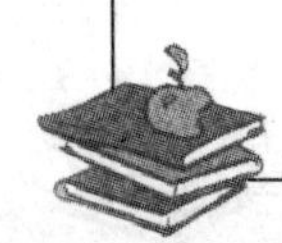

甲状腺功能减退症。

(2) 单纯性甲状腺肿。

(3) T_3抑制试验，对高摄碘率者的鉴别诊断。

(4) 甲状腺功能亢进治疗时的辅助治疗。

3. 不良反应 过量时可出现心悸、手震颤、多汗、失眠等甲状腺功能亢进症状。

二、抗甲状腺药

硫脲类（Thioureas）是最常用的抗甲状腺药，可分为**硫氧嘧啶类**（Thiouracil）和**咪唑类**（Imidazole）两类。通过抑制甲状腺过氧化物酶所介导的碘的活化、酪氨酸的碘化及碘化酪氨酸的偶联，从而抑制甲状腺激素的生物合成。对已合成的甲状腺激素无效，故改善症状常需2~3周，恢复基础代谢率需1~2个月；此外，还能减弱β受体介导的糖代谢活动；降低血循环中甲状腺刺激性抗体的水平，对甲亢病因有一定治疗作用。丙硫氧嘧啶抑制外周组织的T_4转化为生物活性较强的T_3。

临床适用于：①轻症和不宜手术或^{131}I治疗的甲亢病人，如儿童、青少年、中重度而年老体弱者或兼有心、肝、肾或出血性疾病的病人及手术后复发者，疗程1~2年；②甲状腺手术前准备：术前用本类药后使腺体功能接近正常，但需在术前2周配伍大量碘应用，使腺体坚实，减少充血，以利于手术进行；③甲状腺危象时的辅助治疗，疗程不宜超过1周。

最严重的不良反应为粒细胞缺乏症，此外有过敏反应、消化道反应、甲状腺肿及甲状腺功能减退。孕妇慎用或不用，哺乳期妇女禁用。

碘和碘化物（Iodide）常用复方碘溶液，也可用碘化钾、碘化钠等。不同剂量的碘化物对甲状腺功能可产生不同的作用。小剂量的碘是合成甲状腺激素的原料，在缺碘地区补充适量碘化物可防治单纯性甲状腺肿。大剂量碘有抗甲状腺作用，主要是通过抑制甲状腺球蛋白水解酶，抑制甲状腺激素的释放；其次可通过抑制过氧化物酶，影响酪氨酸碘化和碘化酪氨酸的缩合，使T_3、T_4合成减少；此外还能抑制垂体分泌TSH，使腺体缩小变硬，血管减少。大剂量碘配伍硫脲类可用于甲亢术前准备和治疗甲状腺危象。

不良反应包括过敏反应、慢性碘中毒、诱发甲状腺功能紊乱等，此外，碘还可通过胎盘和进入乳汁，影响胎儿和婴儿，孕妇及哺乳期妇女应慎用。

放射性碘（Radioiodine，^{131}I）可被甲状腺摄取浓集，并可产生β射线（占99%），β射线在组织内的射程仅0.5~2mm，因此射线主要破坏甲状腺实质，而损伤很少波及其他组织，起到类似手术切除部分甲状腺的作用，适用于甲状腺功能亢进不宜手术、手术后复发、因过敏或其他原因不能应用硫脲类抗甲状腺药者，或长期药物治疗无效或复发者。少量γ射线（占1%），可在体外测得，故可用作甲状腺摄碘功能测定。20岁以下病人、妊娠或哺乳期妇女及肾功能不良者均不宜应用。剂量过大易致甲状腺功能低下。

β受体阻断药普萘洛尔等临床主要用于控制甲亢、甲亢术前准备及甲状腺危象时的辅助治疗。通过阻断β受体，减轻甲亢病人交感-肾上腺系统兴奋所致心率加快、心悸、多汗、手震颤等症状，此外还可抑制甲状腺激素的分泌，普萘洛尔等也能抑制T_4在外周组织中脱碘变为T_3。适用于不宜用抗甲状腺药、不宜手术及^{131}I治疗的甲亢患者。

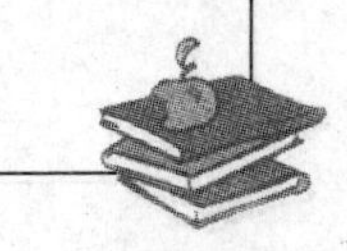

三、促甲状腺激素与促甲状腺释放激素的临床应用

临床主要用于鉴别甲状腺功能。

（1）促甲状腺激素（TSH）兴奋试验；

（2）提高甲状腺及其癌转移病灶的摄碘率；

（3）促甲状腺释放激素试验（简称 TRH 兴奋试验）。

【自测习题】

一、名词解释

1. 甲状腺危象　　2. 甲状腺功能亢进症

二、填空题

1. 甲状腺激素的临床应用是________、________、________和________。

2. 治疗单纯性甲状腺肿可用________和________。

3. 目前常用的抗甲状腺药有________、________、________和________四类。

4. 硫脲类抗甲状腺药可分为________和________；前者包括________和________，后者包括________和________。

5. 硫氧嘧啶类抗甲状腺药可以抑制________酶而抑制甲状腺激素的________，碘化物抑制________酶，从而抑制甲状腺激素________。

6. 碘剂的作用随剂量而不同，小剂量用于________；大剂量则发挥________。

7. 放射性碘主要用于________和________。它可产生________和________两种射线，前者可破坏甲状腺实质，后者可用作甲状腺功能测定。

8. 甲状腺危象的治疗应给予________以抑制甲状腺激素的释放，并立即应用________阻止甲状腺激素的合成。

9. 硫脲类抗甲状腺药的不良反应有________、________、________、________。

10. 通过抑制 5'－脱碘酶而减少________生成的药物是________；同时抑制 5'－脱碘酶和 5－脱碘酶而减少________和________生成的药物是________。

三、选择题

单项选择题

1. 甲状腺素主要作用机制是

A. 作用于甲状腺膜受体　　B. 作用于胞浆受体

C. 作用于线粒体受体　　D. 调控核内 T_3受体中介的基因表达

E. 以上都不是

2. 治疗呆小病的主要药物是

A. 甲巯咪唑　　B. 卡比马唑

C. 丙硫氧嘧啶　　D. 甲状腺素

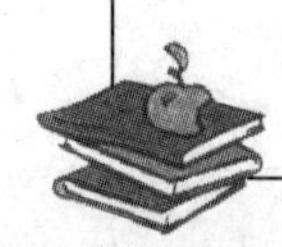

E. 小剂量碘剂

3. 甲状腺功能亢进术前给予复方碘溶液的目的是

A. 增强病人对手术的耐受性

B. 使甲状腺腺体变大，便于手术操作

C. 使甲状腺腺体变小，血管减少，变韧，利于手术

D. 抑制呼吸道腺体分泌

E. 降低血压

4. 需在体内转化为甲巯咪唑而发挥抗甲状腺药作用的是

A. 甲硫氧嘧啶　　B. 甲巯咪唑

C. 丙硫氧嘧啶　　D. 格列本脲

E. 卡比马唑

5. 可对抗甲状腺激素应用过量引起的不良反应的药物是

A. 大剂量碘　　B. β肾上腺素受体阻断剂

C. 小剂量碘　　D. 磺酰脲类

E. 硫脲类

6. 下列叙述错误的是

A. T_3生物利用度比T_4高　　B. T_3与血浆蛋白的亲和力比T_4低

C. 游离的T_3在血浆中为T_4的10倍　　D. T_3的作用快而强

E. T_3的作用慢而持久

7. 丙硫氧嘧啶作用特点是

A. 用药期间血清T_3水平不变

B. 长期应用期间，腺体萎缩，退化

C. 长期应用期间，腺体增大充血，甚至可产生压迫症状

D. 起效迅速，基础代谢率立即恢复正常

E. 起效迅速，甲状腺功能亢进症状立即减轻

8. 孕妇与哺乳期妇女应慎用碘剂的原因是

A. 引起粒细胞减少　　B. 引起畸胎

C. 引起胎儿或新生儿甲状腺肿　　D. 引起碘中毒

E. 引起甲状腺功能亢进

9. 可抑制外周组织的T_4转化为T_3的抗甲状腺药物是

A. 丙硫氧嘧啶　　B. 甲硫氧嘧啶

C. 甲巯咪唑　　D. 卡比马唑

E. 碘化钾

10. ^{131}I引起甲状腺功能低下时的救治方法是

A. 补充甲状腺素　　B. 补充碘制剂

C. 应用硫脲类　　D. 应用糖皮质激素

E. 应用肾上腺素

11. 大剂量碘剂不能单独用于治疗甲亢的原因是

A. 引起慢性碘中毒　　B. 使T_4转化为T_3

C. 使腺体血管增生，腺体增大　　D. 为甲状腺素合成提供原料

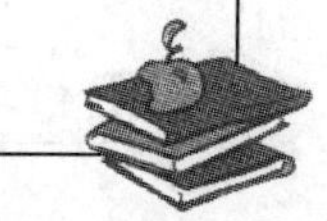

E. 抗甲状腺效应具有自限性，诱发甲亢

12. 硫氧嘧啶类严重的不良反应是

A. 粒细胞减少 B. 骨质疏松

C. 高血压 D. 低血糖

E. 中性粒细胞增多

多项选择题

13. 硫脲类药物的临床应用包括

A. 轻症甲亢 B. 儿童甲亢

C. 青少年甲亢 D. 甲亢术后复发

E. 呆小病

14. 丙硫氧嘧啶的适应证是

A. 黏液性水肿 B. 甲状腺危象

C. 甲亢术前准备 D. 单纯性甲状腺肿

E. 甲状腺功能亢进

15. 甲状腺激素的药理作用包括

A. 维持生长发育 B. 促进钙磷吸收

C. 提高基础代谢率 D. 增强心脏对儿茶酚胺的敏感性

E. 降低心脏对乙酰胆碱的敏感性

16. β 受体阻断剂治疗甲亢的药理学基础是

A. 抑制 T_4脱碘形成活性高的 T_3 B. 适当减少甲状腺激素的分泌

C. 阻断 β 受体改善患者症状 D. 抑制甲状腺激素合成

E. 和丙硫氧嘧啶合用则疗效迅速而显著

17. 硫脲类药物的作用机制有

A. 抑制甲状腺过氧化物酶

B. 抑制甲状腺激素的生物合成

C. 使已合成的甲状腺激素减少

D. 抑制免疫球蛋白的生成，使血循环中甲状腺刺激性免疫球蛋白下降

E. 使甲状腺组织退化，血管减少，腺体缩小

18. 硫脲类药物的特点有

A. 对已合成的甲状腺激素无作用

B. 起效慢，1 ~ 3 个月基础代谢率才恢复正常

C. 可使血清甲状腺激素水平显著下降

D. 可使甲状腺组织退化，血管减少，腺体缩小

E. 可使腺体增生、增大、充血

19. 碘化物的不良反应有

A. 诱发甲状腺功能低下 B. 血管神经性水肿

C. 慢性碘中毒如咽喉烧灼感 D. 孕妇应用可引起新生儿甲状腺肿

E. 喉头水肿

20. 硫氧嘧啶类药物的体内过程特点是

A. 口服吸收迅速，生物利用度约 80% B. 体内分布窄，不易进入乳汁

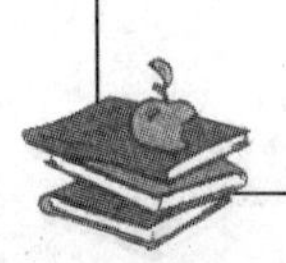

C. 主要在肝内代谢　　D. $t_{1/2}$约 2h
E. 血浆蛋白结合率低

四、配对题

1. 大剂量的碘 + 硫脲类　　A. 单纯性甲状腺肿
2. 小剂量的碘　　B. 甲状腺功能检查
3. 放射性碘　　C. 甲状腺危象
4. 硫脲类　　D. 甲状腺功能亢进的辅助治疗
5. β 受体阻断药　　E. 单独用于甲亢内科治疗

五、判断题

1. 大剂量碘抗甲状腺作用达最大效应的时间是 1 个月。
2. 青少年甲状腺功能亢进应选用大剂量碘。
3. 碘可以促进甲状腺素合成，也可抑制甲状腺素合成。
4. 治疗黏液性水肿应选用碘剂。
5. 硫脲类药物对甲状腺激素合成无影响，仅能改善甲亢症状。
6. 手术复发对硫脲类无效者选用放射性碘^{131}I。
7. 普萘洛尔是硫脲类抗甲状腺药。
8. 除能控制甲状腺功能亢进症状外，对病因也有一定治疗作用的药物是普萘洛尔。

六、简答题

1. 试比较丙硫氧嘧啶和大剂量碘剂的作用机制、作用特点和临床应用。
2. 甲状腺功能亢进治疗药物有哪几类？举例说明。
3. 大剂量碘制剂在甲状腺功能亢进手术前用药的意义及不宜长期应用的原因是什么？
4. 治疗甲状腺危象可用哪些药物？为什么？

【参考答案】

一、名词解释

1. 甲状腺危象：甲亢病人因感染、外伤、手术、情绪激动等应激诱因可导致大量甲状腺激素突然释放入血，导致病情急剧恶化，可使患者发生高热、心力衰竭、肺水肿、水和电解质紊乱等而死亡，称为甲状腺危象。

2. 甲状腺功能亢进症（Hyperthyroidism）：简称甲亢，是指多种原因所致血液循环中甲状腺激素过多引起代谢紊乱为特征的一种综合征。

二、填空题

1. 甲状腺功能减退症的替代治疗　单纯性甲状腺肿　T_3抑制试验　甲状腺功能亢进的辅助治疗

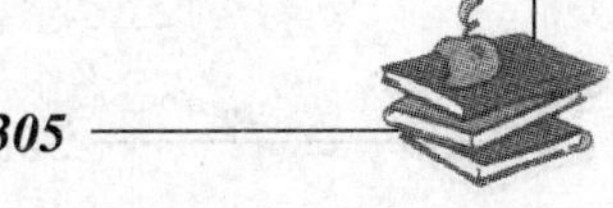

2. 甲状腺激素　碘剂

3. 硫脲类　碘和碘化物　放射性碘　β受体阻断药

4. 硫氧嘧啶类　咪唑类　甲硫氧嘧啶　丙硫氧嘧啶　甲巯咪唑　卡比马唑

5. 甲状腺过氧化物　生物合成　甲状腺球蛋白水解　释放

6. 单纯性甲状腺肿　抗甲状腺作用

7. 甲状腺功能亢进的治疗　甲状腺摄碘功能测定　β　γ

8. 大剂量碘剂　硫脲类药物

9. 过敏反应　消化道反应　白细胞减少症和粒细胞缺乏症　甲状腺肿和甲状腺功能减退

10. T_3　普萘洛尔　T_3　rT_3　阿替洛尔和（或）美托洛尔

三、选择题

1. D　2. D　3. C　4. E　5. B　6. E　7. C　8. C　9. A　10. A　11. E　12. A　13. ABCD　14. BCE　15. ACD　16. ABCE　17. ABD　18. ABCE　19. ABCDE　20. ACD

四、配对题

1. C　2. A　3. B　4. E　5. D

五、判断题

1. ×　2. ×　3. √　4. ×　5. ×　6. √　7. ×　8. ×

六、简答题

1. 丙硫氧嘧啶和大剂量碘剂的作用机制、作用特点和临床应用：

	丙硫氧嘧啶	大剂量碘剂
作用机制	①抑制过氧化酶，抑制碘的活化、酪氨酸的碘化及碘化酪氨酸的偶联，从而抑制甲状腺素合成 ②减弱β受体介导的糖代谢活动 ③抑制外周血 T_4 转为 T_3 ④抑制异常免疫反应	①抑制蛋白水解酶从而抑制甲状腺素释放 ②还可通过抑制过氧化物酶，抑制甲状腺激素合成 ③也能抑制垂体分泌 TSH，使腺体缩小变硬，血管减少
作用特点	①起效慢，疗程长 ②使甲状腺肿大，变软脆，加重突眼症状	①起效快、但不持久（>2 周失去作用） ②对抗 TSH，腺体变小，变硬，血管减少
临床应用	①甲亢内科治疗：轻、中度，不宜手术和放射性碘治疗者，手术后复发者 ②甲亢术前准备：控制病情，防止术中术后并发症 ③甲状腺危象辅助治疗	①甲亢术前准备：在硫脲类药物控制症状基础上，在术前 2 周使用 ②甲状腺危象的治疗

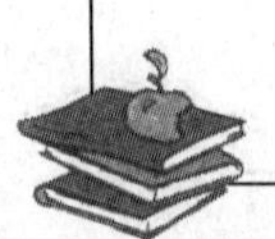

2. 甲状腺功能亢进治疗药物分类：

（1）硫脲类：如丙硫氧嘧啶；

（2）碘和碘化物：如碘化钾或卢戈液；

（3）β受体阻断药：如普萘洛尔；

（4）放射性碘：如^{131}I。

3. 大剂量碘制剂在甲状腺功能亢进手术前用药的意义及不宜长期应用的原因：

（1）抑制蛋白水解酶，抑制甲状腺激素的释放，加强对术前甲亢症状控制；

（2）抑制过氧化物酶，抑制甲状腺素合成，从而改善甲亢症状；

（3）抑制垂体分泌 TSH，使腺体缩小变硬，血管减少，利于手术进行及减少出血。

但长期应用反使碘摄取受抑制，细胞内碘离子浓度下降，失去抑制甲状腺激素合成的效应，使甲状腺功能亢进复发。

4. 治疗甲状腺危象可用的药物：

（1）大剂量碘剂：阻止甲状腺激素的释放；

（2）硫脲类（丙硫氧嘧啶）：剂量为治疗量的 2 倍，阻断新的甲状腺激素的合成。

（吴基良　任　平）

CHAPTER 第三十九章

胰岛素及口服降血糖药

【学习要点】

1. 掌握胰岛素的药理作用、作用机制、不良反应及临床应用；掌握常用口服降血糖药的作用特点、作用机制、临床应用、不良反应及药物相互作用。

2. 熟悉胰岛素的作用机制及其他新型降血糖药的作用特点。

3. 了解胰岛素制剂的特点。

【要点精讲】

糖尿病是一种需要终生治疗的疾病，治疗方法包括饮食控制、运动疗法及药物治疗。目前，糖尿病治疗药物除了各种有效的胰岛素制剂、传统的磺酰脲类、双胍类口服降糖药外，还有非磺酰脲类促胰岛素分泌剂、胰岛素增敏剂、降糖生物肽等。

胰岛素（Insulin）口服易被胃肠道消化酶破坏，故口服无效，必须注射给药。正常人和无并发症的糖尿病患者胰岛素血浆 $t_{1/2}$ 为 5～6min。胰岛素由肾小球滤过并由肾小管再吸收，在该处也可降解，10%以原形由尿中排出。为延长其作用时间，常与某些碱性蛋白质（如珠蛋白、精蛋白）相结合，以改变胰岛素的等电点，使其接近体液的 pH，并加入微量锌使之稳定。

胰岛素通过增加血糖的利用、减少血糖来源而降低血糖。胰岛素能促进脂肪的合成，抑制脂肪分解，减少游离脂肪酸和酮体的生成。胰岛素还能促进组织细胞对氨基酸的主动转运，促进蛋白质合成中的转录和翻译过程，增加蛋白质合成。也可激活细胞膜 Na^+，K^+-ATP 酶，促进 K^+ 内流，增加细胞内 K^+ 浓度，降低血 K^+。

胰岛素对各型糖尿病均有效。临床主要用于：①1 型糖尿病即胰岛素依赖性糖尿病；②2 型糖尿病即非胰岛素依赖性糖尿病经饮食控制和口服降血糖药未能控制者；③发生各种急性或严重并发症的糖尿病，如酮症酸中毒和糖尿病昏迷等。胰岛素的主要不良反应为低血糖反应、过敏反应和胰岛素抵抗。

格列吡嗪（Glipizide）口服吸收快。主要作用于胰岛 β 细胞分泌胰岛素，抑制肝糖原分解并促进肌肉利用葡萄糖。还可通过胰腺外作用，改变胰岛素靶组织对胰岛素的反应性，增强胰岛素作用。临床主要用于单用饮食疗法未能达到良好控制的轻中度 2 型糖尿病。很少引起低血糖反应。

格列本脲（Glibenclamide）口服吸收迅速，作用持续时间为16～24h，是目前治疗2型糖尿病最常应用的药物之一。能很快控制高血糖，适用于血糖较高，用其他磺酰脲类药物降糖作用不佳者。本品作用强，体内清除慢，尤其在老年人，心、肝、肾功能不良者易发生严重低血糖昏迷。

格列美脲（Glimepiride）属于第三代磺酰脲类药物。口服生物利用度为100%，作用持续时间为24h。格列美脲在磺酰脲类药物中胰外作用最强，可通过刺激葡萄糖代谢的关键酶及改善葡萄糖转运子（$GLUT_4$）的转位/去磷酸化促进周围组织对葡萄糖的摄取，从而增加糖原合成和脂肪形成。与胰岛素和其他磺酰脲类药物相似，格列美脲还可激活糖基化－磷脂酰肌醇－特异性磷脂酶（GPI－PLC），促进肌肉、脂肪组织摄取转运葡萄糖。适用于其他磺酰脲类药物治疗无效的2型糖尿病，并且可减少外源性胰岛素需要量。格列美脲可引起低血糖反应。用药后偶有消化道症状如恶心、呕吐和腹泻等。极个别病例可出现肝酶升高、肝功能损害及肝炎。血液系统可能出现血常规改变，罕见有血小板减少症。

二甲双胍（Metformine）血浆蛋白结合率不到5%，并以原形从尿排出。二甲双胍主要作用于胰岛外组织，增加周围组织对胰岛素敏感性，增加组织内葡萄糖的摄取和利用，降低肠葡萄糖吸收，抑制肝糖原异生。二甲双胍可改善血脂水平，抑制胰高血糖素的释放。该药亦属于胰岛素增敏剂，可减少胰岛素抵抗。临床主要用于成年人肥胖者的2型糖尿病及部分1型糖尿病。常见不良反应为食欲减退、恶心、口苦、腹泻等。应用二甲双胍后有时血乳酸轻度增加，因该药增强糖的无氧酵解，抑制肝糖原生成。

α－葡萄糖苷酶抑制剂（α－Glucosidase Inhibitors）在小肠上皮刷状缘与糖类竞争水解糖类的α－葡萄糖苷酶，从而减慢碳水化合物水解生成葡萄糖的速度并延缓其吸收。单独应用或与其他降糖药合用，可降低病人的餐后高血糖。临床主要用于轻、中度2型糖尿病人，尤其适用于空腹血糖正常而餐后血糖明显升高者。也可与胰岛素联用有效地治疗1型糖尿病。不良反应主要为腹胀、腹泻等胃肠道反应。

噻唑烷酮类化合物（Thiazolidinediones，TZDs）包括罗格列酮（Rosiglitazone）、吡格列酮（Pioglitazone）等具有直接降低胰岛素抵抗和改善β细胞功能，达到持久控制高血糖的作用，同时还可纠正脂质代谢紊乱，并对2型糖尿病及其心血管并发症均有明显疗效。该类药物高度选择性激动过氧化物酶增殖体受体γ（peroxisomal proliferators activated receptor γ，PPARγ）。还可激活调节外周组织中游离脂肪酸代谢的基因，抑制炎性细胞产生，改善代谢综合征。临床主要用于治疗2型糖尿病，尤其是产生了胰岛素抵抗者，明显降低餐后血糖。不良反应主要有嗜睡、水肿、肌肉和骨骼痛、头痛、消化道症状等。

瑞格列奈（Repaglinide）为新型短效口服促胰岛素分泌降糖药。口服15min起效，1h内达峰值浓度，$t_{1/2}$约为1h。与磺酰脲类不同的是瑞格列奈通过与不同的受体结合，阻断胰岛β细胞上ATP敏感性K^+通道（K_{ATP}），使β细胞去极化，开放钙离子通道，增加钙内流，促进胰岛素分泌。临床用于2型糖尿病患者，包括轻度肾功能受损者。尤适合降低餐后高血糖。不良反应主要为低血糖，但较磺酰脲类药物少见。还可出现胃肠道反应如腹痛、腹泻、恶心等。可发生过敏反应。

依克那肽（Exenatide）为注射用药，$t_{1/2}$为2.4h。依克那肽能增加糖依赖性的胰岛素分泌，抑制胰高血糖素分泌，增加糖清除。同时作用于胰岛δ细胞促进生长抑素的分泌。依克那肽促进β细胞增殖和新生，抑制β细胞凋亡，改善β细胞功能。可降低体内糖基化血红蛋白和脂肪酸水平，改善糖代谢紊乱引起的一系列代谢障碍。治疗血糖控制不充分的2型糖尿病患者。可与二甲双胍、磺酰脲类药物、TZDs联合应用，安全有效地降糖。常见不良反应包括低血糖、恶心、呕吐、腹泻、头痛以及消化不良等。

普兰林肽（Pramlintide）是胰岛淀粉样肽类似物，可延缓胃排空，但并不改变碳水化合物和其他营养物质吸收的总量；抑制胰高血糖素的分泌，降低餐后血糖。同时减少肝糖原生成和释放，减少血糖波动。普兰林肽还可降低糖化血红蛋白。该药物还可与大脑神经元细胞膜上胰淀素受体相结合，通过受体介导信号转导作用于下丘脑摄食中枢，产生饱食效应，从而有利于控制体重。此外，该药通过与降钙素受体结合，降低血中钙浓度，抑制破骨细胞活性，激活成骨细胞，参与骨代谢。临床常用作1型和2型糖尿病的辅助治疗药物，是目前除胰岛素外唯一可以用于治疗1型糖尿病的药物。主要用于单用胰岛素，以及胰岛素和磺酰脲类或胰岛素与二甲双胍联合应用未得到预期疗效的糖尿病患者。主要不良反应是胃肠道反应，如恶心、厌食及呕吐等。

【自测习题】

一、填空题

1. 为延长胰岛素作用时间，常与某些________蛋白质（如________、________）相结合，以改变胰岛素的等电点，使其接近体液的pH，并加入微量________使之稳定。

2. 胰岛素能________组织细胞对氨基酸的主动转运，________蛋白质合成中的转录和翻译过程，________蛋白质合成。

3. 胰岛素与ATP及辅酶A组成________用于急慢性胰腺炎、肝硬化、心衰、肾炎等病人的________治疗，以增加食欲，恢复体力。

4. 糖尿病患者应用超出常用量的________后，没有出现明显的降糖效应，即发生胰岛素________，需________方能发挥疗效。

5. 胰岛β细胞膜含有磺酰脲受体及与之相偶联的ATP敏感________，以及电压依赖性的________。

6. 胰岛素与葡萄糖和________合用，防治心肌病变时的心律失常。

7. 除胰岛素外可以用于治疗1型糖尿病的肽类药物是________。

8. 二甲双胍可改善血脂水平，抑制________的释放。该药亦属于胰岛素________，可减少胰岛素________。

9. α-葡萄糖苷酶抑制剂在小肠上皮刷状缘与糖类竞争水解糖类的________，从而减慢________________生成葡萄糖的速度并延缓其________。

10. 依克那肽能增加糖依赖性的________分泌，抑制________分泌，增加糖清除。同时作用于胰岛________促进________的分泌。

二、选择题

单项选择题

1. 磺酰脲类降糖药的作用机制为

A. 激动PPARγ受体

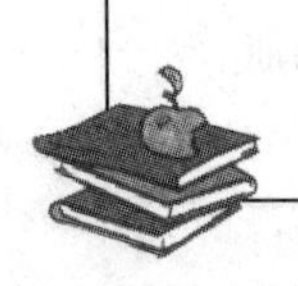

B. 抑制肠道葡萄糖吸收

C. 阻滞 K_{ATP} 而使 K^+ 外流减少，开放电压依赖性 Ca^{2+} 通道，促进胰岛素分泌

D. 抑制水解碳水化合物的酶，减慢水解葡萄糖的速度

E. 促进葡萄糖的氧化分解反应

2. 通过刺激胰腺 β 细胞释放胰岛素发挥降血糖作用的药物为

A. 二甲双胍　B. 罗格列酮　C. 阿卡波糖

D. 胰岛素　E. 瑞格列奈

3. 胰岛素口服无效的原因是

A. 易被消化酶破坏　B. 不易吸收　C. 对消化道刺激性大

D. 诱发胃溃疡　E. 可引起变态反应

4. 肾功能不良伴有中度糖尿病患者宜选用

A. 胰岛素　B. 苯乙双胍　C. 二甲双胍

D. 格列喹酮　E. 氯磺丙脲

5. 双胍类降糖药的主要不良反应为

A. 乳酸血症　B. 胃肠道反应　C. 持久性低血糖症

D. 胰岛素耐受　E. 脂肪萎缩与肥厚

6. 胰岛素的不良反应不包括

A. 过敏反应　B. 低血糖反应　C. 高钾血症

D. 胰岛素耐受　E. 皮下注射局部红肿

7. 对有无胰岛功能的糖尿病人均有降血糖作用的药物

A. 糖皮质激素　B. 二甲双胍　C. 格列齐特

D. 瑞格列奈　E. 氯磺丙脲

8. 具有增敏胰岛素作用的药物是

A. 精蛋白锌胰岛素　B. 吡格列酮　C. 阿卡波糖

D. 格列本脲　E. 硫氧嘧啶

9. 加入葡萄糖液内静滴可治疗高钾血症的药物

A. 胰岛素　B. 螺内酯　C. 卡比马唑

D. 碘化钾　E. 罗格列酮

10. 1 型糖尿病及重症糖尿病患者宜选用

A. 胰岛素　B. 二甲双胍　C. 格列喹酮

D. 依克那肽　E. 丙米嗪

多项选择题

11. 胰岛素抵抗糖尿病患者宜选用

A. 胰岛素　B. 二甲双胍　C. 格列喹酮

D. 依克那肽　E. 吡格列酮

12. 磺酰脲类降糖药的作用机制包括

A. 抑制 α 细胞分泌胰高血糖素

B. 刺激 β 细胞释放胰岛素

C. 诱导参与细胞生长和中间代谢的基因表达

D. 抑制 α - 葡萄糖苷酶

E. 增加糖的无氧酵解

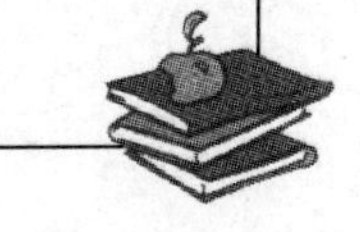

13. 可引起血糖升高，糖尿病人需慎用的药物为
   A. 噻嗪类利尿药　　B. 糖皮质激素类药
   C. 口服避孕药　　D. 氯贝丁酯
   E. H_2受体阻断剂
14. 格列齐特的药理作用包括
   A. 降低血压　　B. 降低高血糖
   C. 降低血小板过高黏附性　　D. 抗利尿
   E. 减少碳水化合物的吸收
15. 合用使磺酰脲类药物半衰期延长，导致低血糖的药物为
   A. 水杨酸类　　B. 双香豆素类　　C. 氯霉素
   D. 异烟肼　　E. 甲氨蝶呤
16. 双胍类药物的临床应用包括
   A. 成年人肥胖者的 2 型糖尿病　　B. 部分 1 型糖尿病
   C. 单用饮食控制无效糖尿病患者　　D. 磺酰脲类药物血糖控制不佳者
   E. 糖尿病伴高脂血症患者
17. 噻唑烷酮类药物的作用机制为
   A. 激动过氧化物酶增殖体受体 γ
   B. 促进胰岛素分泌
   C. 激活调节外周组织中游离脂肪酸代谢的基因
   D. 延缓胃排空
   E. 降解二肽基肽酶Ⅳ
18. 与依克那肽联合应用，低血糖发生率较低的药物为
   A. 二甲双胍　　B. 磺酰脲类药物　　C. 噻唑烷酮类
   D. 胰岛素　　E. 瑞格列奈
19. 普兰林肽降糖作用环节为
   A. 减少食物的吸收　　B. 延缓胃排空
   C. 抑制胰高血糖素的分泌　　D. 减少肝糖原生成和释放
   E. 降低糖化血红蛋白
20. 长效类胰岛素制剂包括
   A. 精蛋白锌胰岛素　　B. 珠蛋白锌胰岛素
   C. 结晶锌胰岛素　　D. 低精蛋白锌胰岛素
   E. 结晶胰岛素锌悬液

三、配对题

1. 格列本脲　　A. 短效胰岛素
2. 二甲双胍　　B. 长效胰岛素制剂
3. 正规胰岛素　　C. 促进胰岛 β 细胞释放胰岛素
4. 精蛋白锌胰岛素　　D. 抑制胰高血糖素释放，并降血脂
5. 阿卡波糖　　E. α－葡萄糖苷酶抑制剂

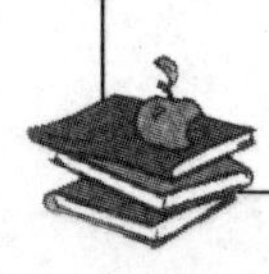

四、判断题

1. 磺酰脲类药物与其受体结合后，阻滞K_{ATP}而阻止K^+外流，造成胞内Ca^{2+}浓度增加，触发胞吐作用及增加胰岛素的释放。

2. 格列美脲在磺酰脲类药物中胰外作用最强，能提高糖原合成2.5倍，提高脂肪合成4倍。

3. 依克那肽可用于1型糖尿病患者以及酮症酸中毒的抢救。

4. 普兰林肽可与胰岛素合用，并可取代胰岛素。

5. α-葡萄糖苷酶抑制剂可与胰岛素联用有效地治疗1型糖尿病。

6. 瑞格列奈为磺酰脲类促胰岛素分泌剂。

7. 依克那肽促进胰岛素的合成和分泌，而不影响β细胞增殖和新生。

8. α-葡萄糖苷酶抑制剂不宜用于空腹血糖正常而餐后血糖明显升高者。

五、简答题

1. 比较胰岛素与依克那肽作用的异同点。

2. 分析二甲双胍临床常用的原因。

【参考答案】

一、填空题

1. 碱性　珠蛋白　精蛋白　锌
2. 促进　促进　增加
3. 能量合剂　辅助
4. 胰岛素　抵抗　加大剂量
5. K^+通道（K_{ATP}）　Ca^{2+}通道
6. 氯化钾
7. 普兰林肽
8. 胰高血糖素　增敏剂　抵抗
9. α-葡萄糖苷酶　碳水化合物水解　吸收
10. 胰岛素　胰高血糖素　δ细胞　生长抑素

二、选择题

1. C　2. E　3. A　4. D　5. A　6. C　7. B　8. B　9. A　10. A　11. BE　12. AB　13. ABC　14. BC　15. CD　16. ABCDE　17. AC　18. AC　19. BCDE　20. AE

三、配对题

1. C　2. D　3. A　4. B　5. E

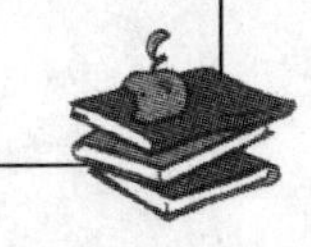

四、判断题

1. √ 2. √ 3. × 4. × 5. √ 6. × 7. × 8. ×

五、简答题

1. 胰岛素与依克那肽作用的异同点：

	胰岛素	依克那肽
相同点	降低高血糖，均不能口服应用	
不同点	调节糖代谢维持血糖正常水平	通过与胰岛β细胞膜上的GLP－1受体结合促进胰岛素分泌产生降糖作用
	无降低体重作用	延缓胃排空，降低体重

2. 二甲双胍具有多方面的优势，临床常用的原因：

（1）可以很好地降低血糖，降糖作用与β细胞损伤无关；

（2）能改善血脂；

（3）减少胰岛素抵抗；

（4）同时能有效干预多种心血管危险因素，从而降低心血管疾病风险，达到糖尿病治疗的最终目的；

（5）不良反应轻，几无低血糖反应，肝脏清除快。

（向　明）

CHAPTER 第四十章

作用于生殖系统的药物

【学习要点】

1. 掌握缩宫素、麦角生物碱、雌激素类药物、雄激素类药物、孕激素类药物的药理作用、临床应用和主要的不良反应。

2. 熟悉垂体后叶素、前列腺素、雌激素拮抗药、同化激素类药、西地那非的药理作用、临床应用和主要不良反应。

3. 了解子宫平滑肌抑制药、避孕药的药理作用和临床应用。

【要点精讲】

作用于生殖系统的药物包括对生殖器官影响的药物及对性激素影响的药物。对生殖器官影响的药物主要有子宫平滑肌兴奋药和抑制药、治疗阴茎勃起功能障碍的药物；对性激素影响的药物主要有雌激素类药及其拮抗药、孕激素类药、雄激素类药、同化激素类药和避孕药。

缩宫素（Oxytocin）兴奋子宫的机制包括：与缩宫素受体结合而发挥作用；钙通道开放引起 Ca^{2+} 内流的参与；作用于蜕膜的受体，促进 $PGF_{2\alpha}$ 及 $PGF_{2\alpha}$ 的代谢物 13，14 - 二氢 15 - 酮$PGF_{2\alpha}$（PGFM）的合成。能够直接兴奋子宫平滑肌，加强其收缩，收缩的性质与正常分娩相似；能使乳腺泡周围的肌上皮细胞收缩，促进排乳；大剂量还能短暂地松弛血管平滑肌，引起血压下降，并有抗利尿作用。

临床应用于催产和引产、产后止血。但缩宫素过量引起子宫高频率甚至持续性强直收缩，可致胎儿窒息或子宫破裂，因此作催产或引产时，必须注意下列两点：①严格掌握剂量，避免发生子宫强直性收缩；②严格掌握禁忌证，凡产道异常、胎位不正、头盆不称、前置胎盘，以及 3 次妊娠以上的经产妇或有剖腹产史者禁用，以防引起子宫破裂或胎儿窒息。

麦角生物碱（Ergot Alkaloid）可分为两类：氨基酸麦角碱类，包括麦角胺和麦角毒。氨基麦角碱类，以麦角新碱为代表。氨基酸麦角碱类口服吸收不良，且不规则，作用缓慢而持久。氨基麦角碱类口服吸收容易而规则，作用迅速而短暂。麦角生物碱能够选择性地兴奋子宫平滑肌，作用比较强而持久；尚有收缩动静脉血管，阻断 α 受体作用。临床应用于治疗产后或其他原因引起的子宫出血、加速子宫复原、治疗动脉搏动引起的偏头痛，此外氢麦角毒具有抑制中枢、舒张血管（主要由于抑制血管运动中枢）和降低血压的作用，可与异丙嗪、哌替啶配成冬眠合剂。注射麦角新碱可致呕吐、血压升高，偶致过敏反应等。

垂体后叶素（Pituitrin）含缩宫素和加压素，对子宫平滑肌的选择性不高，在作为子宫兴奋药的应用上，已逐渐被缩宫素所代替。它所含的加压素能与肾脏集合管的受体相结合，增加集合管对水分的再吸收，使尿量明显减少，可用于治疗尿崩症。加压素对未孕子宫有兴奋作用，但对妊娠子宫反而作用不强。能收缩血管（特别是毛细血管和小动脉），在肺出血时可用来收缩小动脉而止血。尚有升高血压、收缩冠状血管和兴奋胃肠道平滑肌的作用。

前列腺素（Prostaglandins，PGs）是一类广泛存在于体内的不饱和脂肪酸，与生殖系统有关的前列腺素有前列腺素 E_2（PGE_2）、前列腺素 $F_{2\alpha}$（$PGF_{2\alpha}$）和 15－甲基前列腺素 $F_{2\alpha}$ 等。对各期妊娠的人子宫都有显著的兴奋作用，引起子宫收缩的特性与生理性相似，用于足月或过期妊娠引产。也可用于 28 周前的宫腔内死胎或良性葡萄胎，以排出宫腔内异物。

利托君（Ritodrine）、**硫酸镁**（Magnesium sulfate）、**硝苯地平**（Nifedipine）和**吲哚美辛**（Indomecin）等为子宫平滑肌抑制药，主要用于痛经和预防早产。

雌激素类药（Estrogen－like drugs）包括**雌二醇**（Estradiol）、**雌酮**（Estrone）、**雌三醇**（Estriol）、**炔雌醇**（Ethinylestradiol）、**炔雌醚**（Quinestrol）、**戊酸雌二醇**（Estradiol Valerate）、**己烯雌酚**（Diethylstilbestrol；乙底酚，Stilbestrol）。对未成年女性，雌激素能促使其第二性征和性器官发育成熟；对成年妇女，除保持女性性征外，并参与形成月经周期；较大剂量时，可抑制促性腺激素释放激素的分泌，发挥抗排卵作用；并有抑制乳汁分泌、对抗雄激素、轻度水钠潴留、增加骨骼钙盐沉积和加速骨骺闭合、降低低密度脂蛋白和升高高密度脂蛋白的作用。临床用于绝经期综合征、老年性阴道炎及女阴干枯症、卵巢功能不全和闭经、功能性子宫出血、乳房胀痛、晚期乳腺癌、前列腺癌、痤疮及与孕激素合用避孕。常见恶心、食欲减退，长期大量应用可引起子宫内膜过度增生及子宫出血，并可能引起胆汁郁积性黄疸。

雌激素拮抗药（Estrogen antagonists）与雌激素受体结合，发挥竞争性拮抗雌激素作用。药物包括**氯米芬**（Clomiphene）、**他莫昔芬**（Tamoxifen）、**雷洛昔芬**（Raloxifene）等。上述雌激素拮抗药物的一个显著特点是对生殖系统表现为雌激素拮抗作用，而对骨骼系统及心血管系统则发挥拟雌激素样作用，这对雌激素的替代治疗具有重要意义。

孕激素（Progestogens）主要由卵巢黄体分泌，自黄体分离出的孕激素为黄体酮（孕酮，Progesterone），临床应用的是人工合成品及其衍生物。孕激素类药物按化学结构可分为：①17α－羟孕酮类：从黄体酮衍生而得，如**甲羟孕酮**（Medroxyprogesterone，安宫黄体酮，Proven）、**甲地孕酮**（Megestrol）、**氯地孕酮**（Chlormadinone）等。②19－去甲睾丸酮类：从妊娠素衍生而得，如**炔诺酮**（Norethisterone）、**双醋炔诺醇**（Ethynodiol Diacetate）、**炔诺孕酮**（Norgestrel，18－甲基炔诺酮，甲诺酮）等。可使子宫内膜由增殖期转为分泌期，有利于孕卵的着床和胚胎发育；抑制子宫的收缩，抑制卵巢的排卵过程，促使乳腺腺泡发育；还具有竞争性地对抗醛固酮、轻度升高体温作用。临床应用于功能性子宫出血、痛经、子宫内膜异位症、先兆流产与习惯性流产、子宫内膜腺癌、前列腺肥大或癌症。不良反应较少，偶见头晕、恶心及乳房胀痛等。

雄激素类药（Androgens－like drugs）在临床多用人工合成的睾酮衍生物，如**甲睾酮**（Methyltestosterone，甲基睾酮）、**丙酸睾酮**（Testosterone Propionate，丙酸睾丸素）和**苯乙酸睾酮**（Testosterone Phenylacetate，苯乙酸睾丸素）等。能促进男性器官及其副性器官的发育和成熟，并有抗雌激素作用；明显促进蛋白质合成，减少蛋白质分解，并产生水、钠、钙、磷潴留作用；促进肾脏分泌促红细胞生成素，也可直接刺激骨髓造血功能。临床应用于睾丸功能不全的替代疗法、功能性子宫出血、晚期乳腺癌、再生障碍性贫血及其他贫血、虚弱恢复体质等。不良反应包括性功能改变、胆汁淤积性黄疸。

同化激素类药（Anabolic steroids）是一类同化作用较好、而雄激素样作用较弱的睾酮衍生物，如**苯丙酸诺龙**（Aandrolone Phenylpropionate）、**司坦唑醇**（Stanozolol，康力龙）及**美雄酮**（Methandienone，去氢甲基睾丸素）等。主要用于蛋白质同化或吸收不足，以及蛋白质分解亢进或损失过多的患者，如严重烧伤、手术后慢性消耗性疾病、老年骨质疏松或恶性肿瘤晚期等病人。长期应用可引起水钠潴留、女性轻微男性化现象，偶见肝内毛细胆管胆汁郁积而发生黄疸。

避孕药通过阻断生殖任何一个环节来达到避孕或终止妊娠的目的。现有的避孕药大多为女性避孕药，男性用药较少。包括主要抑制排卵的避孕药、抗着床避孕药、男性避孕药、外用避孕药和抗早孕药等，常见类早孕反应、子宫不规则出血、闭经、乳汁减少和凝血功能亢进等。

西地那非（Sildenafil）高度选择性抑制5型磷酸二酯酶，升高cGMP水平，导致阴茎海绵体平滑肌松弛，血液充盈，利于勃起。用于治疗阴茎勃起功能障碍。可引起头痛、潮红、消化不良、鼻塞及视觉异常等。

【自测习题】

一、名词解释

1. 雌激素拮抗药　　2. 同化激素

二、填空题

1. 子宫兴奋药的药理作用取决于药物的________和子宫的________，小剂量可使子宫产生节律性收缩，用于________，大剂量产生强直性收缩，用于________。

2. 缩宫素可用于________、________、________。

3. 小剂量缩宫素使子宫平滑肌产生________，大剂量则使子宫产生________。

4. 缩宫素既能增加子宫平滑肌的________，又能加强________。________可降低子宫对缩宫素的敏感性，________则能提高此种敏感性。

5. 麦角生物碱类药有________和________，前者对________作用强，用于________和________；后者对________作用显著，用于________。

6. 垂体后叶素含________和________，目前主要用于________和________。

7. 对子宫有影响的前列腺素主要包括________和________，对非妊娠子宫________使其收缩，________使其松弛。

8. 避孕药物包括：________、________、________、________、________。

9. 西地那非的作用机制：____________________________________。

三、选择题

单项选择题

1. 缩宫素对子宫平滑肌作用的特点是
   A. 小剂量可引起子宫平滑肌强直收缩
   B. 子宫肌对药物的敏感性与体内性激素水平无关
   C. 小剂量引起子宫底节律性收缩、子宫颈松弛
   D. 妊娠早期对药物的敏感性增高
   E. 收缩血管、升高血压

2. 麦角胺治疗偏头痛的机制是
   A. 阻断血管平滑肌 α 受体　　B. 具有镇痛作用
   C. 扩张脑血管，改善脑组织供氧　　D. 抑制前列腺素合成
   E. 收缩脑血管

3. 麦角新碱用于治疗产后子宫出血的理由是
   A. 直接收缩血管　　B. 促进血管修复
   C. 促进凝血过程　　D. 促进子宫内膜脱落
   E. 使子宫平滑肌强直收缩，压迫血管

4. 麦角新碱不用于催产和引产，是因为
   A. 其作用比缩宫素强大而持久，易致子宫强直性收缩
   B. 其作用比缩宫素弱而短，效果差
   C. 口服吸收慢而不完全，难以达到有效浓度
   D. 对子宫颈的兴奋作用明显小于子宫底
   E. 以上都不是

5. 关于麦角新碱的作用，叙述正确的是
   A. 对子宫体和子宫颈的兴奋作用无明显差别
   B. 小剂量使子宫体产生节律性收缩，子宫颈松弛
   C. 对早期或中期妊娠子宫均有强大收缩作用
   D. 收缩脑血管，减少动脉搏动幅度
   E. 有中枢抑制作用和降压作用

6. 垂体后叶素的止血机制是
   A. 诱导血小板聚集　　B. 促进凝血因子合成
   C. 抑制纤溶过程　　D. 直接收缩血管
   E. 降低毛细血管通透性

7. 同化激素是
   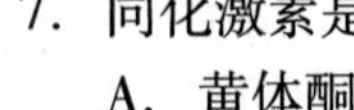
   A. 黄体酮　　B. 丙酸睾酮
   C. 甲睾酮　　D. 苯丙酸诺龙
   E. 炔诺酮

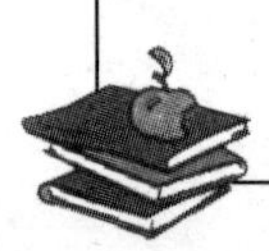

8. 关于同化激素的叙述正确的是

A. 有较强的雄激素样作用 B. 可用于治疗前列腺癌

C. 促进蛋白质分解 D. 抑制蛋白质合成

E. 可用于治疗老年性骨质疏松

9. 大剂量或久用会损伤血管内皮细胞的药物是

A. 麦角新碱 B. 前列腺素 E

C. 麦角胺 D. 缩宫素

E. 益母草

10. 苯丙酸诺龙禁用于

A. 老年性骨质疏松 B. 术后恢复期

C. 严重高血压 D. 骨折长期不愈合

E. 严重烧伤

多项选择题

11. 缩宫素的药理作用有

A. 利尿作用 B. 使乳腺泡周围的肌上皮细胞收缩

C. 松弛血管平滑肌 D. 小剂量引起子宫节律性收缩

E. 大剂量引起子宫强直性收缩

12. 雌激素的药理作用是

A. 降低高密度脂蛋白 B. 促雌性性器官发育成熟

C. 抑制乳腺分泌乳汁 D. 抗雄激素作用

E. 抑制促性腺激素释放激素的分泌

13. 雄激素的药理作用是

A. 促雄性性特征 B. 促进蛋白质合成

C. 不出现水、钠潴留现象 D. 兴奋骨髓造血功能

E. 抑制垂体前叶分泌促性腺激素

14. 孕激素的药理作用是

A. 可降低子宫对缩宫素的敏感性

B. 与雌激素一起促使乳腺腺泡发育

C. 抑制 LH 分泌

D. 有抗利尿作用

E. 有抗醛固酮作用

15. 有关雌激素作用正确的叙述是

A. 增加骨骼钙盐沉积

B. 有水钠潴留作用

C. 增加肾小管对抗利尿激素的敏感性

D. 提高血液低密度脂蛋白和胆固醇

E. 增加子宫平滑肌对缩宫素的敏感性

16. 人工合成的雌二醇衍生物有

A. 戊酸雌二醇 B. 雌二醇 C. 炔雌醇

D. 炔雌醚 E. 雌酮

17. 孕激素包括

A. 双醋炔诺酮
B. 氯米芬
C. 甲地孕酮
D. 黄体酮
E. 氯地孕酮

18. 黄体酮具有保胎作用的机制是

A. 促子宫内膜转化为分泌期，有利孕卵着床及胚胎发育
B. 抗雌激素作用
C. 抑制子宫收缩
D. 抑制垂体前叶的分泌
E. 降低子宫对缩宫素的敏感性

19. 雄激素的用途有

A. 睾丸功能不全
B. 月经不调
C. 功能性子宫出血
D. 晚期乳腺癌
E. 再生障碍性贫血

20. 有水、钠潴留作用的药物是

A. 雌激素
B. 孕激素
C. 雄激素
D. 同化激素
E. 糖皮质激素

四、配对题

1. 缩宫素
2. 垂体后叶素
3. 前列腺素 E_2
4. 麦角新碱
5. 麦角胺

A. 收缩脑血管，减少动脉搏动幅度
B. 对子宫体和子宫颈均有明显兴奋作用
C. 对妊娠后子宫均有明显兴奋作用
D. 抗利尿作用
E. 小剂量使子宫底节律性收缩，子宫颈松弛，大剂量可引起子宫强直性收缩

五、判断题

1. 缩宫素可促使子宫内膜和蜕膜产生并释放前列腺素。
2. 麦角生物碱不宜用于催产和引产，但可用于子宫复原。
3. 利托君可用于治疗先兆早产，机制为抑制前列腺素合成酶。
4. 雌激素可用于乳房胀痛及退乳。
5. 孕激素无升高体温和利尿作用。
6. 雄激素类药可引起胆汁淤积性黄疸。
7. 避孕药可用于宫颈癌患者。

六、简答题

1. 缩宫素兴奋子宫平滑肌的特点有哪些?
2. 麦角新碱和缩宫素对子宫平滑肌的药理作用有何不同?
3. 雌激素、孕激素和雄激素治疗功能性子宫出血的机制有何差别?

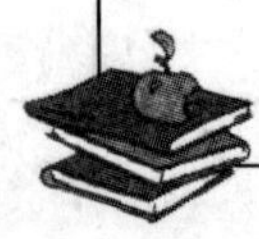

【参考答案】

一、名词解释

1. 雌激素拮抗药是指能与雌激素受体结合，发挥竞争性拮抗雌激素作用，又称为选择性雌激素受体调节剂。

2. 同化激素是一类同化作用较好，而雄激素样作用较弱的睾酮衍生物。

二、填空题

1. 剂量　生理状态　催产和引产　产后止血和子宫复旧
2. 催产　引产　产后止血
3. 节律性收缩　强直性收缩
4. 收缩频率　收缩力　孕激素　雌激素
5. 麦角新碱　麦角胺　子宫兴奋　子宫出血　产后子宫复原　血管　偏头痛
6. 缩宫素　加压素　肺出血　尿崩症
7. PGE_2　$PGF_{2\alpha}$　$PGF_{2\alpha}$　PGE_2
8. 抑制排卵的避孕药　抗着床避孕药　男性避孕药　外用避孕药　抗早孕药等
9. 高度选择性抑制磷酸二酯酶 5，升高 cGMP 水平，导致阴茎海绵体平滑肌松弛。

三、选择题

1. C　2. E　3. E　4. A　5. A　6. D　7. D　8. E　9. C　10. C
11. BCDE　12. BCDE　13. ABDE　14. ABCE　15. ABCE　16. ACD　17. ACDE
18. ACDE　19. ACDE　20. ACDE

四、配对题

1. E　2. D　3. C　4. B　5. A

五、判断题

1. √　2. √　3. ×　4. √　5. ×　6. √　7. ×

六、简答题

1. 缩宫素兴奋子宫平滑肌的特点：①作用快而短暂；②小剂量对子宫底部肌肉发生节律性收缩，子宫颈平滑肌松弛；③大剂量引起子宫平滑肌强直性收缩；④雌激素可提高敏感性，孕激素则降低此敏感性；⑤在妊娠早期敏感性低，妊娠中、后期敏感性增高，临产时子宫最为敏感，分娩后子宫的敏感性又逐渐降低。

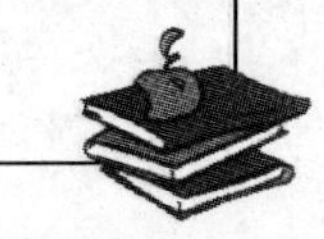

2．麦角新碱和缩宫素对子宫平滑肌药理作用的区别：

麦角新碱	缩宫素
对子宫体及子宫颈的兴奋作用无选择性	对子宫颈作用弱
稍大剂量即引起强直性收缩	小剂量时使子宫产生节律性收缩，大剂量使子宫产生强直性收缩
作用强，维持时间长	作用不持久

3．雌激素、孕激素和雄激素治疗功能性子宫出血机制的差别：

雌激素	孕激素	雄激素
促进子宫内膜增生，修复出血创面	治疗因黄体功能不足所致子宫内膜不规则的成熟与脱落而引起的子宫出血，使子宫内膜协调一致地转为分泌期，在行经期有助于子宫内膜全部脱落	抗雌激素作用使子宫平滑肌及其血管收缩，导致子宫内膜萎缩而止血

（赵晓民　高允生）

第八篇　其他类药物

CHAPTER 第四十一章

影响免疫功能的药物

【学习要点】

1. 掌握免疫抑制药及免疫增强药各类代表药的作用机制、作用特点、适应证及主要不良反应。

2. 熟悉免疫抑制药及免疫增强药的分类。

【要点精讲】

一、免疫应答和免疫病理反应

机体免疫系统在抗原刺激下所发生的一系列变化称为免疫应答反应，可分三期：①感应期；②增殖分化期；③效应期。当机体免疫功能异常时，可出现免疫病理反应，包括变态反应（过敏反应）、自身免疫性疾病、免疫缺陷病和免疫增殖病等，表现为机体的免疫功能低下或免疫功能过度增强，严重时可导致机体死亡。

二、免疫抑制剂

免疫抑制药物可大致分为以下几种：①抑制 IL－2 生成及其活性的药物如他克莫司、环孢素等；②抑制细胞因子基因表达的药物如皮质激素；③抑制嘌呤或嘧啶合成的药物如硫唑嘌呤等；④阻断 T 细胞表面信号分子如单克隆抗体等。

环孢素（Cyclosporin）选择性抑制 T 细胞活化，使 T_H细胞明显减少并降低 T_H与 T_S的比值。广泛用于肾、肝、胰、心、肺、皮肤、角膜及骨髓移植，防止排异反应；自身免疫性疾病如类风湿性关节炎、系统性红斑狼疮、银屑病、皮肌炎等。不良反应发生率较高，多为可逆性。最常见及严重的不良反应为肾毒性，其次为一过性肝毒性及继发感染。

他克莫司（Tacrolimus）作用机制及不良反应与环孢素相似，用于临床抗移植排斥反应，也可用于类风湿关节炎、肾病综合征、胰岛素依赖型糖尿病等的治疗。肾毒性及神经毒性不良反应的发生率高于环孢素。

肾上腺皮质激素（Adrenocortical Hormones）对免疫反应多个环节都有抑制作用，主要是通过抑制 IL－2 基因转录从而抑制 T 细胞的克隆增殖发挥作用。用于器官移植的抗排异反应和自身免疫疾病。

硫唑嘌呤（Azathioprine，Aza）通过抑制嘌呤核苷酸合成，进而抑制细胞 DNA、RNA 及蛋白质的合成而发挥抑制 T、B 两类细胞及 NK 细胞的效应，但不抑制巨噬细胞的吞噬功能。T 细胞较 B 细胞对该类药物更为敏感。主要用于肾移植的排异反应和类风湿性关节炎、系统性红斑狼疮等多种自身免疫性疾病的治疗。最主要的不良反应为骨髓抑制。

此外，免疫抑制剂还有**环磷酰胺**（Cyclophosphamide，CTX）、**霉酚酸酯**（Mycophenolate mofetil）、**巴利昔单抗和达珠单抗**、**抗淋巴细胞球蛋白**（Antilymphocyte globulin，ALG）、**来氟米特**（Leflunomide）等。

三、免疫增强剂

卡介苗（Bacillus Calmette－Guerin，BCG）为非特异性免疫增强剂，增强与其合用的各种抗原的免疫原性，加速诱导免疫应答，提高细胞和体液免疫水平。除用于预防结核病外，主要用于肿瘤的辅助治疗。

干扰素（Interferon，INF）具有抗病毒、抗肿瘤和免疫调节作用。对感冒、乙型肝炎、带状疱疹和腺病毒性角膜炎等感染有预防作用。已用于肿瘤的治疗，对成骨肉瘤病人的疗效较好。

白细胞介素－2（Interleukin－2，IL－2）可诱导 T_H、T_C 细胞增殖；激活 B 细胞产生抗体，活化巨噬细胞；增强 NK 细胞和淋巴因子活化的杀伤（LAK）细胞的活性，诱导干扰素的产生。主要用于治疗恶性黑色素瘤、肾细胞癌、霍奇金淋巴瘤等；尚可与抗艾滋病药物合用治疗艾滋病。

左旋咪唑（Levamisole，LMS）对正常人和动物几乎不影响抗体的产生，但对免疫功能低下者，促进抗体生成。可使低下的细胞免疫功能恢复正常。主要用于免疫功能低下者。

依他西脱（Entanercept）与血清中可溶性 TNF－α 和 TNF－β 有较高的亲和力，可结合 TNF－α 和 TNF－β，阻断二者与细胞表面的 TNF 受体的结合，抑制由 TNF 受体介导的异常免疫反应及炎症过程。主要用于治疗类风湿性关节炎。

转移因子（Transfer Factor，TF）可以将供体的细胞免疫信息转移给未致敏受体，使之获得供体样的特异性和非特异的细胞免疫功能，其作用可持续 6 个月。临床用于先天性和获得性细胞免疫缺陷病如胸腺发育不全、免疫性血小板减少性紫癜，某些抗生素难以控制的病毒性和真菌感染以及对恶性肿瘤的辅助治疗。

胸腺素（Thymosin）可诱导 T 细胞分化成熟，还可调节成熟 T 细胞的多种功能。用于治疗胸腺依赖性免疫缺陷疾病（包括艾滋病）、肿瘤及某些自身免疫性疾病和病毒感染。

异丙肌苷（Isoprinosine）可诱导 T 细胞分化成熟，并增强其功能；增强单核巨噬细胞和 NK 细胞的活性，促进 IL－1、IL－2 和干扰素的产生，恢复低下的免疫功能；此外，兼有抗病毒作用。临床用于急性病毒性脑炎和带状疱疹等病毒性感染及某些自身免疫性疾病，还可用于肿瘤的辅助治疗。

免疫核糖核酸（Immunogenic RNA，IRNA）的作用与临床用途与转移因子相似。

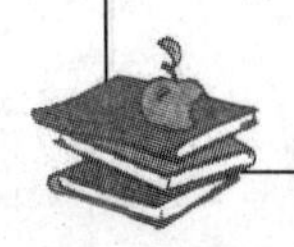

【自测习题】

一、名词解释

1. 免疫增强剂（immunostimulants） 2. 免疫病理反应

二、填空题

1. 机体免疫系统在抗原刺激下发生的免疫应答反应分为三期分别为：________、________和________。

2. 机体的免疫反应分为：________、________。

3. 特异性免疫包括：________、________，分别由________、________细胞介导。

4. 影响免疫功能的药物按作用效果不同，可分为________和________；免疫抑制剂常用于________和________；免疫增强剂常用于________、________和________。

5. 免疫增强剂按其靶细胞不同可分为：________、________、________三类。

三、选择题

单项选择题

1. 通过抑制钙调磷酸酶活性，从而抑制 Th 细胞的活化及相关基因表达的药物是
   A. 他克莫司　B. 肾上腺皮质激素　C. 硫唑嘌呤
   D. 霉酚酸酯　E. 环孢素
2. 环孢素主要的不良反应是
   A. 恶心、呕吐等消化道反应　B. 肌肉萎缩
   C. 肝、肾毒性　D. 心肌收缩抑制
   E. 心律失常
3. 环孢素主要作用的细胞是
   A. B 细胞　B. 巨噬细胞　C. 补体细胞
   D. T 细胞　E. 白细胞
4. 具有抗病毒作用的免疫增强药是
   A. 卡介苗　B. 转移因子　C. 依他西脱
   D. 干扰素　E. 白细胞介素 -2
5. 来氟米特必须通过肠道和肝脏代谢才有效，其活性代谢产物是
   A. A_{771726}　B. DHODH　C. IMPDH
   D. 5F - Dump　E. 5F - dAMP
6. 属于抗代谢类的免疫抑制药是
   A. 硫唑嘌呤　B. 肾上腺皮质激素　C. 他克莫司
   D. 依他西脱　E. 白细胞介素 -2
7. 小剂量增强免疫功能，大剂量则抑制免疫反应的药物是
   A. 来氟米特　B. 依他西脱　C. 白细胞介素 -2
   D. 干扰素　E. 转移因子

8. 抑制次黄嘌呤单核苷脱氢酶而抑制免疫的药物是

A. 硫唑嘌呤　　B. 肾上腺皮质激素　　C. 他克莫司

D. 霉酚酸酯　　E. 白细胞介素-2

9. 对免疫过程的多个环节有抑制作用的药物是

A. 环磷酰胺　　B. 肾上腺皮质激素　　C. 白细胞介素-2

D. 他克莫司　　E. 抗淋巴细胞球蛋白

10. 左旋咪唑增强免疫的机制是

A. 抑制辅助性T细胞生成白细胞介素-2

B. 抑制淋巴细胞生成干扰素

C. 降低淋巴细胞和巨噬细胞内cAMP的含量，提高cGMP水平

D. 抑制DNA、RNA和蛋白质的合成

E. 促进B细胞、自然杀伤细胞的分化增殖

11. 他克莫司抑制免疫的机制是

A. 降低淋巴细胞和巨噬细胞内cAMP的含量

B. 结合细胞内结合蛋白，抑制IL-2的基因转录

C. 干扰嘌呤代谢，抑制嘌呤核苷酸合成

D. 选择性、可逆性地抑制次黄嘌呤单核苷脱氢酶

E. 抑制二氢乳清酸脱氢酶（DHODH）的活性，阻断嘧啶的从头合成途径

12. 某慢性肾功能衰竭患者做肾脏移植，术后1周出现皮疹、腹泻、胆红素升高等排斥反应，为了防止此种情况的发生，应预防性应用的药物是

A. 左旋咪唑　　B. 白细胞介素-2　　C. 异丙肌苷

D. 他克莫司　　E. 转移因子

13. 既有抗病毒作用，又有抗肿瘤作用的免疫调节剂是

A. 甲氨蝶呤　　B. 环磷酰胺　　C. 干扰素

D. 来氟米特　　E. 霉酚酸酯

14. 小剂量抑制体液免疫，大剂量抑制细胞免疫的药物是

A. 环孢素　　B. 肾上腺皮质激素　　C. 环磷酰胺

D. 干扰素　　E. 左旋咪唑

多项选择题

15. 免疫增强剂常用于

A. 免疫缺陷疾病　　B. 难治性病毒感染　　C. 慢性真菌感染

D. 器官移植　　E. 恶性肿瘤

16. 环孢素可以用于治疗

A. 器官移植　　B. 系统性红斑狼疮　　C. 类风湿性关节炎

D. 皮肌炎　　E. 银屑病

17. 关于霉酚酸酯的说法错误的是

A. 可抑制T细胞和B细胞的增殖和抗体的形成

B. 口服给药生物利用度较低

C. 抑制二氢乳酸脱氢酶的活性

D. 抑制经典途径中嘌呤的合成

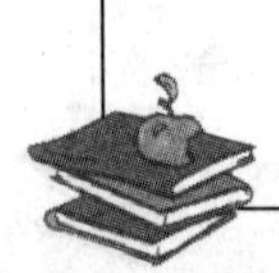

E. 抑制钙调磷酸酶

18. 干扰素的药理作用有哪些

A. 抗病毒　B. 抗肿瘤　C. 免疫调节

D. 介导局部炎症反应　E. 抗真菌

19. 关于卡介苗，下列叙述正确的是

A. 用法包括皮肤划痕接种、瘤内注射、腹腔注射

B. 是一种免疫佐剂

C. 主要用于预防结核病

D. 也可以用于肿瘤的辅助治疗

E. 增强多种免疫活性细胞的功能，提高巨噬细胞杀伤肿瘤细胞和细菌能力

20. 可以用于器官移植的药物包括

A. 地塞米松　B. 环磷酰胺　C. 白细胞介素-2

D. 霉酚酸酯　E. 单克隆抗体

21. 免疫抑制药的不良反应包括

A. 降低机体抵抗力　B. 增加肿瘤发生率　C. 影响生殖系统功能

D. 出血性膀胱炎　E. 血小板减少

22. 环孢素的作用机制是

A. 促进 B 细胞、自然杀伤细胞的分化增殖

B. 选择性抑制 T 细胞活化，使 T_H 细胞明显减少并降低 T_H 与 T_s 的比例

C. 间接通过干扰素的产生而影响自然杀伤细胞的活力

D. 抑制钙调磷酸酶，阻止细胞浆 T 细胞激活核因子的去磷酸化

E. 对 B 细胞也有较强的抑制作用

23. 关于来氟米特下列说法正确的是

A. 在体内起作用的是其活性代谢产物 A_{771726}

B. 抑制二氢乳酸脱氢酶的活性，阻断嘧啶的从头合成途径

C. 可用于治疗自身免疫性疾病

D. 不仅有免疫抑制作用，也有明显的抗炎作用

E. 不良反应少，主要是腹泻和转氨酶可逆性升高

24. 属于提高细胞免疫功能的药物是

A. 左旋咪唑　B. 转移因子　C. 免疫核糖核酸

D. 胸腺素　E. 丙种球蛋白

四、判断题

1. 环孢素主要作用于 B 细胞。

2. 环磷酰胺是一种常用的烷化剂类免疫抑制剂。

3. 来氟米特的免疫抑制作用主要与其选择性、可逆性抑制次黄嘌呤单核苷脱氢酶，从而抑制经典途径中嘌呤的合成有关。

4. 依他西脱可抑制由 TNF 受体介导的异常免疫反应及炎症过程。

五、简答题

简述免疫抑制剂的分类及主要代表药物。

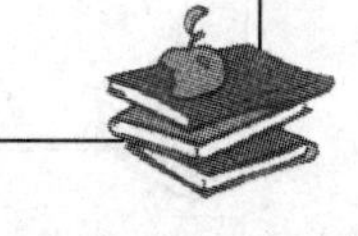

【参考答案】

一、名词解释

1. 免疫增强剂（immunostimulants）是指单独或同时与抗原使用时能增强机体免疫应答的物质，主要用于免疫缺陷病、慢性感染性疾病，也常作为肿瘤的辅助治疗药物。

2. 免疫病理反应：当机体免疫功能异常时，可出现免疫病理反应，包括变态反应（过敏反应）、自身免疫性疾病、免疫缺陷病和免疫增殖病等，表现为机体的免疫功能低下或免疫功能过度增强，严重时可导致机体死亡。

二、填空题

1. 感应期　增殖分化期　效应期
2. 非特异性免疫　特异性免疫
3. 细胞免疫　体液免疫　T 细胞　B 细胞
4. 免疫增强剂　免疫抑制剂　器官移植　自身免疫性疾病　免疫缺陷性疾病　肿瘤　某些慢性病毒感染或真菌感染
5. 提高巨噬细胞吞噬功能的药物　提高细胞免疫功能的药物　提高体液免疫功能的药物

三、选择题

1. E　2. C　3. D　4. D　5. A　6. A　7. D　8. D　9. B　10. C　11. B　12. D　13. C　14. C　15. ABCE　16. ABCDE　17. BCE　18. ABCD　19. ABCDE　20. ABDE　21. ABCDE　22. BCD　23. ABCDE　24. ABCD

四、判断题

1. ×　2. √　3. ×　4. √

五、简答题

免疫抑制药的分类：
（1）抑制 IL－2 生成及其活性的药物，如他克莫司、环孢素等；
（2）抑制细胞因子基因表达的药物，如皮质激素；
（3）抑制嘌呤或嘧啶合成的药物，如硫唑嘌呤等；
（4）阻断 T 细胞表面信号分子，如单克隆抗体等。

（黄　艳　李　俊）

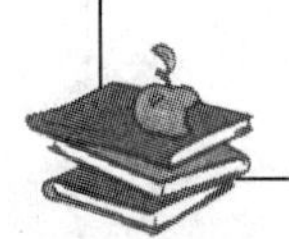

CHAPTER 第四十二章

影响自体活性物质的药物

【学习要点】

1．掌握前列腺素类药物、5－HT 受体阻断药、抗组胺药、一氧化氮及其供体、腺苷的药理作用、作用机制、临床应用及主要不良反应；自体活性物质、缺血预适应、药理性预适应的概念。

2．熟悉自体活性物质的分类、来源、生物学活性、作用机制及其病理学意义；5－HT 受体激动药、白三烯拮抗药、影响激肽系统药物的药理作用与临床应用。

3．了解各类自体活性物质受体的分类与功能；血小板活化因子拮抗药、内皮素拮抗药、利尿钠肽、一氧化氮抑制药的研究现状和前景。

【要点精讲】

自体活性物质（autacoids）是不同于神经递质或激素，由靶组织自身形成，或以旁分泌方式到达临近部位发挥作用的内源性活性物质，多在机体受到伤害性刺激时产生或释放，产生特定的生理或病理反应，又称为局部激素（local hormones）。已发现的有前列腺素、组胺、5－羟色胺、白三烯、血管活性肽类（P 物质、激肽类、血管紧张素、利尿钠肽、内皮素、血管活性肠肽、降钙素基因相关肽、神经肽 Y）、一氧化氮、腺苷等。

本章内容包括内源性自体活性物质、合成的自体活性物质拟似药、自体活性物质受体阻断药及影响自体活性物质代谢的药物。

一、膜磷脂代谢产物类药物及拮抗药

膜磷脂在磷脂酶 A_2（PLA_2）作用下释放出花生四烯酸（arachidonic acid，AA）和血小板活化因子（platelet activating factor，PAF）。AA 经环氧酶（cyclooxygenase，COX）催化，转化为前列腺素类（prostaglandins，PGs）和血栓素类（thromboxans，TXs）；经脂氧酶（lipoxygenase，LOX）催化，转化为白三烯类（leukotrienes，LTs）。

（一）前列腺素和血栓素

PGs 和 TXs 对血管、呼吸道、胃肠道、生殖器官、肾、血小板、内分泌系统、神经系

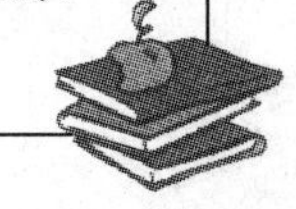

统等具有广泛的影响。PGs类药物作用广泛，不良反应较多。临床主要用于治疗缺血性疾病、消化性溃疡和终止妊娠。

1. 作用于心血管的PGs类药物 **前列地尔**（Alprostadil，PGE_1）具有扩张血管和抑制血小板聚集作用，可增加组织血流量，改善微循环。血管内给药用于动脉导管未闭和急性心肌缺血，阴茎注射用于诊断和治疗阳痿。不良反应较多，妊娠和哺乳期妇女禁用。

依前列醇（Epoprostenol，PGI_2）具有舒张血管和抑制血小板聚集作用。静脉滴注用于体外循环和肾透析时防止血栓形成，也可用于缺血性心脏病、多器官衰竭、外周血管病和肺动脉高压。

依洛前列素（Iloprost）为PGI_2衍生物，性质稳定。作用和临床应用与PGI_2相同。

2. 抗消化性溃疡的PGs类药物 PGE可抑制胃酸分泌，增加黏液分泌，保护胃黏膜。但作用时间短，不良反应多，没有临床应用价值。

米索前列醇（Misoprostol）为PGE_1衍生物，能抑制基础胃酸分泌和组胺、五肽胃泌素等引起的胃酸分泌。用于治疗胃溃疡和十二指肠溃疡，对吸烟和H_2受体阻断药无效者也有效，且溃疡病复发率较低。

恩前列素（Enprostil）为PGE_2衍生物，能抑制胃酸分泌，对黏膜细胞有保护作用。临床用于胃和十二指肠溃疡。本品能促进结肠和子宫收缩，孕妇慎用或禁用。

罗莎前列醇（Rosaprostol）的作用和临床应用同恩前列素。

3. 作用于生殖系统的PGs类药物 PGE_2、$PGF_{2\alpha}$及其衍生物有收缩子宫平滑肌作用，可用于催产、引产和人工流产。

地诺前列酮（Dinoprostone，PGE_2）以阴道栓剂用于2～3个月妊娠的流产。

卡前列素（Carboprost，15－Me－$PGF_{2\alpha}$）为$PGF_{2\alpha}$衍生物，用于终止妊娠和宫缩无力导致的产后顽固性出血。

硫前列酮（Sulprostone）静脉滴注用于终止妊娠。

（二）白三烯及其拮抗药

白三烯（Leukotrienes，LTs）是体内重要的炎症介质，在多种疾病中起作用。LTs可引起支气管收缩、黏液分泌增加和肺水肿；静注收缩外周血管引起血压短暂升高，随后产生负性肌力作用，引起心输出量和血容量减少，导致持续降压；可引起冠脉持久收缩，加重心肌缺血缺氧、心绞痛和心肌梗死；参与多种炎性疾病的病理过程和过敏反应。

白三烯拮抗药通过阻断LTs受体或抑制LTs合成而拮抗LTs的生物活性，阻断LTs引起的病理过程。如LTD_4受体阻断药**普鲁司特**（Pranlukast）用于哮喘治疗，**扎鲁司特**（Zafirlukast）和**孟鲁司特**（Montelukast）主要用于季节性过敏性鼻炎。LTs合成抑制药**齐留通**（Zileuton）可预防或减轻支气管哮喘发作。

（三）血小板活化因子及其拮抗药

血小板活化因子（PAF）是一种强效生物活性磷脂，由多种组织细胞在一定因素刺激下产生。PAF通过与PAF受体结合，产生广泛的生物学活性。可引起血小板聚集和炎性介质释放，参与多种疾病的病理生理过程，引起低血压、血管通透性增加、肺动脉高压、支气管收缩、呼吸抑制、过敏和炎症反应等。

PAF拮抗药主要为PAF受体阻断药，对与PAF生成过量有关的疾病如哮喘、败血性休克等可能具有治疗意义。如银杏苦内酯B（Ginkgolide B）能抑制PAF诱导的兔血小板聚集，对临床烧伤、顺铂肾毒性、关节炎、多发性硬化症、败血性休克等具有治疗作用。

二、5－羟色胺类药物及拮抗药

5－羟色胺（5－hydroxytryptamine，5－HT）是重要的中枢神经递质和由肠嗜铬细胞合成的自体活性物质，通过激动不同的5－HT受体亚型产生广泛的生物活性。静注5－HT可引起血压的三相反应（先短暂降压、随后持续数分钟升压、再长时间降压）；可引起胃肠平滑肌收缩，胃肠张力增加，肠蠕动加快；可兴奋支气管平滑肌，哮喘病人敏感；动物侧脑室注射可引起镇静、嗜睡和一系列行为反应，并影响体温调节和运动功能；作用于感觉神经末梢引起痛痒症状；引起血小板聚集等。但5－HT本身没有临床应用价值。

（一）5－HT受体激动药

舒马普坦（Sumatriptan）激动$5-HT_{1D}$受体，可引起脑血管收缩，用于偏头痛和丛集性头痛，对急性偏头痛疗效显著。可引起心肌缺血，缺血性心脏病患者禁用。

丁螺环酮（Buspirone）、**吉哌隆**（Gepirone）和**伊沙匹隆**（Ipsapirone）选择性激动$5-HT_{1A}$受体，为非苯二氮䓬类抗焦虑药。

西沙必利（Cisapride）和**伦扎必利**（Renzapride）具有胃肠动力作用，用于治疗胃食管反流症。

右芬氟拉明（Dexfenfluramine）抑制食欲，用于控制体重和肥胖症治疗。

（二）5－HT受体阻断药

赛庚啶（Cyproheptadine）和**苯噻啶**（Pizotyfine）阻断$5-HT_2$受体和H_1受体，用于治疗荨麻疹、湿疹、接触性皮炎、血管神经性水肿、皮肤瘙痒、过敏性鼻炎等皮肤黏膜变态反应性疾病，也可用于预防偏头痛发作。青光眼、前列腺肥大、尿潴留患者及孕妇忌用，驾驶员及高空作业者慎用。

昂丹司琼（Ondansetron）、**多拉司琼**（Dolasetron）和**格拉司琼**（Granisetron）选择性阻断肠道和延髓极后区的$5-HT_3$受体，镇吐作用强大，用于肿瘤化疗和放射治疗引起的严重恶心、呕吐。

酮色林（Ketanserin）和**利坦色林**（Ritanserin）选择性阻断$5-HT_{2A}$受体，对抗5－HT引起的血管收缩、支气管痉挛和血小板聚集。口服治疗高血压病，也可静脉或肌内注射用于高血压危象。先天性QT综合征、低钾血症、病理性心动过缓、孕妇及哺乳期妇女禁用。

美西麦角（Methysergide）阻断$5-HT_{2A}$和$5-HT_{2C}$受体，抑制血小板聚集和炎症反应，用于偏头痛的预防和治疗。

麦角胺（Ergonovine）收缩血管，减少动脉搏动，用于偏头痛的诊断和治疗。

三、组胺和抗组胺药

组胺（histamine）在生理状态下主要以无活性的结合型贮存在组织肥大细胞和血液嗜

碱性粒细胞颗粒中，当机体发生变态反应或受理化等因素刺激时导致细胞脱颗粒释放，与 H_1、H_2、H_3组胺受体结合而产生效应。激动 H_1受体，使心脏房室传导减慢，心房收缩力增强；毛细血管扩张，通透性和渗出增加，致局部水肿或有效循环血容量减少；促进血小板聚集；支气管、胃肠和子宫平滑肌收缩；致皮肤黏膜瘙痒、疼痛反应；中枢神经兴奋等。激动 H_2受体，使心率加快，心室收缩力增强；血管缓慢而较持久扩张，血压降低；抑制血小板聚集；胃酸分泌增加。激动 H_3受体，负反馈调节组胺合成与释放。组胺无临床治疗价值，主要用于胃酸分泌试验和麻风病辅助诊断。常见颜面潮红、头痛、低血压、心动过速、胃肠反应等。支气管哮喘、消化性溃疡病患者禁用。

（一）组胺受体激动药

倍他斯汀（Betahistine）主要激动 H_1受体，引起血管扩张，但不增加毛细血管通透性；扩张脑血管（椎动脉系统）和松弛内耳毛细血管前括约肌作用明显。用于治疗内耳眩晕症、耳鸣、血管性头痛及脑动脉硬化。也可用于脑栓塞、一过性脑供血不足等急性缺血性脑血管疾病。小儿禁用，消化性溃疡、支气管哮喘、嗜铬细胞瘤患者及孕妇慎用。

倍他唑（Betazole）选择性激动 H_2受体作用较强。主要刺激胃酸分泌，可替代组胺用于胃酸分泌试验。

英普咪啶（Impromidine）为选择性 H_2受体激动药，能刺激胃酸分泌，增强心室收缩。可用于胃功能检查，或试用于治疗心力衰竭。

（*R*）α－甲基组胺［（*R*）α－Methylhistamine］为 H_3受体激动药，对脑肥大细胞释放组胺有显著抑制作用。

（二）抗组胺药

抗组胺药（antihistamines）是能竞争性阻断组胺与其受体结合，产生抗组胺作用的药物。临床常用的为 H_1和 H_2受体阻断药。

H_1受体阻断药分为两代。第一代药物多数具有中枢抑制和抗胆碱作用，作用维持时间较短，常用药物有**苯海拉明**（Diphenhydramine）、**茶苯海明**（Dimenhydrinate，乘晕宁）、**异丙嗪**（Promethazine，非那根）、**氯苯那敏**（Chlorpheniramine，扑尔敏）、**曲吡那敏**（Pyribenzamine，去敏灵）等。第二代药物多数无明显的中枢抑制和抗胆碱作用，大多具有长效特点。常用药物有：**西替利嗪**（Cetirizine）、**布可立嗪**（Buclizine，安其敏）、**美可洛嗪**（Meclozine，敏可静）、**阿司咪唑**（Astemizole，息斯敏）、**特非那定**（Terfenadine）、**氯雷他定**（Loratadine，克敏能）、**左卡巴斯汀**（Levocabastin，立复汀）、**氯马斯汀**（Clemastine，克立马丁）、**苯茚胺**（Phenindamine，抗敏胺）等。

本类药物均可阻断外周 H_1受体，拮抗组胺引起的平滑肌痉挛、毛细血管通透性增加和局部渗出水肿，部分对抗组胺引起的血管扩张和血压下降；部分药物阻断中枢 H_1受体，产生镇静催眠等中枢抑制作用，以异丙嗪、苯海拉明作用最强，曲吡那敏、赛庚啶次之，特非那定、阿司咪唑、西替利嗪等几无中枢抑制作用；多数药物具有中枢和外周抗胆碱作用，分别产生防晕止吐效应和阿托品样副作用；较大剂量的苯海拉明、异丙嗪等可产生局麻和奎尼丁样作用。临床多选用中枢抑制作用弱的药物治疗荨麻疹、花粉症和过敏性鼻炎等皮肤黏膜变态反应性疾病，对皮肤黏膜变态反应性疾病引起的失眠则选用中枢抑制作用较强的苯海拉明、异丙嗪等；苯海拉明、异丙嗪、布可立嗪、美可洛嗪对晕动病、妊娠呕吐和放射病呕吐等有止吐作用；异丙嗪常作为冬眠合剂的组分应用。

中枢抑制作用可致反应迟钝，故机器操作者、驾驶员、高空作业者应避免使用。阿司咪唑和特非那定过量可致严重的尖端扭转型心律失常。青光眼、尿潴留、幽门梗阻者禁用。

H_2受体阻断药能选择性阻断 H_2受体，抑制胃酸分泌，主要用于治疗胃和十二指肠溃疡。

四、多肽类

（一）激肽类

激肽（kinin）分为缓激肽（bradykinin）和胰激肽（kallidin），缓激肽主要存在于血浆中，胰激肽主要存在于组织和腺体中，二者具有相似的生物活性，统称为缓激肽。激肽由激肽原经激肽释放酶催化生成，并被激肽酶水解而失活。激肽酶有两种，激肽酶Ⅰ存在于血浆中，激肽酶Ⅱ（即血管紧张素转化酶）存在于血浆和组织中，可使激肽水解失活，并将血管紧张素Ⅰ转化为血管紧张素Ⅱ。激肽与激肽 B_1和 B_2受体结合产生作用，可舒张血管，提高毛细血管的通透性；收缩呼吸道、子宫和胃肠平滑肌；刺激皮肤和内脏感觉神经末梢可引起剧烈疼痛；促进白细胞游走和聚集，参与炎症反应。

影响激肽释放酶 - 激肽系统的药物有：

抑肽酶（Aproyinin）为激肽释放酶抑制剂，抑制激肽生成。也可抑制蛋白水解酶活性。临床用于急性胰腺炎、中毒性休克等血浆激肽过高症或减轻肿瘤症状。

艾替班特（Icatibant）为激肽 B_2受体阻断药，可用于支气管哮喘的治疗。

血管紧张素转化酶抑制药可抑制激肽酶Ⅱ，减少激肽降解失活，并抑制血管紧张素Ⅰ转化为血管紧张素Ⅱ。常用药**卡托普利**（Captopril）、**依那普利**（Enalapril）等，用于治疗各型高血压。

（二）内皮素

内皮素（Endothelins，ETs）是由内皮细胞中的前内皮素原经内皮素转化酶（ECE）催化生成和释放的21肽，有 ET_1、ET_2和 ET_3三种异构体。ETs 分别与 ET_A和 ET_B受体结合产生作用。ETs 具有强烈的收缩血管作用，可能与高血压和其他心脑血管疾病的产生和维持有关；对心脏的正性肌力作用强大而持久，可加重心肌缺血缺氧；促进血管平滑肌细胞增殖，从而促进动脉粥样硬化形成；对支气管、消化道、泌尿生殖道等多种平滑肌具有强大收缩作用，与支气管哮喘和消化性溃疡的发病有关。

内皮素拮抗药包括内皮素转化酶抑制药（ECEI）和内皮素受体阻断药。ECEI 抑制 ECE 活性，减少 ETs 生成，具有良好的心脑血管类药物开发前景。研发中的 ET 受体阻断药分为选择性 ET_A受体阻断药、ET_B受体阻断药和 ET_A/ET_B受体混合阻断药三类，可抑制 ET 引起的血管收缩和心力衰竭动物的心肌重构，抑制心肌肥厚。

（三）利尿钠肽

利尿钠肽（Natriuretic peptides，NPs）是由多种组织合成分泌的一组多肽。其中心房利尿钠肽（ANP）主要在心房合成和分泌，脑利尿钠肽（BNP）主要在心室生成，C 型利尿钠肽（CNP）主要由血管内皮细胞生成。ANP 具有排钠利尿、舒张血管、降血压作用，并能抑制肾素、加压素和醛固酮的分泌，可能对治疗轻中度高血压和肾功能衰竭有效。

（四）P物质

P物质（Substance P，SP）为活性11肽，在中枢神经参与痛觉传导；在心血管、呼吸道、胃肠道、泌尿生殖道等多种外周组织发挥局部作用。SP可舒张小动脉、降血压，但收缩静脉血管；可引起支气管、胃肠道和子宫平滑肌收缩；刺激唾液分泌；排钠利尿；引起肥大细胞脱颗粒和溶解酶、LTD_4、PGD_2、TXB_2等释放。

五、一氧化氮及其供体与抑制剂

（一）一氧化氮

一氧化氮（Nitric Oxide，NO）是体内L－精氨酸经一氧化氮合酶（NOS）催化生成的“气体型”生物信息传递物质，与受体结合后发挥作用，参与体内多种生理功能调节和病理生理过程。NO能舒张血管平滑肌，抑制血管平滑肌细胞增殖，保护血管内皮细胞，抑制低密度脂蛋白氧化，防止泡沫细胞产生和动脉粥样硬化；抑制血小板黏附和聚集，防止血栓形成；能降低肺动脉高压和松弛支气管平滑肌，吸入NO对呼吸窘迫综合征和新生儿肺动脉高压有治疗作用；在中枢神经系统，NO发挥神经递质或调质作用，促进脑发育和学习记忆，高浓度NO可致神经元和视网膜感光细胞退化；在外周组织，NO可使阴茎海绵体血管舒张，引起阴茎勃起；NO增加血管通透性，使渗出增多，促进急性和慢性炎症过程。

（二）一氧化氮供体

一氧化氮供体是在体内可直接释放NO或经转化释放出NO发挥作用的药物。临床应用的NO供体有：①硝酸酯类：**硝酸甘油**、**硝酸异山梨酯**、**单硝酸异山梨酯**、**戊四硝酯**；②亚硝酸脂类：**亚硝酸异戊酯**；③**硝普钠**；④**L－精氨酸**。临床用于治疗心绞痛、慢性心功能不全、高血压等，有显著疗效。

（三）一氧化氮抑制剂

一氧化氮抑制剂包括NOS抑制剂和NO拮抗剂两类。

NOS抑制剂在体内与L－精氨酸竞争NOS，从而抑制NO的合成与释放。已合成的NOS抑制剂可分为三类：①精氨酸衍生物，如N^G－甲基－L－精氨酸（L－NMA）、N^G－氨基－L－精氨酸（L－NAA）、N^G－硝基－L－精氨酸（L－NNA）、N^G－硝基－L－精氨酸甲酯（L－NAME）、N－环丙基－L－精氨酸等；②非精氨酸类的氨基酸衍生物，如L－硫代瓜氨酸（L－thiocitrulline）、S－甲基－硫代瓜氨酸、S－乙基－硫代瓜氨酸、L－N^6－（1－亚胺乙基）赖氨酸等；③非氨基酸类化合物，如咪唑类、7－硝基吲唑类、胍类、亚胺基生物素、依布硒啉（Ebselen）、α－胍基戊二酸、氯化二苯碘等。

NO拮抗剂包括NO失活剂和鸟苷酸环化酶抑制剂。**血红蛋白**（Hemoglobin，Hb）能与NO结合使之失活。**美蓝**（Methylene blue，MS）为可溶性鸟苷酸环化酶（sGC）抑制剂，使NO与受体结合后不能激活sGC，从而拮抗NO的作用。

六、腺苷与药理性预适应

腺苷（Adenosine）是细胞内存在的嘌呤核苷酸，在短暂缺血后由组织细胞和血管内皮

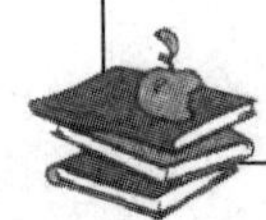

细胞释放，通过激动腺苷受体调节细胞代谢，对随后的缺血损伤产生保护作用。腺苷受体分为A_1、A_{2A}、A_{2B}和A_3四种亚型。激动A_1受体能抑制腺苷酸环化酶（AC），具有抗心律失常和对心肌缺血再灌注损伤的保护作用；激动A_2受体能激活AC，具有舒张血管平滑肌、增加冠脉血流量和抑制血小板聚集作用。临床快速静脉注射可用于治疗折返性室上性心律失常。

机体细胞经短暂缺血后，对随后较长时间缺血的耐受性明显增强，该现象被称为缺血预适应。药理性预适应是在缺血性预适应的基础上形成的新概念，是指用药物模拟机体内源性保护物质或激发机体内源性保护物质释放，产生对组织细胞的保护作用，从而达到防治疾病的目的。

双嘧达莫（Dipyridamole）为抗血小板药，也是一种核苷转运蛋白抑制剂，能抑制腺苷转运，增加心肌内源性腺苷浓度，发挥缺血预适应样心脏保护作用，缩小心肌梗死面积，维持心肌收缩和舒张功能。

【自测习题】

一、名词解释

1. 自体活性物质　　2. 缺血预适应　　3. 药理性预适应

二、填空题

1. 膜磷脂代谢产物类自体活性物质包括________、________、________、________。

2. 静注5－HT引起血压的三相反应是指________、________、________。

3. 赛庚啶具有阻断________受体、________受体和________作用，临床用于________，也用于预防________。

4. 倍他斯汀为________受体激动药，能松弛内耳毛细血管前括约肌，增加内耳血流量，主要用于治疗________、________、________、________。

5. H_2受体阻断药多具有抗胆碱作用，________、________、________患者禁用。

6. 激肽分为________和________两种。

7. 抑肽酶用于治疗________和________等血浆激肽过高症。

8. 内皮素有________种异构体。内皮素受体分为________和________两种亚型。内皮素拮抗药包括________和________。

9. 利尿钠肽是由多种组织合成分泌的一组多肽，________主要在心房合成、贮存和分泌，________主要在心室生成，________主要由血管内皮细胞生成。

10. NO与受体结合后，激活________，使细胞内________水平升高。

三、选择题

单项选择题

1. 下列不属于影响自体活性物质的药物是

A. 前列腺素　　B. 内皮素　　C. 血管紧张素

D. 肾上腺素　　E. 血栓素

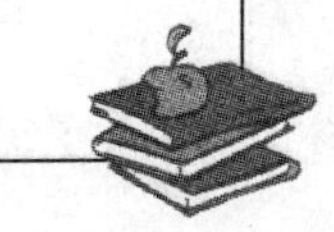

2. 有中枢兴奋作用的 H_1受体阻断药是

A. 苯海拉明　B. 异丙嗪　C. 氯苯那敏　D. 曲吡那敏　E. 苯茚胺

3. 下列属于 H_2受体阻断药的是

A. 西咪替丁　B. 西替利嗪　C. 特非那定　D. 左卡巴斯汀　E. 氯马斯汀

4. 妊娠早期禁用的药物是

A. 苯海拉明　B. 异丙嗪　C. 美克洛嗪　D. 西替利嗪　E. 布可立嗪

5. 下列药物中抗晕止吐作用较强的是

A. 氯苯那敏　B. 曲吡那敏　C. 西替利嗪　D. 阿司咪唑　E. 美可洛嗪

6. 下列药物中作用持续时间最长的是

A. 苯海拉明　B. 阿司咪唑　C. 氯苯那敏　D. 异丙嗪　E. 左卡巴斯汀

7. H_1受体阻断药主要用于治疗

A. 支气管哮喘　B. 皮肤黏膜变态反应性疾病　C. 过敏性休克　D. 消化性溃疡　E. 各种失眠

8. 激动 H_1和 H_2受体均可产生的药理作用是

A. 肠蠕动增强　B. 心率减慢　C. 胃酸分泌增加　D. 血管扩张　E. 支气管平滑肌收缩

9. 中枢抑制作用最强的药物是

A. 特非那定　B. 阿司咪唑　C. 苯海拉明　D. 西替利嗪　E. 苯茚胺

10. H_1受体阻断药最常见的不良反应是

A. 镇静、嗜睡　B. 烦躁、失眠　C. 恶心、呕吐　D. 心律失常　E. 致畸

11. 异丙嗪产生中枢抑制作用的机制是

A. 选择性阻断 H_1受体　B. 选择性阻断 H_2受体　C. 选择性阻断 H_3受体　D. 同时阻断 H_1和 H_2受体　E. 阻断 H_1、H_2和 H_3受体

12. 下列药物中能阻断组胺 H_1受体的药物是

A. 倍他斯汀　B. 倍他唑　C. 英普咪啶　D. (*R*) α－甲基组胺　E. 氯马斯汀

多项选择题

13. 5－HT 受体激动药有

A. 舒马普坦　B. 酮色林　C. 丁螺环酮　D. 右芬氟拉明　E. 西沙必利

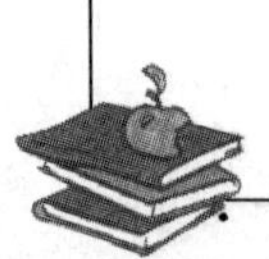

14. 内皮素的主要生物活性为

A. 收缩血管　　B. 心脏正性肌力作用　　C. 支气管收缩

D. 增加心肌耗氧量　　E. 预防动脉粥样硬化

15. 利尿钠肽的生物活性包括

A. 排钠利尿　　B. 舒张血管

C. 降血压　　D. 促进肾素、加压素和醛固酮的分泌

E. 激活鸟苷酸环化酶

16. 病理过程与白三烯有关的疾病是

A. 支气管哮喘　　B. 缺血性心血管疾病

C. 风湿性关节炎　　D. 肾小球肾炎

E. 溃疡性膀胱炎

17. 对昂丹司琼的叙述正确的是

A. 预防偏头痛发作

B. 选择性阻断 5 - HT_3受体

C. 治疗高血压病

D. 用于肿瘤化疗引起的严重恶心、呕吐

E. 治疗皮肤黏膜变态反应性疾病

18. 双嘧达莫的药理作用和临床应用包括

A. 抑制血小板聚集　　B. 对心脏具有缺血预适应样保护作用

C. 抑制腺苷转运　　D. 治疗折返性室上性心律失常

E. 防治血栓栓塞性疾病

19. 作为一氧化氮供体的药物有

A. 硝酸甘油　　B. 戊四硝酯　　C. 硝普钠

D. 亚硝酸异戊酯　　E. L - 精氨酸

20. 作用于心血管的 PGs 类药物有

A. 前列地尔　　B. 恩前列素　　C. 依洛前列素

D. 罗莎前列醇　　E. 依前列醇

四、配对题

1. 依前列醇　　A. 用于胃溃疡和十二指肠溃疡
2. 卡前列素　　B. 用于体外循环防止血栓形成
3. 普鲁司特　　C. 用于偏头痛和丛集性头痛
4. 米索前列醇　　D. 用于终止妊娠
5. 舒马普坦　　E. 用于哮喘治疗

五、简答题

1. 比较自体活性物质、神经递质、激素有何异同？各举一例简要说明。
2. 简述两类抗组胺药的主要药理作用与临床应用。
3. 目前已发现的自体活性物质有哪些？

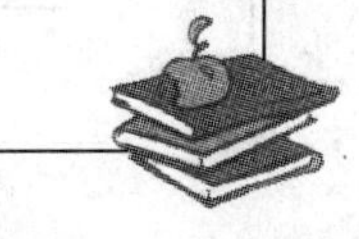

【参考答案】

一、名词解释

1. 自体活性物质是不同于神经递质和激素，由其作用的靶组织形成或以旁分泌方式到达临近部位发挥作用的内源性物质，又称为局部激素。

2. 缺血预适应是指机体细胞经短暂缺血之后，对随后较长时间缺血的耐受性明显增强的现象。

3. 药理性预适应是指用药物模拟机体内源性保护物质或激发机体内源性保护物质释放，产生对组织细胞的保护作用，从而达到防治疾病的目的。

二、填空题

1. 前列腺素类　血栓素类　白三烯类　血小板活化因子
2. 先短暂降压　随后持续数分钟升压　然后长时间降压
3. $5-HT_2$　H_1　抗胆碱　皮肤黏膜变态反应性疾病　偏头痛发作
4. H_1　内耳眩晕症　耳鸣　血管性头痛　脑动脉硬化
5. 青光眼　尿潴留　幽门梗阻
6. 缓激肽　胰激肽
7. 急性胰腺炎　中毒性休克
8. 3　ET_A　ET_B　内皮素转化酶抑制药　内皮素受体阻断药
9. 心房利尿钠肽　脑利尿钠肽　C 型利尿钠肽
10. 鸟苷酸环化酶　cGMP

三、选择题

1. D　2. E　3. A　4. C　5. E　6. B　7. B　8. D　9. C　10. A　11. A　12. E　13. ACDE　14. ABCD　15. ABCE　16. ABCDE　17. BD　18. ABCE　19. ABCDE　20. ACE

四、配对题

1. B　2. D　3. E　4. A　5. C

五、简答题

1. 自体活性物质、神经递质、激素的异同点与举例：

	自体活性物质	神经递质	激素
相同点	均为内源性活性物质		
不同点	由靶组织释放或以旁分泌方式到达临近部位	由神经末梢释放	由内分泌腺体释放
	直接作用于靶组织发挥作用	作用于突触后膜或前膜受体发挥作用	经血液循环运送到的靶器官发挥作用
	如腺苷由短暂缺血的组织细胞释放	乙酰胆碱由胆碱能神经释放	如肾上腺皮质激素由肾上腺皮质释放

2. 两类抗组胺药的主要药理作用与临床应用：

分类	药理作用	临床应用
H_1 受体阻断药	阻断 H_1 受体，在外周拮抗组胺引起的平滑肌痉挛、毛细血管通透性增加和局部渗出水肿，在中枢产生镇静催眠；中枢抗胆碱作用产生防晕止吐效应，外周抗胆碱作用引起阿托品样副作用	皮肤黏膜变态反应性疾病、晕动病、妊娠呕吐和放射病呕吐
H_2 受体阻断药	抑制胃酸分泌	胃和十二指肠溃疡

3. 目前发现的自体活性物质有：前列腺素、血栓素、白三烯、血小板活化因子、组胺、5－羟色胺、血管活性肽类、一氧化氮及腺苷等。血管活性肽类包括 P 物质、激肽类、血管紧张素、利尿钠肽、血管活性肠肽、降钙素基因相关肽、神经肽 Y 和内皮素等。

（高允生　赵晓民）

CHAPTER 第四十三章

治疗骨质疏松症药

【学习要点】

1. 掌握骨吸收抑制药双膦酸盐类的药理作用、作用机制、临床应用与应用注意；比较第一代和第二、三代双膦酸盐的作用异同。
2. 掌握降钙素的生理及药理作用、临床应用及不良反应。
3. 掌握骨形成促进剂氟制剂、甲状旁腺激素的作用机制、临床应用评价。
4. 熟悉雌激素抗骨质疏松症的原理，雌激素替代疗法的状况。
5. 了解骨质疏松的定义、对人群的危害；了解植物性雌激素的抗骨质疏松作用。

【要点精讲】

一、骨吸收抑制剂

1. **雌激素** 是防治原发性I型骨质疏松症的首选药，称为激素替代疗法（Hormone replacement therapy，HRT），通过作用于成骨细胞核内的特异受体发挥作用，防治绝经后骨质疏松症。目前常用的雌激素有结合雌激素、17β－雌二醇、己烯雌酚、尼尔雌醇（E_3）及乙炔雌二醇（E_2）。主要的不良反应是增加绝经后阴道出血、乳腺癌、子宫内膜癌及深静脉血栓形成和肺栓塞的发生率。

2. **选择性雌激素受体调节剂** 对骨骼系统、脂肪代谢和脑组织具有雌激素激活作用，抑制破骨细胞介导的骨吸收、降低血清胆固醇和低密度脂蛋白；对乳腺和子宫则具有雌激素拮抗作用，抑制乳腺细胞和子宫内膜上皮细胞的增生，减少了对乳腺和子宫内膜的有害影响。临床用于治疗绝经后骨质疏松症和乳腺癌。不良反应为潮热和腿部痉挛痛，少有深静脉血栓栓塞。

他莫昔芬（Tamoxifen，TAM）选择性地与骨细胞上雌激素受体结合而抑制骨丢失。但对子宫内膜有雌激素样作用，长期应用有可能导致子宫内膜增生，应用受到限制。

雷诺昔芬（Raloxifene，RAL）用于绝经后妇女骨质疏松症的防治。降低骨吸收速度，使腰椎、髋部和总体骨密度升高，并且降低血清 LDL，升高 HDL，而不刺激乳房和子宫内膜的生长。

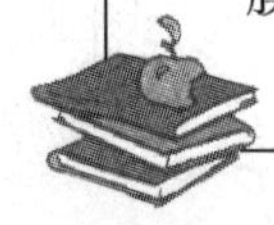

3. **植物雌激素** **依普黄酮**（Ipriflavone，异丙氧黄酮）的药理作用：①促进成骨细胞的增殖，促进骨胶原形成和矿化，增加骨量；②减少破骨细胞前体细胞的增殖和分化，降低骨吸收；③雌激素样作用增加降钙素的分泌，间接抗骨吸收。临床用于骨质疏松症的防治。仅有轻微的胃肠道反应，长期用药的耐受性和安全性良好，无明显毒副作用。

4. **双膦酸盐类** **依替膦酸钠**（Etidronate，羟乙膦酸钠）调节骨代谢，减少骨质流失，提高骨密度，解除骨痛，降低骨折及驼背发生率。主要用于治疗绝经后和老年性骨质疏松症、变形性骨炎及恶性高钙血症。与钙剂同时服用，既可使骨质增加，又可降低骨折发生率。用药注意事项：①治疗剂量会引起骨矿化障碍，故需周期性间歇服药，停药期间需补充钙剂及维生素 D_3；②服药 2h 内，避免食用高钙食品或抗酸药；③肾功能损害者慎用；④若出现皮肤瘙痒、皮疹等过敏症状时应停止用药。

帕米膦酸钠（Pamidronate）强烈抑制羟磷灰石的溶解和破骨细胞的活性，抑制骨吸收。主要用于恶性肿瘤并发的高钙血症和溶骨性癌转移引起的骨痛以及原发性骨质疏松症。

阿仑膦酸钠（Alendronate）进入骨基质羟磷灰石晶体中，当破骨细胞溶解晶体时药物被释放，抑制破骨细胞活性，并通过成骨细胞间接发挥抑制骨吸收作用。特点是抗骨吸收活性强，较依替膦酸钠强 1000 倍，一般治疗剂量不会引起骨矿化障碍。临床用于治疗绝经后妇女的骨质疏松症，止痛效果明显，对变形性骨炎也有良好的治疗效果。

5. **降钙素（Calcitonin，CT）** CT 与甲状旁腺素（PTH）相互协调与制约，共同维持血钙的平衡。降钙素直接抑制肾小管对钙磷的重吸收，增加钙磷等排泄，降低血钙和血磷。破骨细胞上有降钙素受体，降钙素可以降低破骨细胞的数目和功能，延缓破骨细胞发育成熟，对成骨细胞有一定刺激作用，适用于高转换型骨质疏松症。临床用于：①各种原因导致的骨质疏松症；②继发于乳腺癌、肺癌和其他恶性肿瘤骨转移所致的高钙血症；③变形性骨炎；④甲状旁腺功能亢进症、维生素 D 中毒（包括急性或慢性中毒）；⑤痛性神经营养不良症或 Sudeck 氏病。可出现皮疹、喘息等过敏反应；呕吐、腹痛等消化系统，眩晕、耳鸣、震颤等神经系统，心悸、血压升高等心血管系统的不良反应。

6. **维生素 D 和钙剂** 维生素 D 转化生成钙三醇（Calcitriol）后才能发挥激素作用，主要是升高血浆钙、磷水平，以促进骨的钙化。作用机理：①增加肠钙吸收，维持钙平衡；②促进骨代谢，有利骨转换；③促进肾脏对钙和磷的重吸收，有利骨形成；④抑制甲状旁腺激素分泌，防止骨钙融出；⑤刺激骨细胞分化增殖，有利骨形成。用于佝偻病、骨软化病和各型骨质疏松症的治疗，包括由糖皮质激素诱发的继发性骨质疏松。维生素 D 有蓄积作用，给药过多可引起高钙血症、高尿钙症，长期应用引起肾结石，肾钙化引起肾功能不全。

二、骨形成促进剂

氟化钠（NaF）能促进成骨细胞株的有丝分裂，进而促进成骨细胞的增生。还促进胰岛素、表皮生长因子及胰岛素样生长因子的有丝分裂，间接促进成骨细胞的增生。主要增加小梁骨的骨密度，皮质骨无明显改善，甚至有可能减少。适用于治疗 I 型骨质疏松症，与钙剂、雌激素等联合用药有协同作用。毒性小，治疗时可引起周围关节痛，称下肢疼痛综合征；长期大剂量应用可致骨硬化，骨强度下降。

甲状旁腺激素（parathyroid hormone，PTH）能高效、选择性地增加成骨细胞的活性及数量，刺激成骨细胞形成新骨。预防且逆转骨丢失，显著降低绝经后妇女发生骨折的危险并可显著增加骨密度。对骨重建具有双重作用，小剂量时促进骨形成，而大剂量时则抑制成骨细胞。目前研究的 PTH 片段主要是通过基因重组技术原核系统表达生产的基因工程药物——重组人甲状旁腺激素 1－34（rhPTH1－34）。用于骨质疏松症及骨折的治疗。

【自测习题】

一、名词解释

1. 原发性骨质疏松　2. 继发性骨质疏松　3. 植物雌激素

二、填空题

1. ________是防治原发性Ⅰ型骨质疏松症的首选药，称为________疗法。其主要的不良反应是增加________、________、________及________和________的发生率。

2. 维生素 D 转化生成________后才能发挥激素作用，主要是升高血浆________水平，以促进骨的________。用于________、________和各型骨质疏松症的治疗。

3. 他莫昔芬选择性地与骨细胞上雌激素受体结合而抑制骨丢失。长期应用________导致子宫内膜增生。雷诺昔芬________刺激乳房和子宫内膜的生长，并且降低血清________，升高________水平。

4. 氟化钠主要增加________的骨密度，________无明显改善，甚至有可能减少。适用于治疗________型骨质疏松症。治疗时可引起________，称下肢疼痛综合征。

三、选择题

单项选择题

1. 在治疗骨质疏松症的同时对血脂有调节作用的药物是
   A. 氟化物　B. 降钙素　C. 雷诺昔芬
   D. 依普黄酮　E. 利塞膦酸钠
2. 具有中枢性镇痛作用的抗骨质疏松药物是
   A. 己烯雌酚　B. 降钙素　C. 他莫昔芬
   D. 依普黄酮　E. 依替膦酸钠
3. 对骨矿化有抑制作用的二膦酸盐类药物是
   A. 帕米膦酸钠　B. 利塞膦酸钠　C. 埃本膦酸钠
   D. 阿仑膦酸钠　E. 依替膦酸钠
4. 长期大剂量应用可致骨硬化、骨强度下降的药物是
   A. 氟化物　B. 尼尔雌醇　C. 雷诺昔芬
   D. 依普黄酮　E. 利塞膦酸钠
5. 阿仑膦酸钠在下列哪个组织中的半衰期最长
   A. 肝脏　B. 肾小管　C. 脂肪组织
   D. 骨组织　E. 脑组织

多项选择题

6. 属于骨吸收抑制剂的药物是

A. 尼尔雌醇　B. 降钙素　C. 雷诺昔芬

D. 重组人甲状旁腺激素　E. 阿仑膦酸钠

7. 雌激素治疗骨质疏松症可引起的不良反应有

A. 阴道出血　B. 肺栓塞　C. 骨软化

D. 乳腺癌　E. 深静脉血栓形成

8. 选择性雌激素受体调节剂有

A. 尼尔雌醇　B. 降钙素　C. 雷诺昔芬

D. 依普黄酮　E. 他莫昔芬

9. 活性维生素 D 的副作用包括

A. 高钙血症　B. 高钙尿症　C. 肾结石

D. 肾钙化　E. 低钙血症

四、判断题

1. II 型原发性骨质疏松症表现为骨量加速丢失，松质骨的丢失更明显。

2. 选择性雌激素受体调节剂对生殖系统表现为雌激素拮抗作用，对骨骼系统表现为雌激素激动作用。

3. 长期使用雷诺昔芬的主要副作用是导致乳腺癌和子宫内膜癌的发生率增加。

4. 双膦酸盐类药物不宜与食物及奶制品同服。

5. 女性绝经后钙量快速丢失，所以钙剂补充得越多对骨质疏松症的防治效果越好。

6. 钙二醇对钙、磷代谢的作用较钙三醇高数百倍。

五、简答题

1. 选择性雌激素受体调节剂的药理作用。

2. 何种双膦酸盐类药物可抑制骨矿化?

3. 降钙素有哪些药理作用?

【参考答案】

一、名词解释

1. 原发性骨质疏松是指不伴有引起骨质疏松的其他疾病，包括绝经后骨质疏松(I 型)或老年性骨质疏松（II 型)。

2. 继发性骨质疏松是由其他病因引起的，如性腺功能不足，某些内分泌性疾病（甲状腺功能亢进、肾上腺功能亢进、甲状旁腺功能亢进等)，胃、肠、肝、肾功能障碍，长期运动量减少，钙摄入不足，长期使用糖皮质激素类药物等因素。

3. 植物雌激素是一类存在于植物中的结构与雌激素相似并具有弱雌激素效能的天然化合物。

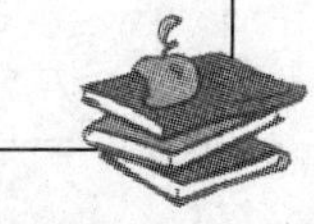

二、填空题

1. 雌激素　激素替代　绝经后阴道出血　乳腺癌　子宫内膜癌　深静脉血栓形成　肺栓塞

2. 钙三醇　钙、磷　钙化　佝偻病　骨软化病

3. 能　不　LDL　HDL

4. 小梁骨　皮质骨　I　周围关节

三、选择题

1. C　2. B　3. E　4. A　5. D　6. ABCE　7. ABDE　8. CE　9. ABCD

四、判断题

1. ×　2. √　3. ×　4. √　5. ×　6. ×

五、简答题

1. 选择性雌激素受体调节剂的药理作用：

选择性雌激素受体调节剂（SERMs）可与雌激素受体结合，选择性地作用于不同组织的雌激素受体，在不同的靶组织分别产生类雌激素或抗雌激素作用。由于不同 SERMs 结构上的特点，对各种受体的亲和力有所差异，从而在组织中发挥不同的生理效应，对骨骼系统、脂肪代谢和脑组织具有雌激素激活作用，抑制破骨细胞介导的骨吸收、降低血清胆固醇和低密度脂蛋白；而对乳腺和子宫则具有雌激素拮抗作用，抑制乳腺细胞和子宫内膜上皮细胞的增生。因此，SERMs 保留了雌激素对骨骼的保护作用，减少了对乳腺和子宫内膜的有害影响。

2. 第一代双膦酸盐类药物依替膦酸盐，可抑制骨矿化，具有导致骨软化的不良反应。

3. 降钙素的药理作用：

（1）降钙素与甲状旁腺素（PTH）相互协调与制约，共同维持血钙的平衡。当血钙浓度高时，可刺激降钙素分泌增加而降低血钙；血钙浓度低于正常值时，可刺激甲状旁腺素分泌增加，并反馈性地抑制降钙素的分泌而使血钙升高。

（2）降钙素对肾的作用是直接抑制肾小管对钙磷的重吸收，增加钙磷等排泄，降低血钙和血磷。

（3）破骨细胞上有降钙素受体，降钙素可以降低破骨细胞的数目和功能，延缓破骨细胞发育成熟，对成骨细胞有一定的刺激作用，适用于高转换型骨质疏松症。

（4）降钙素具有中枢性镇痛作用，对于伴有骨痛的骨质疏松患者效果更佳。

（季　晖）

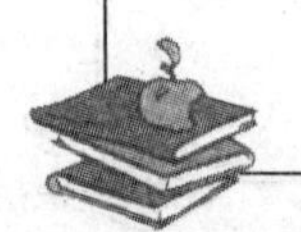

CHAPTER 第四十四章

基因治疗药物进展

【学习要点】

1. 熟悉基因治疗的对象、方法；基因治疗药物的作用及应用。
2. 了解基因治疗的常见疾病及治疗策略。

【要点精讲】

一、基因治疗的类型、途径、条件

基因治疗（gene therapy）是将正常的外源基因导入生物体内，以纠正、补偿其基因缺陷或抑制致病基因的表达，达到防治疾病的目的。根据基因治疗中的靶细胞不同，可将基因治疗分为生殖细胞基因治疗（germ cells gene therapy）和体细胞基因治疗（somatic cells gene therapy）两种类型。生殖细胞基因治疗是将正常外源基因转移入患者的生殖细胞中，以期使患者的后代不再患同样的遗传病，用于遗传性疾病的治疗，由于此涉及到伦理学等问题，因此，一般以体细胞作为靶细胞，目前进行的基因治疗均为体细胞基因治疗。

体细胞基因治疗是将正常外源基因转移入患者的体细胞内以治疗患者本人的疾病，体细胞基因治疗只涉及局部体细胞内的遗传型改变，与常规外科手术的组织器官移植没有本质差别，不涉及到对子代的影响。

基因治疗是在疾病的发病机制及相应基因的结构功能清楚的基础上，获得目的基因，且明确该基因表达与调控机制；导入的目的基因具有合适的靶细胞，并能有效表达；具有安全有效的基因转移的载体和方法。

基因治疗有两种途径，即体外法和体内法。体外法又称回体基因治疗，即将受体细胞在体外培养转移入外源基因，经过适当的选择系统，把重组的受体细胞回输患者体内，让外源基因表达以改善患者症状。体内法又称直接法基因治疗，是指不需要细胞移植而将外源遗传物质直接注射至体内。

基因治疗的关键是将外源性重组基因转移入人体靶细胞内并有效表达，这一过程称为基因转移。基因转移的基本方法主要有基因置换、基因修正、基因修饰、基因失活、基因抑制、免疫调节。以上方法中最常用的是基因修饰与基因失活。

二、基因治疗的应用

1990 年成功进行了基因治疗遗传性腺苷脱氨酶缺乏症；此外，血友病、囊性纤维化、恶性肿瘤、心血管疾病、糖尿病、艾滋病等的基因治疗也取得了一定的进展。

肿瘤基因治疗的原理是将目的基因用基因转移技术导入靶细胞，使其表达此基因而获得特定的功能，继而执行或介导对肿瘤的杀伤和抑制作用，从而达到治疗之目的。目前肿瘤基因治疗主要集中在免疫基因治疗、直接杀灭或抑制肿瘤细胞的基因治疗、改善肿瘤化疗疗效的基因治疗、抗肿瘤血管生成的基因治疗等方面。

免疫基因治疗是早期使用最广泛的实验方案，常采取三种不同的路线。一是诱导细胞因子或者共刺激分子表达，二是淋巴细胞的基因修饰，三是肿瘤抗原疫苗。

诱导细胞因子方案中用的细胞因子有白介素 - 2（白细胞介素 - 2，IL - 2）、白介素 - 12（IL - 12）和粒细胞巨噬细胞集落刺激因子（GM - CSF）。其原理是将细胞导入体内使之充分发挥免疫调节作用，直接抑制肿瘤生长或间接激活抗肿瘤细胞免疫功能等机制达到抗肿瘤的目的。

自杀基因疗法：即向肿瘤细胞内导入药物敏感基因，如 H3V - TK 基因，能使低毒或无毒的药物前体转变为细胞毒性药物，从而选择性杀伤肿瘤。

导入抑癌基因：在多种肿瘤中抑癌基因的缺失或突变是肿瘤发生发展的关键，向这些肿瘤中导入抑癌基因可以抑制肿瘤的生长或诱导其死亡，如将野生型 p53 导入肿瘤细胞可起到抑制肿瘤生长的作用。

封闭癌基因的过表达：利用反义技术、核酶技术、RNA 干涉技术特异性抑制癌基因及其产物，从而抑制肿瘤细胞，或逆转耐药性，从而使之对化疗敏感。

今后基因治疗的方向主要有：①选择适宜的受体细胞；②改进转基因的技术，以提高效率、简化程序、定点插入及长期表达的目的；③改变基因治疗的策略从理论上讲基因修饰比基因转移优越，要进一步阐明恶性肿瘤基因变化规律。

重组人 p53 腺病毒注射液，商品名今又生（Gendicine）于 2004 年获得国家食品药品监督管理局（SFDA）的生产批文，也是世界上首个获准上市的基因治疗药物。与放射治疗联合可试用于现有治疗方法无效的晚期鼻咽癌的治疗。

【自测习题】

选择题

单项选择题

1. 世界上首个获准上市的基因治疗药物是

A. 胸腺肽　　B. 重组人 p53 腺病毒注射液

C. 注射用重组人白介素　　D. 卡介苗

E. 异丙肌苷

2. 自杀基因疗法是指

A. 杀死致病因子

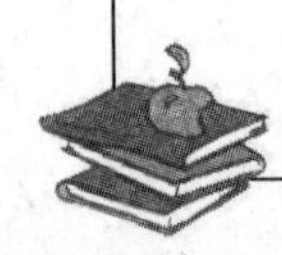

B. 使基因失活

C. 向肿瘤细胞内导入药物敏感基因，使低毒或无毒的药物前体转变为细胞毒性药物，从而选择性杀伤肿瘤

D. 向肿瘤中导入抑癌基因可以抑制肿瘤的生长或诱导其死亡

E. 用反义技术、核酶技术、RNA 干涉技术特异性抑制癌基因及其产物

多项选择题

3. 根据基因治疗中的靶细胞不同，基因治疗的途径有
   A. 生殖细胞基因治疗　　B. 体细胞基因治疗
   C. 体内法　　D. 体外法
   E. 免疫基因治疗
4. 当前对艾滋病基因治疗方案主要有
   A. 直接抵抗病毒　　B. 自杀基因疗法
   C. 刺激宿主免疫反应　　D. 导入抑癌基因
   E. 封闭癌基因的过表达
5. 今后基因治疗的方向主要有
   A. 选择适宜的受体细胞
   B. 改进转基因的技术，以提高效率、简化程序
   C. 改变基因治疗的策略，着重研究基因定点修复或诱导抗癌基因的表达
   D. 体外法
   E. 体内法
6. 基因转移的基本方法主要有
   A. 基因置换　　B. 基因修正　　C. 基因修饰
   D. 基因失活　　E. 基因抑制

【参考答案】

1. B　2. C　3. AB　4. AC　5. ABC　6. ABCDE

（李吉平）

模拟试卷一

一、名词解释（每题 2 分，共 10 分）

1. 副作用
2. 耐受性
3. 首关效应
4. 肾上腺素作用的翻转
5. 抗菌后效应

二、填空（每空 0.5 分，共 10 分）

1. 治疗指数是指________与________的比值，该数值越大说明越________。

2. 血浆蛋白结合率较高的药物在体内消除________，作用维持时间________。

3. 去甲肾上腺素激动血管________受体，引起血管________，外周阻力________。静脉滴注不慎漏至血管外，易引起________。

4. 麻黄碱可使心肌收缩力________，心输出量________，血压________，可使支气管平滑肌________。

5. 强心苷的主要药理作用是________和________，其心脏毒性主要与细胞内严重失________有关，中毒引起的窦性心动过缓可选用________治疗。

6. 卡托普利是________抑制剂，其作用是使________生成减少，从而使血压________。

三、判断并改错（每题 1 分，共 10 分）

1. 药物与受体结合后，可能激动受体，也可能阻断受体，主要取决于该药与受体亲和力的大小。

2. 弱酸性药物当尿液被碱化时，解离增多，不易重吸收，能促进由尿排出。

3. 苯巴比妥可抑制肝药酶活性，与他药合用时可能使之药效增强。

4. 筒箭毒碱通过阻断 N_2 受体发挥肌松作用，并可被抗胆碱酯酶药物所对抗。

5. 维拉帕米能降低窦房结的自律性，减慢房室传导速度，是治疗室性心动过速的首选药。

6. 老年人对药物的反应性较成年人低，故用药量一般应略高于成年人。

7. 过敏性休克可用肾上腺素抢救。

8. 解热镇痛抗炎药能使发热病人体温降至正常，而对正常体温几乎无影响。

9. 治疗衣原体肺炎和支原体肺炎的首选药为红霉素。

10. 链霉素可降低琥珀胆碱的肌肉松弛作用。

四、单项选择题（每题 1 分，共 20 分）

1. 下列关于竞争性拮抗剂特点的描述中错误的是

   A. 与激动剂竞争相同的受体

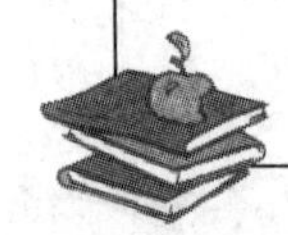

B. 拮抗作用是可逆的

C. 与激动剂合用时的效应取决于两者的浓度和亲和力

D. 可使激动剂的量效曲线右移

E. 可降低激动剂的最大效应

2. 某药血浆半衰期（$t_{1/2}$）为24h，若按一定剂量每天服药1次，约第几天可达稳态血药浓度

A. 2　　B. 3　　C. 0.5

D. 5　　E. 1

3. 下列药物中保钾利尿药是

A. 呋塞米　　B. 氢氯噻嗪　　C. 乙酰唑胺

D. 螺内酯　　E. 布美他尼

4. 对哮喘发作无效的药物是

A. 沙丁胺醇　　B. 异丙托溴胺　　C. 麻黄碱

D. 地塞米松　　E. 色甘酸钠

5. 西咪替丁抑制胃酸分泌的机制是

A. 阻断M胆碱受体　　B. 阻断H_2受体

C. 阻断H_1受体　　D. 激动前列腺素受体

E. 抑制H^+，K^+ – ATP酶活性

6. 肝素应用过量引起自发性出血时可选用的拮抗药物是

A. 鱼精蛋白　　B. 氨甲苯酸　　C. 维生素K

D. 噻氯匹啶　　E. 去甲肾上腺素

7. 新斯的明不用于治疗

A. 阵发性室上性心动过速　　B. 重症肌无力

C. 手术后腹气胀　　D. 前列腺肥大引起的尿潴留

E. 筒箭毒碱中毒

8. 高血压危象的患者宜选用

A. 利血平　　B. 硝普钠　　C. 氢氯噻嗪

D. 氯沙坦　　E. 可乐定

9. 静注给药治疗单纯疱疹病毒所致感染常用的药物是

A. 曲氟尿苷　　B. 膦甲酸钠　　C. 碘苷

D. 阿昔洛韦　　E. 伐昔洛韦

10. 异丙肾上腺素可治疗组胺引起的支气管收缩作用是属于

A. 药理性拮抗　　B. 生理性拮抗　　C. 相加作用

D. 增强作用　　E. 增敏作用

11. 体外无抗癌作用的药物是

A. 甲氨蝶呤　　B. 环磷酰胺　　C. 长春碱

D. 放线菌素D　　E. 紫杉醇

12. 可引起首剂效应的抗高血压药物是

A. 肼屈嗪　　B. 哌唑嗪　　C. 胍乙啶

D. 硝苯地平　　E. 硝普钠

13. 解救苯巴比妥急性中毒宜采取的措施是

A. 静滴生理盐水　B. 静滴低分子右旋糖酐
C. 静滴5%葡萄糖溶液　D. 静滴碳酸氢钠溶液
E. 静滴甘露醇

14. 能够引起金鸡纳反应的药物是

A. 普萘洛尔　B. 普鲁卡因胺　C. 奎尼丁
D. 普罗帕酮　E. 胺碘酮

15. 青霉素治疗脑膜炎是由于

A. 脂溶性高，易进入脑脊液　B. 脑膜炎时，血脑屏障通透性增加
C. 肌注吸收完全　D. 体内分布广
E. 与丙磺舒合用，提高了血药浓度

16. 地西泮的药理作用不包括

A. 抗焦虑　B. 镇静催眠　C. 抗惊厥
D. 中枢性肌肉松弛　E. 抗晕动病

17. 能逆转左室肥厚，防止心室重构的药物是

A. 硝酸甘油　B. 卡托普利　C. 维拉帕米
D. 哌唑嗪　E. 肼屈嗪

18. Ⅰ类抗心律失常药物为

A. 钙通道阻滞药　B. 钠通道阻滞药
C. 肾上腺素受体阻断药　D. 选择地延长复极过程的药物
E. 以上均不是

19. 具有明显舒张肾血管，增加肾血流量，可治疗急性肾功能衰竭的药物是

A. 去甲肾上腺素　B. 肾上腺素　C. 异丙肾上腺素
D. 麻黄碱　E. 多巴胺

20. 头孢菌素类抗菌作用机制是

A. 抑制二氢叶酸合成酶　B. 破坏细菌细胞膜完整性
C. 抑制蛋白质合成　D. 抑制细菌细胞壁合成
E. 抑制细菌二氢叶酸还原酶

五、多项选择题（每题2分，共10分）

1. 他汀类药物临床上可用于

A. 高胆固醇血症的首选药物　B. 预防血管成形术后再狭窄
C. 肾病综合征　D. 骨质疏松症
E. 缓解器官移植后的排斥反应

2. 属于不良反应的是

A. 久服四环素引起伪膜性肠炎　B. 哮喘患者服麻黄碱引起中枢兴奋症状
C. 肌注青霉素G钾盐引起局部疼痛　D. 眼科检查用后马托品后瞳孔扩大
E. 以上都是

3. 属于胆碱酯酶抑制药的是

A. 占诺美林　B. 多奈哌齐　C. 石杉碱甲

D. 美金刚　　　　　　　E. 加兰他敏

4. 关于阿司匹林的叙述，正确的是

A. 对胃肠道痉挛引起的疼痛无效　　　　B. 小剂量抑制血栓形成

C. 大剂量促进血栓形成　　　　　　　D. 解热作用部位在中枢

E. 镇痛作用部位在外周

5. 能够用于铜绿假单胞菌感染的药物是

A. 哌拉西林　　　　B. 妥布霉素　　　　C. 环丙沙星

D. 头孢他啶　　　　E. 氯霉素

六、简答题（每题 8 分，共 40 分）

1. 简述阿托品的临床应用。

2. 吗啡为什么用于治疗心源性哮喘？

3. 比较呋塞米、氢氯噻嗪及螺内酯作用部位、作用机制及对血中离子、血糖、血尿酸的影响。

4. 长期应用糖皮质激素类药物因减量过快或突然停药可引起哪些反应？其原因是什么？应怎样停药？

5. 分析二甲双胍临床常用的原因。

【参考答案】

一、名词解释（每题 2 分，共 10 分）

1. 副作用：药物在治疗量下出现的与治疗目的无关的不适反应。

2. 耐受性：机体连续多次用药后，其反应性逐渐减低，需增加剂量才能达到原有疗效称之为耐受性。

3. 首关效应：口服药物在胃肠道吸收后，经肠黏膜和肝代谢后，使进入血液循环的药量减少，这种现象叫首关效应。

4. 肾上腺素作用的翻转：α 受体阻断药与肾上腺素合用时，使肾上腺素的升压作用翻转为降压，这种现象称为“肾上腺素作用的翻转”。

5. 抗菌后效应：是指细菌接触抗生素一定时间后，虽然抗生素血清浓度降至最低抑菌浓度以下或已消失后，对微生物的抑制作用依然持续一定时间。

二、填空题（每空 0.5 分，共 10 分）

1. LD_{50}　ED_{50}　安全

2. 较慢　长

3. α_1受体　收缩　增加　局部组织坏死

4. 加强　增加　升高　松弛

5. 正性肌力作用　负性频率作用　钾　阿托品

6. 血管紧张素转化酶　血管紧张素Ⅱ　下降

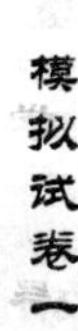

三、判断并改错（每题1分，共10分）

1. × 2. √ 3. × 4. √ 5. × 6. × 7. √ 8. √ 9. √ 10. ×

四、单项选择题（每题1分，共20分）

1. E 2. D 3. D 4. E 5. B 6. A 7. D 8. B 9. D 10. B 11. B 12. B 13. D 14. C 15. B 16. E 17. B 18. B 19. E 20. D

五、多项选择题（每题2分，共10分）

1. ABCDE 2. ABC 3. BCE 4. ABCDE 5. ABCD

六、简答题（每题8分，共40分）

1. 阿托品的临床应用：

（1）解除平滑肌痉挛，适用于各种内脏绞痛；

（2）抑制腺体分泌，用于全身麻醉前，制止盗汗和治疗流涎症；

（3）眼科，用于虹膜睫状体炎，检查眼底，验光；

（4）抗休克，主要用于感染中毒性休克；

（5）抗心律失常：治疗迷走神经功能过高引起的缓慢型心律失常；

（6）解救有机磷酸酯类中毒，可缓解M样中毒症状。

2. 吗啡用于心源性哮喘的治疗是因为：

（1）降低呼吸中枢对二氧化碳的敏感性，减弱过度的反射性呼吸兴奋；

（2）扩张外周血管，降低外周血管阻力，减轻心脏负荷，有利于肺水肿的消除；

（3）镇静作用可消除患者的焦虑和紧张情绪。

3. 呋塞米、氢氯噻嗪及螺内酯作用部位、作用机制及对血中离子、血糖、血尿酸的影响：

药　物	作用部位	作用机制	血钠	血钾	血钙	血尿酸	血糖
呋塞米	髓袢升支粗段	抑制 $Na^+-K^+-2Cl^-$ 共同转运体	降低	降低	降低	升高	升高
氢氯噻嗪	远曲小管近端	抑制 Na^+、Cl^- 共同转运体	降低	降低	升高	升高	升高
螺内酯	远曲小管远端和集合管	拮抗醛固酮作用	降低	升高			

4. 长期应用糖皮质激素类药物因减量过快或突然停药可引起的反应、原因及停药方法：

（1）医源性肾上腺皮质功能不全。长期大剂量应用糖皮质激素类药物，由于负反馈调节作用，使肾上腺皮质分泌功能减退，甚至萎缩，突然停药，内源性糖皮质激素分泌不足，故出现肾上腺皮质功能不全。

（2）反跳现象、激素戒断综合征。反跳现象是指症状控制之后减量太快或突然停药可使原病复发或加重。激素戒断综合征包括肌痛、肌强直、关节痛、疲乏无力、发热等。原因可能是由于患者对激素产生的依赖性或症状未得到充分控制。

（3）停药时必须逐步减量。在停药后可连续用适量的促皮质素，停药后 1 年内遇应激情况时，应及时给予足量糖皮质激素。

5. 二甲双胍具有多方面的优势，临床常用的原因：

（1）可以很好地降低血糖，降糖作用与 β 细胞损伤无关；

（2）能改善血脂；

（3）减少胰岛素抵抗；

（4）同时能有效干预多种心血管危险因素，从而降低心血管疾病风险，达到糖尿病治疗的最终目的；

（5）不良反应轻，几无低血糖反应，肝脏清除快。

模拟试卷二

一、名词解释（每题2分，共10分）

1. 肝肠循环
2. 浓度依赖性抗菌药物
3. 时辰药理学
4. 生物利用度
5. 停药反应

二、填空题（每空0.5分，共15分）

1. 受体应具有________、________、________、________等特征。

2. 药物跨膜转运的方式主要有________、________、________。

3. A、B两药均是易逆性胆碱酯酶抑制剂，A药不易通过血脑屏障，可用于重症肌无力的治疗；B药容易通过血脑屏障，主要局部应用治疗青光眼。A药是________，B药是________。

4. 强心苷的中毒先兆症状包括________、________和________等。

5. 苯二氮䓬类药物的药理作用有________、________、________、________。

6. 氯丙嗪的中枢神经系统药理作用有________、________、________。

7. 哌仑西平是________受体阻断药，丙谷胺是________受体阻断药，西咪替丁是________受体阻断药，奥美拉唑是________抑制药，它们均可用于________的治疗。

8. 临床上常将硝酸甘油与普萘洛尔合用抗心绞痛，合用的意义在于前者可克服后者________、________，而后者可克服前者________、________。但合用时须注意________，否则________反而诱发心绞痛的产生。

三、单项选择题（每题1分，共10分）

1. 具有肝药酶抑制作用的药物是
   A. 法莫替丁　B. 雷尼替丁　C. 西咪替丁
   D. 尼扎替丁　E. 罗沙替丁

2. 首选治疗单纯疱疹病毒的药物是
   A. 齐多夫定　B. 阿昔洛韦　C. 利巴韦林
   D. 金刚烷胺　E. 酮康唑

3. 首选治疗癫痫持续状态的药物是
   A. 丙戊酸钠　B. 苯妥英钠　C. 卡马西平
   D. 乙琥胺　E. 地西泮

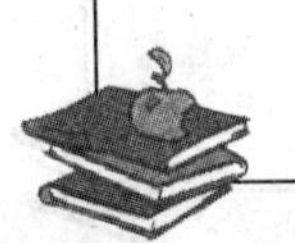

4. 首选治疗癫痫小发作的药物是

A. 丙戊酸钠　　B. 苯妥英钠　　C. 卡马西平

D. 乙琥胺　　E. 地西泮

5. 下列镇痛药中未列入麻醉药品管理范围的是

A. 哌替啶　　B. 吗啡　　C. 喷他佐辛

D. 美沙酮　　E. 可待因

6. 首选治疗过敏性休克的药物是

A. 去甲肾上腺素　　B. 多巴胺　　C. 肾上腺素

D. 异丙肾上腺素　　E. 麻黄碱

7. 首选治疗甲氧西林耐药金黄色葡萄球菌感染的药物是

A. 红霉素　　B. 头孢吡肟　　C. 庆大霉素

D. 万古霉素　　E. 青霉素 G

8. 首选治疗金黄色葡萄球菌感染所致骨髓炎的药物是

A. 红霉素　　B. 头孢噻吩　　C. 克林霉素

D. 万古霉素　　E. 青霉素 G

9. 首选用于真菌引起的内脏或全身感染的药物是

A. 两性霉素 B　　B. 灰黄霉素　　C. 氟胞嘧啶

D. 酮康唑　　E. 伊曲康唑

10. 下列药物中首选治疗支原体肺炎的是

A. 红霉素　　B. 头孢噻吩　　C. 克林霉素

D. 万古霉素　　E. 青霉素 G

四、多项选择题（每题 1 分，共 5 分）

1. 关于心绞痛治疗的正确叙述是

A. β 受体阻断剂不宜用于变异型心绞痛

B. 硝酸甘油与 β 受体阻断剂合用可获得较好的协同疗效

C. 硝苯地平对冠状动脉痉挛所致的变异型心绞痛最有效

D. 硝酸甘油的不良反应多是由扩张血管引起

E. 硝酸甘油不宜用于稳定型心绞痛

2. 可翻转肾上腺素升压效应的药物是

A. 氯丙嗪　　B. 普萘洛尔　　C. 酚妥拉明

D. 酚苄明　　E. 琥珀胆碱

3. 具有肾毒性的药物是

A. 头孢噻吩　　B. 万古霉素　　C. 红霉素

D. 链霉素　　E. 青霉素

4. 既可用于高血压治疗，也可用于心力衰竭治疗的药物有

A. 哌唑嗪　　B. 卡托普利　　C. 氢氯噻嗪

D. 氯沙坦　　E. 维拉帕米

5. 可用于体内抗凝的药物有

A. 枸橼酸钠　　B. 双香豆素　　C. 华法林

D. 维生素 K　　E. 肝素

五、判断题（每题 1 分，共 15 分）

1. 小剂量的碘可抑制甲状腺素的释放。
2. 氨曲南只对革兰阳性需氧菌有效。
3. 环磷酰胺属于烷化剂，既可抗肿瘤，又有增强免疫的作用。
4. 长春新碱骨髓抑制作用轻微，这在与有骨髓抑制药物联合应用时特别有利。
5. 巴比妥类药在小于镇静催眠剂量下即可有抗焦虑作用。
6. 呋塞米及噻嗪类利尿药均可引起高尿酸血症，可诱发或加重痛风。
7. 锂盐对躁狂症患者有显著疗效，特别是急性躁狂和轻度躁狂疗效显著。
8. 强心苷对继发于甲亢、重症贫血及维生素 B_1 缺乏等疾病的心功能不全疗效好。
9. 对乙酰氨基酚解热镇痛效果好，但几乎没有抗炎抗风湿作用。
10. 选择性 5 - HT 再摄取抑制剂可用于治疗抑郁症。
11. 老年人用药量一般为成年人剂量的 3/4。
12. 在一级动力学中，药物消除半衰期可随给药剂量或浓度而变化。
13. 胰岛素与葡萄糖液及氯化钾合用可治疗细胞内缺钾症。
14. 奥美拉唑有抑制幽门螺杆菌的作用。
15. 苯海索对帕金森病的肌肉震颤症状效果不好，对肌肉僵直及运动困难疗效好。

六、配对题（每题 1 分，共 10 分）

下列药物的不良反应是

1. 卡托普利　　A 儿童关节损害
2. 万古霉素　　B 波动性头痛
3. 环丙沙星　　C 牙龈增生
4. 硝酸甘油　　D 听力下降
5. 苯妥英钠　　E 咳嗽

将下列药物归类

6. α、β 受体阻断剂　　A. 可乐定
7. β_2受体激动剂　　B. 东莨菪碱
8. M 受体阻断剂　　C. 异丙嗪
9. α_2受体激动剂　　D. 沙丁胺醇
10. H_1受体阻断剂　　E. 拉贝洛尔

七、简答题（每题 7 分，共 35 分）

1. 简述常用抗消化性溃疡药的分类及其代表药物。
2. 简述他汀类药物的作用、作用机制及主要用途。
3. 简述肝素与双香豆素抗凝作用的异同点。
4. 简述 ACEI 抗高血压作用的机制。
5. 简述典型抗精神分裂症药与非典型抗精神分裂症药的主要区别。

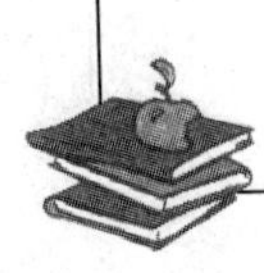

【参考答案】

一、名词解释（每题2分，共10分）

1. 肝肠循环：某些药物，尤其是胆汁排泄分数的药物，经胆汁排泄至十二指肠后，被重吸收，称之为肝肠循环。

2. 浓度依赖性抗菌药物：氨基糖苷类、喹诺酮类、部分大环内酯类及两性霉素等对致病菌的杀菌作用取决于峰浓度，而与作用时间关系不密切，即药物浓度越高，杀菌作用越强。此类药物称浓度依赖性抗菌药。

3. 时辰药理学：是研究药物的体内过程和药物效应与机体生物周期相互关系的一门学科。

4. 生物利用度：是指药物经血管外给药后，药物被吸收进入血液循环的速度和程度的一种量度，是评价药物制剂优劣的重要参数。

5. 停药反应：是指长期服用某些药物，突然停药后原有疾病的加剧，又称反跳反应。

二、填空题（每空0.5分，共15分）

1. 饱和性　特异性　可逆性　高灵敏度
2. 被动转运　孔道转运　特殊转运
3. 新斯的明　毒扁豆碱
4. 频发室性早搏　窦性心动过缓　色视障碍
5. 抗焦虑　镇静催眠　抗惊厥、抗癫痫　中枢性肌肉松弛
6. 抗精神病作用　镇吐作用　体温调节作用
7. M_1　胃泌素　H_2　质子泵　消化性溃疡
8. 心室容积增大　射血时间延长　心率加快　收缩力增强　减量　动脉压过低

三、单项选择题（每题1分，共10分）

1. C　2. B　3. E　4. D　5. C　6. C　7. D　8. C　9. A　10. A

四、多项选择题（每题1分，共5分）

1. BCD　2. ACD　3. ABD　4. ABCD　5. BCE

五、判断题（每题1分，共15分）

1. ×　2. √　3. ×　4. √　5. ×　6. √　7. √　8. ×　9. √　10. √　11. √　12. ×　13. √　14. √　15. ×

六、配对题（每题1分，共10分）

1. E　2. D　3. A　4. B　5. C　6. E　7. D　8. B　9. A　10. C

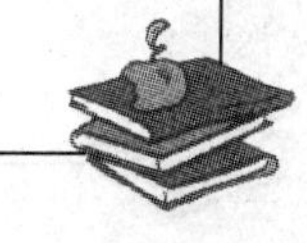

七、简答题（每题7分，共35分）

1. 常用抗消化性溃疡药的分类及其代表药物：

（1）抗酸药：如氢氧化镁、三硅酸镁、氧化镁、氢氧化铝、碳酸钙、碳酸氢钠等。

（2）抑制胃酸分泌药
- M_1受体阻断药：如哌仑西平
- H_2受体阻断药：如西咪替丁、雷尼替丁、法莫替丁
- 质子泵抑制药：如奥美拉唑、兰索拉唑、泮托拉唑和雷贝拉唑

（3）黏膜保护药：如前列腺素衍生物、硫糖铝和铋制剂等。

（4）抗幽门螺杆菌药：临床常以阿莫西林、甲硝唑、四环素等2~3种抗生素与1种质子泵抑制药或铋剂同时应用，组成三联或四联疗法。

2. 他汀类抑制羟甲基戊二酰辅酶（HMG－CoA）还原酶活性，进而有效地减少或阻断内源性胆固醇的合成。该类药物明显降低血浆TC和LDL－C水平，略升高HDL－C。同时还具有抗氧化、抑制细胞黏附、免疫抑制、抑制血管平滑肌细胞的增殖和促进其凋亡、防止血栓形成等作用。为治疗高胆固醇血症的首选药物。

3. 肝素与双香豆素抗凝作用的异同点：

	双香豆素	肝素
不同点	口服有效 起效缓慢，作用持久 体内有效，体外无效 拮抗维生素K 过量出血用维生素K解救	口服无效 起效快，作用强 体内、体外均有效 增强ATⅢ活性 过量出血用鱼精蛋白解救
相同点	过量引起自发性出血 防治血栓栓塞性疾病	

4. ACET抗高血压作用机制：

（1）抑制血浆与组织中ACE，阻止AngⅡ的生成，降低外周血管阻力；

（2）抑制缓激肽降解，升高缓激肽水平，继而促进一氧化氮（NO）和前列环素生成，产生舒血管效应；

（3）减弱AngⅡ对交感神经末梢突触前膜AT受体的作用，降低中枢交感神经活性，减弱外周交感神经张力，降低外周血管阻力；

（4）减少醛固酮分泌，促进水钠排泄，减轻水钠潴留。

5. 典型抗精神分裂症药与非典型抗精神分裂症药的主要区别：

	典型抗精神病药	非典型抗精神病药
作用特点	仅对精神分裂症阳性症状有效	对精神分裂症阳性和阴性症状都有效，能够明显改善患者的认知功能损伤
作用机制	阻断DA受体	除阻断DA受体外，也阻断5－HT受体
不良反应	引起锥体外系反应，导致催乳素水平升高	不引起或较少引起锥体外系反应，不导致催乳素水平升高